儿童科学就医系列

儿童护理
指导手册

苏州大学附属儿童医院　组织编写

姚文英　主编

U0199457

人民卫生出版社
·北京·

图书在版编目（CIP）数据

儿童护理指导手册 / 姚文英主编. — 北京：人民
卫生出版社，2021.9
（儿童科学就医系列）
ISBN 978-7-117-31908-9

Ⅰ. ①儿… Ⅱ. ①姚… Ⅲ. ①儿科学－护理学－手册
Ⅳ. ①R473.72-62

中国版本图书馆 CIP 数据核字（2021）第 160846 号

人卫智网	**www.ipmph.com**	医学教育、学术、考试、健康， 购书智慧智能综合服务平台
人卫官网	**www.pmph.com**	人卫官方资讯发布平台

儿童科学就医系列
儿童护理指导手册
Ertong Kexue Jiuyi Xilie
Ertong Huli Zhidao Shouce

主　　编：姚文英
出版发行：人民卫生出版社（中继线 010-59780011）
地　　址：北京市朝阳区潘家园南里 19 号
邮　　编：100021
E - mail：pmph @ pmph.com
购书热线：010-59787592　010-59787584　010-65264830
印　　刷：北京汇林印务有限公司
经　　销：新华书店
开　　本：710×1000　1/16　印张：26
字　　数：398 千字
版　　次：2021 年 9 月第 1 版
印　　次：2021 年 9 月第 1 次印刷
标准书号：ISBN 978-7-117-31908-9
定　　价：79.00 元

打击盗版举报电话：010-59787491　E-mail：WQ @ pmph.com
质量问题联系电话：010-59787234　E-mail：zhiliang @ pmph.com

《儿童科学就医系列——儿童护理指导手册》
编写委员会

主　编　姚文英
副主编　倪志红　王　新　沈　闵
编　委（按姓氏笔画排序）

王　红　　王　新　　王丽敏　　卢　敏　　朱安秀　　庄　云

江文婷　　汤亚萍　　孙丽华　　李　静　　杨　琦　　杨道平

吴惠芳　　沈　闵　　张　莉　　张　霞　　张文燕　　张春旭

陈海燕　　陈培珍　　金文宜　　周云凤　　周雪梅　　周敏萍

赵明娟　　俞　珍　　闻　芳　　洪忠芹　　姚文英　　姚玲丽

倪志红　　郭宏卿　　盛晓郁　　梁培荣　　曾梅凤　　谢安慰

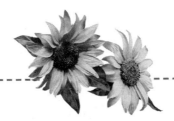

前言

随着医学科学的快速发展，护理学科新理念、新知识、新技术的不断涌现，护理专业理论与技术应及时丰富与扩展。为了帮助儿科护理相关人员及时更新知识技能，为其提供护理操作的参考工具，特组织编写本书。

本书在编写过程中，参考了国内外儿科护理操作标准，以清晰的要点详细列出操作中的目的、适应证、禁忌证、步骤、指导要点、注意事项、常见问题及处理方法，方便读者掌握操作的要点及内涵，成为儿科护理学生和临床老师的参考书、能为儿科护理相关人员提供护理操作指导，同时也为护理管理者在儿科护理质量检查时提供标准和工具。

本书由 36 位儿科护理专家编写，她们长期工作在临床一线，有着丰富的儿科护理工作经验，熟知儿科护理领域国内外发展动态，在编写过程中，编委们秉承严谨求实的态度，数次修改书稿，在此对她们的辛苦付出表示感谢。

儿科护理仍处于不断发展的阶段，希望本书能为今后的再版打下坚实的基础。由于编者水平和时间有限，遗漏和错误在所难免，欢迎广大读者提出宝贵意见，以便再版时进行更正。

编者

2021 年 4 月

目录

1 备用床

目的

保持床单位整洁、安全、美观，准备接收新入院患儿使用。

适应证

所有新入院患儿。

禁忌证

无。

操作步骤

（1）评估

1）病床及附属设施安全、方便、整洁程度。

2）选择大小合适的床罩、被套。

3）根据季节增减被褥。

（2）准备

1）护士：衣帽整洁，修剪指甲，洗手，戴口罩。

2）用物：床褥垫、棉胎或毛毯、枕芯、床褥罩、被套、枕套、护理车，必要时准备一次性横单。

3）环境：病室内无患儿进行治疗、换药或进食，清洁，通风等。

（3）操作

1）洗手，戴口罩。

2）备齐用物，按使用顺序放置于治疗车上层，推至床尾。

3）将床摇平，放下摇床柄，固定床轮。

4）翻床垫，上缘紧靠床头。

5）铺床基

①将床褥罩中缝对齐床中线后展开。

②头→床尾→中部的顺序分别将近侧床褥罩套于床垫上。

③同法铺对侧床基，方法正确，四面包紧，床面平整。

6）套被套（S形）

①将被套正面向上，中缝对齐床中线后展开。

②打开被套上层至1/3处。

③放入S形折叠的棉胎。

④展开棉胎，平铺于被套内。

⑤盖被上缘距床头15cm，两侧边缘内折平床沿，尾端塞于床垫下后内折平床尾。

7）套枕套

①枕套套于枕芯外，四角充实。

②拍松枕芯，横放于床头盖被上，开口背门。

8）清理用物。

9）洗手。

指导要点

（1）同病室患儿病情允许的，可暂时离开病房。

（2）指导患儿及家属正确使用床单位辅助设施。

注意事项

（1）床单位均须消毒后，方可铺备用床。

（2）在进行治疗、换药或进餐时暂停铺床。

（3）符合铺床的实用、耐用、舒适、安全的原则。

（4）操作中要注意省时、节力原则。

（5）铺床完毕应同时整理周围环境，保持病室整齐。

2 有人床单位更换

目的

（1）保持床单位平整、洁净。

（2）促进患儿舒适，预防压疮等并发症。

适应证

所有在院患儿。

禁忌证

无。

操作步骤

（1）评估

1）患儿的病情，有无活动限制，是否需要便器及更换衣裤。

2）床单位的清洁度，床支架是否支持，环境是否安全以及室内温度等。

3）评估患儿及家属的心理反应及理解、配合程度，解释操作目的。

（2）准备

1）护士：衣帽整洁，修剪指甲，洗手，戴口罩必要时戴手套。

2）患儿：必要时协助排便。

3）环境：同病室内无患儿进行治疗或进餐等；酌情关闭门窗、按季节调节室温；必要时屏风遮挡患儿。

4）用物：床褥罩、一次性横单、被套、枕套、衣裤（必要时）、床刷及床刷套、护理车。

（3）操作

1）洗手，戴口罩。

2）备齐用物，按使用顺序放置于治疗车上层，推至床尾。

3）向患儿及家属解释。

4）围上隔帘或屏风。

5）更换床褥罩

①松开床尾盖被，协助患儿侧卧位，近背侧护士扶住患儿。

②将枕头移向远侧，垫于患儿头下。

③松开患儿背侧横单、床褥罩等，逐层卷起塞入患儿身下，清扫床垫。

④将清洁床褥垫中线与床中线对齐，对侧1/2床褥罩平塞于污染床褥罩下，铺近侧床褥垫，根据需要同法铺一次性横单。

⑤移枕于近侧，协助患儿翻身侧卧，面对护士，用手扶住患儿。

⑥对侧护士将污被服撤去放于护理车，清扫床垫。

⑦依次将清洁床褥罩、一次性横单拉出平铺整。

⑧协助患儿平卧，将枕移至床头中间。

6）更换被套

①清洁被套正面外铺于盖被上，打开被套上层至1/3处。

②棉胎污被套内折成S形。

③取出棉胎置于清洁被套下1/3处。

④棉胎与被套吻合。

⑤撤出污被套放于护理车污衣袋内。

⑥盖被折成被筒，尾端塞于床垫或内折平床尾。

7）更换枕套

①一手托起患儿头颈部，另一手取出枕头。

②撤去污物套放于护理车污衣袋内，套上清洁枕套，拍松枕头。

③一手托起患儿头颈部，将枕头放于患儿头下至舒适体位。

8）安置患儿，整理床单位，开窗通风。

9）清理用物。

10）洗手。

指导要点

（1）同备用床。

（2）告知患儿及家属，在更换被服过程中如感觉不适应立刻向护士说明，防止意外发生。

（3）告知患儿及家属，被服一旦被伤口渗出液、尿液、粪便等污染，应及时通知护士随时更换。

注意事项

（1）协助患儿翻身时，不得有拖、拉、推等动作，运用动力学原理。

（2）不适于侧卧位的患儿可采取平移至床的一侧。

（3）操作中要注意节力原则，动作轻柔，幅度小，避免灰尘飞扬。

（4）操作中注意观察患儿病情、有效沟通及舒适度，做好保暖及保护患儿隐私。

（5）操作后对躁动、易发生坠床的患儿应拉好床拉杆或采取其他保护措施。

3 红臀护理

目的

（1）保持局部皮肤清洁、干燥，防止皮肤进一步受损。

（2）减轻患儿疼痛，促进舒适。

（3）促进受损皮肤康复。

适应证

由于大小便刺激臀部皮肤所引起的问题。

禁忌证

无。

操作步骤

（1）评估

1）患儿的年龄、病情，家属配合度，解释目的。

2）评估患儿的皮肤情况。

红臀分级：临床根据皮肤受损程度，分为轻度（表皮潮红）和重度，重度又分为三度，即：

重Ⅰ度：局部皮肤潮红，伴有皮疹。

重Ⅱ度：除上述表现外，并伴有皮肤破溃、蜕皮。

重Ⅲ度：局部大片糜烂或表皮剥脱，有时可继发细菌或真菌感染。

（2）准备

1）护士：衣帽整洁，修剪指甲，洗手，戴口罩。

2）患儿：安静状态，喂奶后不宜马上操作。

3）环境：安静、安全，温暖、舒适，光线明亮。

4）用物：尿布、面盆内盛温开水（40～42℃）、小毛巾、吸水性强的小纸巾、棉签、药物（根据评估红臀程度选择：皮肤保护膜、造口粉、鞣酸软膏、湿润烧伤膏等）、清洁手套、弯盘。

（3）操作

1）洗手，戴口罩。

2）备齐用物至患儿床边。

3）核对患儿信息。

4）协助患儿采取舒适卧位。

5）轻轻掀开患儿下半身被褥，解开污湿的尿布，取出污湿的尿布，如有大便需观察大便性质（必要时留取标本送检）后卷折放入特定垃圾桶内（如需统计出量先称重，减去干净尿布的重量即为出量）。

6）用小毛巾蘸取温开水拖洗干净臀部。

7）用吸水性强的小纸巾吸干臀部皮肤水分。

8）清洁尿布垫于患儿臀下，条件许可时使臀部皮肤暴露于空气或阳光下10～20分钟。

9）臀部皮肤彻底干燥后，根据红臀程度选择涂药（评估重Ⅱ度以下红臀可使用保护膜或鞣酸软，保护膜距离皮肤10cm处掀开皮肤皱褶处均匀喷涂，鞣酸软膏棉签蘸取药膏后在皮肤上轻轻滚动，用后放入弯盘；重Ⅱ度红臀，则配造口护肤粉，先薄薄涂层粉，再喷保护膜，自然待干15～30秒，可按以上顺序涂喷三遍加强效果）。

10）给患儿兜好尿布，整理衣服，安置患儿舒适体位。

11）告知患儿家属红臀预防和处理方法。

12）终末处理，洗手，记录。

（1）指导患儿及家属摆正体位，充分暴露臀部皮肤。

（2）告知患儿家属红臀预防和处理的方法。

注意事项

（1）正确掌握涂抹药膏和保护膜的喷涂方式。

（2）动作轻柔，不可用力擦拭患儿臀部皮肤，清洗时按从上到下的顺序，防止肛门部位的细菌污染尿道口引起尿路感染。

（3）预防红臀的措施：

1）所有进入 NICU 或 PICU 的患儿均采取护臀措施，每次更换尿布时，湿巾纸清洁臀部皮肤，新生儿常规使用鞣酸软膏涂抹臀部；婴幼儿可予保护膜每 8 小时喷一次。

2）每 2 小时更换一次体位。

3）对发生轻度红臀的患儿，增加更换尿布的频次。

（4）操作过程注意保暖、观察患儿病情变化。

（5）擦洗时注意避免将患儿衣物、被褥浸湿。

常见问题及处理

皮肤破损引起患儿剧烈哭闹和反抗，可暂停操作安抚患儿分散其注意力，等患儿情绪平稳后动作轻柔完成操作。

4 麻醉床

目的

（1）便于接收和护理麻醉手术后的患儿。

（2）防止污染被褥。

（3）使患儿安全、舒适及预防并发症。

适应证

麻醉手术后的患儿。

禁忌证

无。

操作步骤

（1）评估

1）床部件有无松动、损坏，放平床支架。

2）床垫有无破损，潮湿，是否已消毒。

3）病房内无患儿进餐或进行治疗。

4）根据季节选择被芯，选择大小合适的床单、被套。

5）患儿病情、麻醉方式、手术部位。

6）术后可能需要的抢救或治疗物品。

（2）准备

1）护士：仪表端庄、衣帽整洁、修剪指甲。

2）环境：病室内无患儿进餐或进行治疗。

3）用物：治疗车、床、床垫、被芯、枕芯、床罩、被套、枕套、免洗手消毒液，一次性横单1～2条、麻醉护理盘，根据病情准备仪器及设备。

（3）操作

1）备齐用物，护士洗手，戴口罩。

2）将用物按操作顺序放于治疗车。

3）有脚轮的床，应先固定，摇平床。

4）检查床垫，根据需要翻转床垫。

5）铺床罩

①将床罩横、纵中线对其床面横、纵中线放于床垫上，同时向床头，床尾一次性打开。

②铺近侧床单：按床头→床尾→中部顺序依次将床垫塞入床罩。

③视病情需要在床头和/或床中部铺一次性横单。

④转至对侧同法铺好床罩及横单。

6）套被套

①取已叠好的被套，放于床头，正面向外，开口端朝床尾；被套中线与床单中线对齐，将被套尾部开口端的上层打开至1/3处。

②将折好的被芯置于被套封口处，并将纵折的被芯向两边展开，于被套齐平，调整盖被上缘距床头15cm。

③至床尾，逐层拉开盖被，系带。

④折被筒：将盖被两侧平齐两侧床缘内折成筒状，将盖被尾端向内反折至齐床尾。

⑤盖被纵向三折于一侧床边，开口向门。

7）套枕套：将枕套套于枕芯外，四角充实，系带，枕头横立于床头，开口背门。

8）推治疗车离开病室。

9）终末处理。

10）洗手。

注意事项

（1）铺麻醉床时应将全部被单更换为清洁被单。

（2）患儿所需盖被，其厚薄应根据季节及室温加以调节。

（3）同病室患儿进行治疗及进餐时暂停铺床。

（4）拆除污被单及铺床时尽量减少灰尘对其他环境的污染及对其他患儿造成的不适。

（5）注意节力原理。

常见问题及处理

潮湿、污染立即更换。

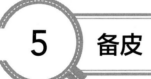

5 备皮

目的

（1）去除手术区毛发和污垢，为手术时皮肤消毒做好准备。

（2）预防切口感染。

适应证

需手术患儿。

禁忌证

备皮部位有明显外伤、易造成感染。

操作步骤

（1）评估

1）核对患儿的信息和手术信息。

2）评估患儿的年龄、病情、合作程度。

3）评估患儿的手术方式、皮肤准备的范围。

4）手术区域内的皮肤完整情况（有无痈、疖等）。

5）解释操作目的及注意事项。

（2）准备

1）护士：仪表端庄，衣帽整洁。

2）患儿：注意保暖，必要时协助排便。

3）环境：清洁、安静、安全、温度适宜，提供遮挡。

4）用物：治疗盘内放置一次性剃毛刀、弯盘、肥皂水或剃毛剂、纱布、棉签、液状石蜡、手电筒，一次性横单、热水和毛巾，骨科手术备软毛刷、70% 乙醇、无菌巾、绷带、手套。

（3）操作

1）洗手，戴口罩、必要时戴手套。

2）核对患儿信息、确认手术方式，以确定皮肤准备的范围。

3）调节温度及照明，床帘遮挡，保护隐私。

4）铺一次性横单。

5）协助患儿摆好体位，充分暴露备皮区域，检查皮肤完整性。

6）操作者站患儿右侧用毛巾蘸取少许热水和皂液，涂擦备皮区域。

7）一手用纱布绷紧皮肤，另一手持剃刀 45° 自上而下分区剃净毛发。

8）备皮范围：大于手术切口周围 15cm。

9）手电筒斜照手术部位皮肤，检查是否剃净毛发，有无刮破皮肤。

10）用毛巾浸热水洗去局部毛发、皂液。

11）清除污垢，修剪指（趾）甲。脐孔用液状石蜡棉签擦去污垢。

12）全身皮肤准备：

①协助患儿沐浴，洗手。

②更换清洁衣服。

13）终末处理。

14）洗手，记录。

指导要点

（1）告知患儿及家长备皮的目的及注意事项。

（2）指导患儿及家长操作中的配合。

注意事项

（1）建议择期手术患儿在术前一天或手术当日用肥皂清洁淋浴或沐浴。

（2）除非必要，小儿一般不剃毛，但头部手术例外；确要备皮时，应使用能保持皮肤完整性的备皮器或剪除毛发的方式，以减少由于皮肤损伤可能导致的手术部位感染的风险增加。

（3）术前备皮以在术前短时间内进行为佳，一般在手术前日或手术日晨进行。研究表明，术前两小时备皮，手术部位感染的风险明显低于术前一天备皮。

（4）操作过程中应具有爱伤观念，动作轻柔、熟练，注意保暖。

（5）皮肤准备范围不可少于手术切口周围 15cm。

（6）除剃毛外，临床上常用的除毛法还有剪毛和化学剂脱毛。

（7）术前确认患儿皮肤清洁情况。

常见问题及处理

（1）皮肤损伤：若操作中有渗血者，先用无菌敷料压迫止血，再用碘伏消毒后进行包扎。如无出血则用碘伏消毒后包扎处理。

（2）切口处皮肤感染：送患儿入手术室前，仔细评估手术切口部位，若发现术野皮肤有红肿及损伤及时报告医生，必要时延期手术，以防术后感染扩散。

6 晨间护理

目的

（1）促进患儿清洁、舒适，预防压疮、肺炎等并发症的发生。

（2）观察和评估病情，为诊断、治疗及调整护理计划提供依据。

（3）进行心理和卫生指导，满足患者心理需求，促进护患沟通。

（4）使病室环境和床单位整洁、整齐。

适应证

住院患儿。

禁忌证

无。

操作步骤

（1）评估

1）患儿的年龄、病情、意识状态、自理能力、清洁习惯及配合程度。

2）床单位清洁度。

3）向患儿及家属耐心解释晨间护理的目的、注意事项。

（2）准备

1）护士：仪表端庄，衣帽整洁。

2）患儿：视病情给予合适卧位。

3）环境：清洁、安静、安全，室温 22～26℃，注意保护患儿隐私。

4）用物：护理车1辆、床刷、小毛巾若干、枕套、被套、床单、一次性垫单、弯盘、免洗手消毒液。

（3）操作

1）洗手，戴口罩。

2）备齐用物。

3）患儿准备及环境准备。

①开窗通风，保持室内空气新鲜。

②向患儿和家属解释，评估患儿的病情、意识、生活自理能力、个人生活习惯及询问夜间情况。

③视病情给予合适卧位。

④保护隐私，提供遮挡。

4）协助患儿整理。

①协助洗漱。

②头发护理。

③更换手术衣。

④协助翻身，检查全身皮肤有无受压变红。

⑤去除血迹、粪迹、胶布迹等污迹。

⑥观察病情，进行宣教。

⑦检查各种管道的引流、固定及治疗完成情况。

5）整理床单位。

①用床刷清扫各层床单。

②逐层铺单。

③更换床单：可活动者，请患儿下床；不可活动者，按照有人床更换床

单法更换。

④整理盖被。

⑤拍松枕芯。

6）视病情支起床栏。

7）环境整理，室内用物按照规定位置摆放整齐。

①患儿的衣物摆放在衣柜里。

②床底下除鞋子外，不放置其他物品。

③用小毛巾擦拭床头柜、设备带、床栏等（一床一巾）。

④床旁桌上物品摆放整齐，保持清洁。

⑤毛巾挂于床头柜的毛巾架上。

⑥床头柜、陪客椅、病床定点放置且整齐。

8）清理用物，物归原处，终末处理。

9）洗手。

指导要点

（1）告知患儿家属晨间护理的重要性。

（2）告知患儿操作整理过程中有任何不适可随时告知护士。

（3）教育及指导家属翻身、拍背及有效咳嗽的方法，保持床单位清洁、平整对皮肤护理的重要性。

注意事项

（1）在手没有明显污迹的情况下，建议使用免洗洗手液，以增加洗手的依从性。

（2）所有的操作应轻柔、干练、集中，避免患儿受到伤害。

（3）更换衣物时，先近侧后远侧，如有外伤，偏瘫时，先健侧后患侧。

（4）扫床时应由近至远，由上至下，一床一巾。

（5）操作后对躁动、易发生坠床的患儿拉好床栏或采取其他安全措施，帮助患儿采取舒适体位。

（6）注意节力原则。

常见问题及处理

（1）防止患儿着凉，减少暴露，提高室温。

（2）防止患儿受伤，操作动作轻柔、敏捷。

7 晚间护理

目的

（1）保持病室清洁、整齐。

（2）使患儿清洁、舒适，预防压疮。

（3）观察和了解患儿病情，安慰患儿，加强沟通，增强其治疗疾病的信心。

适应证

住院患儿。

禁忌证

无。

操作步骤

（1）评估

1）患儿的年龄、病情、意识状态、自理能力、清洁习惯及配合程度。

2）床单位清洁度。

3）向患儿及家属耐心解释晚间护理的目的、注意事项，以取得配合。

（2）准备

1）护士：仪表端庄，衣帽整洁。

2）患儿：视病情给予合适卧位。

3）环境：清洁、安静、安全，室温 22 ~ 26℃，注意保护患儿隐私。

4）用物：护理车 1 辆、床刷、小毛巾若干、枕套、被套、床单、一次性垫单、弯盘、免洗手消毒液。

（3）操作

1）洗手，戴口罩。

2）备齐用物，推至病房。

3）患儿准备：根据患儿病情、意识、自理能力、卫生习惯等，给予协助清洁。

①协助皮肤清洁（脸部、手足、身体等）。

②可协助翻身，检查患儿全身皮肤受压情况，病情需要时给予背部按摩。

③协助会阴护理。

④整理床单位，必要时予以更换。

⑤进行管道护理，检查管道有无打折、扭曲、受压，妥善固定并保持通畅。

⑥观察并了解病情变化，及时报告医生并处理。

4）环境准备

①卷起床帘，开窗通风。

②保持病室整洁、安静。

5）清理用物，终末处理。

6）洗手。

指导要点

（1）告知患儿家属晚间护理的重要性。

（2）告知患儿操作整理过程中有任何不适可随时告知护士。

（3）教育及指导家属翻身、拍背的方法，告知保持卫生对疾病恢复的重要性。

注意事项

（1）在手没有明显污迹的情况下，建议使用免洗洗手液，以增加洗手的依从性。

（2）所有的操作应轻柔、干练、集中，避免患儿受到伤害。

（3）更换衣物时，先近侧后远侧，如有外伤，偏瘫时，先健侧后患侧。

（4）扫床时应由近至远，由上至下，一床一巾。

（5）操作后对躁动、易发生坠床的患儿拉好床栏或采取其他安全措施，帮助患儿采取舒适体位。

（6）注意节力原则。

常见问题及处理

（1）防止患儿着凉，减少暴露，提高室温。

（2）防止患儿受伤，操作动作轻柔、敏捷。

8 穿脱隔离衣

目的

保护医务人员避免受到血液、体液和其他感染性物质污染，或用于保护患儿避免感染。

适应证

接触传染病患者。

禁忌证

无。

操作步骤

（1）评估

1）患儿的病情及采取的隔离种类、措施。

2）评估隔离衣的大小、长短，有无破损、潮湿、污染，放置的区域是否符合要求。

（2）准备

1）护士：衣帽整洁，修剪指甲、取下手表，卷袖过肘。

2）环境：清洁、宽敞。

3）用物：隔离衣、衣架、衣夹、洗手设备及洗手液、擦手纸、记录本。

（3）操作

1）穿隔离衣

①洗手，戴口罩。

②手持衣领取下隔离衣，两手持衣领两端与同侧肩齐平，使隔离衣内面朝向自己；露出肩袖内口。手持衣领时，衣领带子盘在手掌心，避免衣领带子污染。

③一手持衣领2/3，另一手伸入一侧衣袖，持衣领的手向上拉衣领，露出手；同法穿好另一衣袖。

④两手持衣领，由衣领中央顺着边缘向后滑动，将领扣（带）系好。两眼正视前方，下颌稍稍抬起，以免口罩触及隔离衣。

⑤扣好袖口或系好袖带。

⑥解开腰带活结，将隔离衣一边渐向前拉，见到衣边捏住隔离衣外边，同法捏住另一侧衣边；双手在背后将两侧衣边边缘对齐并拉紧，向一侧折叠，一手按住折叠处，另一手将腰带拉至背后，压住折叠处，同法将另一侧腰带拉至背后，在背后交叉，回到前面打一活结。

⑦在指定区域活动，手的活动范围：上不过肩，下不过腰。

2）脱隔离衣。

①解开腰带，在前面打一活结。

②解开袖口，将衣袖轻轻上拉，在肘部将部分衣袖塞入工作服衣袖内。

③消毒双手。

④抗菌洗手液流水洗手。

⑤将清洁擦手纸斜面对折，由肘关节向下慢慢移至手腕，同法擦干另一手臂，最后擦干双手。

⑥解开领口。手捏衣领带子，避免衣领带子污染。

⑦一手伸入另一侧袖口内，拉下衣袖过手；再用衣袖遮住的手在外面握住另一手隔离衣袖的外面，将衣袖拉下；双手在袖内使袖子对齐，双臂逐渐退出。

⑧双手退至肩部，将两侧肩部中缝对齐向一侧翻转，持衣领将隔离衣开

口边对齐，衣夹夹住衣领悬挂在隔离衣架上备用；不再穿的隔离衣，脱下后清洁面向外，卷好置于双层黄色垃圾袋内。

3）清理用物，归还原处。

4）终末处理。

5）洗手。

指导要点

（1）穿隔离衣前先戴帽子、口罩，准备好工作中所需的一切物品。

（2）长短合适，应全部遮盖工作服，如有破洞、潮湿、污染不能使用。

（3）脱隔离衣擦手时擦手纸要斜面向上，不能往回擦。

（4）接触不同病种患者时应更换隔离衣。

注意事项

（1）传染性隔离时，隔离衣外面为污染面，内面为清洁面；保护性隔离时，隔离衣内面为污染面，外面为清洁面。

（2）穿隔离衣后，只能在规定区域内活动，不得进入清洁区。穿隔离衣前，应准备好工作中一切需用物品，避免穿隔离衣到清洁区取用物品。

（3）隔离衣每日更换。

（4）穿脱隔离衣过程中，避免污染衣领、面部、帽子和清洁面，始终保持衣领清洁；穿着隔离衣时，须将内面工作服完全遮盖；消毒手时，不可沾湿隔离衣。

（5）脱下的隔离衣如挂在半污染区或清洁区，清洁面向外；挂在污染区则污染面向外；衣边对齐不得使衣袖露出或衣边污染面盖过清洁面。

（6）下列情况下应穿隔离衣：接触经接触传播的感染性疾病患儿如传染病患儿、多重耐药菌感染患儿等时；对患儿实施保护性隔离时，如大面积烧伤、骨髓移植等患儿的诊疗、护理时；可能受到患儿血液、体液、分泌物、排泄物喷溅时。

（7）清洁区、半污染区及污染区定义

清洁区：凡未和患者直接接触，未被病原微生物污染的地区为清洁区。

如医护办公室、治疗室、值班室等工作人员使用的场所。

半污染区：凡有可能被病原微生物污染的地区为半污染区。如病区走廊、化验室等。

污染区：凡和患者接触，被病原微生物污染的地区为污染区。如病室、厕所、浴室等。

常见问题及处理

隔离衣破损、潮湿或污染，应立即更换。

9 口腔护理

目的

（1）保持口腔清洁、湿润，预防口臭，促进食欲，使患儿舒适。

（2）治疗及预防口腔感染及其他并发症。

（3）评估舌苔、牙龈及口腔黏膜有无异常及特殊的口腔气味，提供病情的动态信息。

适应证

（1）昏迷不醒、高热的患儿。

（2）病情危重、极度虚弱患儿，流质胃管、气管插管的患儿。

（3）口腔疾患、术后、禁食、张口呼吸、生活不能自理的患儿。

禁忌证

口腔烧烫伤的患儿，癫痫发作、躁动患儿。

操作步骤

（1）评估

1）核对患儿的基本信息和治疗信息。

2）评估患儿的病情、年龄、意识、自理能力、配合程度及心理反应。

3）观察口唇、口腔黏膜、牙龈、舌苔清洁度，有无破溃、异味；新生儿有无鹅口疮；牙齿有无松动及义齿。如有牙箍者，则取下妥善保管，可浸于清水中（不可放入乙醇或热水中）。用pH试纸测试口腔酸碱度，以便选择合适的口腔护理液。

4）解释口腔护理的目的、方式、配合要点及注意事项。

5）手足口病、疱疹性咽峡炎应注意隔离。

（2）准备

1）护士：仪表端庄，衣帽整洁，必要时佩戴防护用品（手套、护目镜、一次性帽子、外科口罩等）。

2）患儿：查看有无松动的牙齿。

3）环境：清洁、安静、安全。

4）用物：治疗盘、治疗碗内盛漱口溶液（温开水或酌情选用其他漱口液）、生理盐水、吸水管、液状石蜡棉球、棉签、纱布、手电筒、治疗巾，酌情选用各类外用药，必要时开口器、吸痰器、吸痰管、压舌板，消毒口腔护理包，内有：换药碗、内盛干棉球16只（可根据具体情况准备）、镊子、弯头血管钳、弯盘、免洗手消毒液。

（3）操作

1）洗手、戴口罩，必要时戴手套。

2）准备用物，在治疗室打开口护包进行准备，清点棉球（棉球数量根据具体情况准备）。根据口腔情况选择合适的口腔护理液。在治疗室内准备好漱口液。

常用口腔溶液：

① 0.9% 氯化钠溶液：清洁口腔，预防感染。

②多贝尔溶液（复方硼酸溶液）：可改变细菌的酸碱平衡，轻微抑菌，消除口臭。

③ 0.02% 呋喃西林溶液：清洁口腔，有广谱抗菌作用。

④ 1%～3% 过氧化氢溶液：遇有机物时放出新生氧，有抗菌、防臭作用。

⑤ 1%～4% 碳酸氢钠溶液：属碱性药剂，用于真菌感染。

⑥ 0.1% 醋酸溶液：用于铜绿假单胞菌感染时。

3）准备好用物推至患儿床边，核对患儿。

4）协助患儿头偏向操作中，颈下铺治疗巾，弯盘置于口角旁。

5）协助患儿用适当的漱口液漱口，擦干口周。口唇干裂者，先用棉球湿润口唇。对昏迷患儿应禁止漱口，需用张口器时，应从臼齿处放入，对牙关紧闭者不可使用暴力使其张口。（7 岁以下不合作者可使用棉签清洁口腔）

6）擦洗口腔。

①用血管钳夹取生理盐水棉球（每次只能 1 只，防止棉球遗留在口腔内），棉球在弯盘上方挤干（镊子在上方，血管钳在下方）。棉球湿度适宜，昏迷者，使用的棉球不宜过湿，以防患儿将溶液吸入呼吸道，痰多者，及时吸出。

②嘱患儿咬合上下牙齿，压舌板撑开颊部。

③擦洗顺序

年长儿（8 岁以上）：口唇→左外侧面→右外侧面→左上内侧面→左上咬合面→左下内侧→左下咬合→弧形擦洗左颊黏膜→右上内侧→右上咬合→右下内侧→右下咬合→弧形擦洗右颊黏膜→擦洗硬腭→舌面→漱口→口唇。

年幼儿：口唇→左侧外面→右外侧面→上内侧面→下内侧面→上咬合面→下咬合面→左颊黏膜→右颊黏膜→硬腭→舌面→口唇。

新生儿：用棉签蘸取少量漱口液擦洗或戴手套、示指包纱布擦洗，擦洗2～3次，擦净为止。

7）擦洗完毕，清点棉球。血管钳、镊子、压舌板放入弯盘。

8）协助患儿漱口，必要时涂液状石蜡，擦干面部，指导患儿或家属正确的漱口方法。

9）观察口腔是否干净，有无破损及感染，遵医嘱使用外用药。

①溃疡：锡类散、冰硼散或其他混合粉剂。

②真菌感染：制霉菌素、1%～4%碳酸氢钠溶液。

③口唇干裂：液状石蜡或润唇膏。

④厌氧菌感染：洗必泰和甲硝唑。

⑤铜绿假单胞菌感染：0.1%醋酸。

10）安置舒适体位。

11）终末处理（按废弃物分类处理原则）。

12）洗手、记录。

指导要点

（1）向家长解释保持口腔卫生的重要性。

（2）指导患儿正确的漱口方法。

（3）棉球数量根据具体情况准备。

（4）疼痛严重者，可局部现给予止痛剂，待起效后再擦口腔。

（5）动作轻柔，洗擦舌面、软腭勿过深，防恶心。

注意事项

（1）擦洗时动作要轻，以免损伤伤口黏膜，特别是对凝血功能较差的患者。

（2）昏迷患者禁忌漱口，需用开口器时应从臼齿处放入，对牙关紧闭者不可用暴力助其开口。擦洗时棉球不宜过湿，以不能挤出液体为宜，防止因水分过多造成误吸。棉球要用止血钳夹紧，每次1个，防止遗留在口腔，必要时要清点棉球数量。

（3）传染病患者用物须按消毒隔离原则处理。

（4）长期应用抗生素者，应观察口腔黏膜有无真菌感染。

常见问题及处理

（1）恶心、呕吐：暂停操作，嘱患儿放松。

（2）口腔黏膜损伤：有口腔黏膜损伤者，遵医嘱给予相应处理。如有口腔溃疡疼痛时，遵医嘱用药。

（3）口腔牙龈出血：少量、轻度出血予冷盐水漱口。若口腔及牙龈出血不止时，采用局部止血。严重持久出血遵医嘱予使用止血剂，同时针对原发疾病进行治疗。

（4）窒息：如出现窒息，应迅速有效清除吸入异物，及时解除呼吸道梗阻。如有异物已进入气管，患儿出现呛咳或呼吸受阻，可在纤维支气管镜下取出异物，必要时行气管切开术解除呼吸困难。

（5）口腔感染：表浅溃疡可予西瓜霜喷剂喷或涂口腔。溃疡较深较广者除加强护理外，应根据感染类型予相应药液和生理盐水冲洗、漱口，以加快溃疡面的修复。疼痛较剧烈者可遵医嘱在漱口液内或局部用药中加利多卡因减轻疼痛。

10 无菌技术基本操作

目的

（1）防止一切微生物侵入机体。

（2）无菌物品及无菌区不被污染。

适应证

无。

禁忌证

无。

操作步骤

（1）评估

1）操作环境评估：操作区域是否整洁、宽敞、安全，无灰土飞扬，半小时内无清扫。操作台是否清洁、干燥、平整。

2）无菌物品评估：无菌物品存放是否合理，有无破损、潮湿；无菌物品的名称、型号、灭菌日期及有效期、无菌包或容器标签是否清楚、有无失效。

（2）准备

1）护士：衣帽整齐，取下手表，洗手（七步洗手法），戴口罩。

2）环境：清洁、宽敞，无尘土飞扬，半小时内无打扫，操作台清洁、干燥、平整。

3）用物：治疗盘1个、无菌持物钳包、无菌治疗巾包、无菌物品、弯盘、免洗手消毒液、纸、笔、医用垃圾容器、生活垃圾容器。

（3）操作

1）检查无菌持物钳和无菌治疗巾包及无菌物品包装有无破损、潮湿，消毒指示胶带及消毒指示卡是否变色，有效期、内包装物品名称及密封性。

2）取出无菌持物钳，检查罐面上消毒指示带是否变色，在上面写好开启时间，备用。

3）检查无菌治疗巾包有效期，是否包裹完好，有无潮湿或破损。

4）打开无菌治疗巾包。

①将无菌治疗巾包平放在桌面上，撕开消毒指示带。

②逐层打开无菌治疗巾包，先揭开包布外角，再揭左右角，最后揭开内角。

5）打开无菌罐的上半盖。

6）钳端闭合向下，垂直取出，不可触及容器口边缘。

7）取出无菌巾置于清洁治疗盘内。

8）放回无菌持物钳，钳端闭合向下，垂直放入无菌罐内，盖好罐盖。

9）关闭无菌治疗巾包

①按原折痕包好无菌治疗巾包，将消毒指示胶带贴好。

②在消毒指示带上注明开包时间（24小时有效）。

10）铺盘

①双手持无菌巾上层两角外面抖开（横折法双手持无菌巾横中线外面）。

②对折铺于治疗盘上。

③扇形折叠上层无菌巾，开口边缘向外。

11）取无菌物品

①核对无菌容器内物品名称。

②打开无菌容器，盖（无菌面）向上放置，使用无菌持物钳取出无菌物品置于无菌盘内，盖严容器。

12）铺盘

①放入无菌物品；拉平上层无菌巾，上、下层边缘对齐。

②开口处向上两折，两侧边缘向下一折，大小齐治疗盘内缘。

③注明铺盘时间（年、月、日、时、分）。

指导要点

（1）治疗室需每日空气消毒。

（2）每个容器内只能放一把持物钳。

（3）持钳高度不可低于腰部，不能随意甩动。

（4）无菌包内物品24小时后仍未用完，须重新灭菌。

（5）无菌盘保存4小时。

注意事项

（1）无菌持物钳不能用于换药、消毒皮肤，不能夹取未灭菌的物品及油纱布。

（2）取远处物品时，应连同容器一起移至取物处使用。

（3）无菌持物钳和无菌罐应当4小时更换。

（4）取用无菌物品时手不可触及包布内面。

（5）如无菌包内物品被污染或包布受潮，须重新灭菌。

（6）无菌巾无菌面不可触及衣袖和其他有菌物品。

（7）无菌盘在4小时内有效。

（8）手持无菌容器时，应托住容器的底部，不可触及容器的边缘及内面。

常见问题及处理

（1）明确无菌物品和非无菌物品：无菌物品必须与非无菌物品分开放置，并且有明确标志；无菌物品不可暴露于空气中，应保存于无菌包或无菌容器中；无菌包外须注明物品名称、灭菌日期，并按失效期先后顺序摆放；无菌包的有效期一般为7天，过期或受潮应重新灭菌；无菌物品一经取出，即使未用，也不可放回无菌容器内；如用物疑有污染或已被污染，应予更换并重新灭菌。

（2）明确无菌区和非无菌区：进行无菌操作时，操作者身体应与无菌区保持一定距离；取放无菌物品时，应面向无菌区；手臂应保持在腰部或治疗台面以上，不可跨越无菌区，手不可接触无菌物品；避免面对无菌区谈笑、咳嗽、打喷嚏；非无菌物品应远离无菌区。

11 床上擦浴法

目的

（1）去除皮肤污垢，保持皮肤清洁，促进身心舒适，增进健康。

（2）促进皮肤血液循环，增强皮肤排泄功能，预防感染和压疮等并发症的发生。

（3）促进患儿身体放松，增加患儿活动机会。

（4）为护士提供观察患儿并与其建立良好护患关系的机会。

（5）观察患儿一般情况，活动肢体，防止肌肉挛缩和关节僵硬等并发症的发生。

适应证

病情较重、长期卧床、制动或活动受限（如使用石膏、牵引）及身体衰弱而无法自行沐浴的患儿。

禁忌证

无。

操作步骤

（1）评估

1）患儿的年龄、病情、意识、心理状态、合作程度及皮肤卫生状况。

2）向患儿及家属解释床上擦浴的目的、方法、注意事项及配合要点。

（2）准备

1）护士：仪表端庄，服装整洁，无长指甲，洗手，戴口罩。

2）环境：调节室温在24℃以上，关好门窗，拉上窗帘或使用屏风遮挡。

3）用物

①治疗盘内备：浴巾2条、毛巾2条、浴皂、指甲钳、梳子、浴毯、护肤用品、水温计。

②治疗盘外备：脸盆2个、水桶2个（一桶用于盛50～52℃热水，并按年龄、季节、个人习惯增减水温；一桶用于接盛污水）、清洁衣裤和被服、免洗手消毒液。另备便盆、便盆巾和屏风。治疗车下备生活垃圾桶、医用垃圾桶。

4）患儿：取半坐位或卧位，根据需要协助患儿排便。

（3）操作

1）核对：备齐用物携至床旁，将用物放于易取、稳妥处。核对患儿并询问患儿有无特殊用物需求。

2）按需要给予便器。

3）关闭门窗，屏风遮挡。

4）体位：协助患儿移近护士，取舒适卧位，并保持身体平衡。

5）盖浴毯：根据病情放平床头及床尾支架，松开盖被，移至床尾。浴毯遮盖患儿。

6）备水：将脸盆和浴皂放于床旁桌上，倒入温水约2/3满。

7）擦洗面部及颈部

①将一条浴巾铺于患儿枕上，另一条浴巾盖于患儿胸部。将毛巾叠成手套状，包于护士手上。将包好的毛巾放入水中，彻底浸湿。

②先用温水擦洗患儿眼部，由内眦至外眦，使用毛巾不同部位轻轻擦干眼部。

③询问患儿面部擦洗是否使用浴皂。按顺序洗净并擦干前额、面颊、鼻

翼、耳后、下颌直至颈部。

8）擦洗上肢和手

①为患儿脱去上衣，盖好浴毯。先脱近侧后脱远侧。如有肢体外伤或活动障碍，应先脱健侧，后脱患侧。

②移去近侧上肢浴毯，将浴巾纵向铺于患儿上肢下面。

③将毛巾涂好浴皂，擦洗患儿上肢，直至腋窝，而后用清水擦净，并用浴巾擦干。

④将浴巾对折，放于患儿床边处。置脸盆于浴巾上。协助患儿将手浸于脸盆中，洗净并擦干。操作后移至对侧，同法擦洗对侧上肢。

9）擦洗胸、腹部

①根据需要换水，测试水温。

②将浴巾盖于患儿胸部，将浴毯向下折叠至患儿脐部。护士一手掀起浴巾一边，用另一包有毛巾的手擦洗患儿胸部。

③将浴巾纵向盖于患儿胸、腹部（可使用两条浴巾）。将浴毯向下折叠至会阴部。护士一手掀起浴巾一边，用另一包有毛巾的手擦洗患儿腹部一侧，同法擦洗腹部另一侧。彻底擦干腹部皮肤。

10）擦洗背部

①协助患儿侧卧位，背向护士。将浴巾纵向铺于患儿身下。

②将浴毯盖于患儿肩部和腿部。

③依次擦洗后颈部、背部至臀部。

④进行背部按摩。

⑤协助患儿穿好清洁上衣。先穿对侧，后穿近侧；如有肢体外伤或活动障碍，应先穿患侧，后穿健侧。

⑥将浴毯盖于患儿胸、腹部。换水。

11）擦洗下肢、足部及会阴部

①协助患儿平卧。

②将浴毯撤至床中线处，盖于远侧腹部，确保遮盖会阴部位。将浴巾纵向铺于近侧腿部下面。

③依次擦洗踝部、膝关节、大腿，洗净后彻底擦干。

④移盆于足下，盆下垫浴巾。

⑤一手托起患儿小腿部，将足部轻轻置于盆内，浸泡后擦洗足部。彻底擦干足部。如足部过于干燥，可使用护肤用品。

⑥护士移至床对侧。将浴毯盖于洁净腿，同法擦洗近侧腿部和足部。擦洗后，用浴毯盖好患儿。换水。

⑦用浴巾盖好上肢和胸部，将浴毯盖好下肢，只暴露会阴部。洗净并擦干会阴部。

⑧协助患儿穿好清洁裤子。

12）梳头：协助患儿取舒适体位，为患儿梳头。

13）指甲、趾甲长的给予修剪。

14）操作后处理

①整理床单位，按需要更换床单。整理用物，放回原处。

②洗手。

③记录：记录执行时间及护理效果。

指导要点

（1）告知患儿擦浴过程中有任何不适及时告知护士。

（2）告知患儿及家属床上擦浴的意义、方法及注意事项。

（3）指导并教育患儿家属观察皮肤、预防感染和压疮等并发症。

注意事项

（1）选择合适的擦洗时间。

（2）患儿刚做完检查和治疗时不宜立即擦洗。

（3）防止清洁不彻底，耳后、皮肤皱褶处重点部位重点擦拭。

（4）擦浴过程中，注意遵循节力原则。

（5）擦浴过程中，注意保护伤口和管路，避免伤口受压、管路打折或扭曲。

常见问题及处理

（1）防止患儿受凉，减少翻身和暴露，水凉应立即更换。

（2）防止患儿受伤，擦洗动作敏捷，轻柔。

（3）患儿出现寒战、面色苍白等症状，应立即停止擦洗，给予适当处理。

12 戴脱无菌手套

目的

在治疗、护理中确保无菌效果。

适应证

无。

禁忌证

无。

操作步骤

（1）评估

1）操作环境评估：操作区域是否整洁、宽敞、安全，无尘土飞扬，半小时内无清扫。操作台是否清洁、干燥、平整。

2）无菌物品评估：无菌手套存放是否合理，有无破损、潮湿；无菌手套的型号、灭菌日期及有效期。

（2）准备

1）护士：衣帽整齐，修剪指甲，取下手表，洗手（七步洗手法），戴口罩。

2）环境：清洁、宽敞，无尘土飞扬，半小时内无打扫。

3）用物：无菌手套。

（3）操作

1）检查无菌手套有效期及手套尺码。

2）打开手套袋。

3）戴手套

①用手捏住手套口反折处，两只手套同时取出。

②对准五指戴上一只手套。

③戴手套的手指插入另一只手套的反折部内面。

④戴上另一只手套。

⑤将手套的反折部翻转套在工作服衣袖外面。

4）检查手套有无破损：双手保持在腰部以上。

5）脱手套

①以一手的手指捏住另一只手套口外层，将手套翻转脱下。

②将已脱下手套的手指插入另一只手套内侧，脱下另一只手套，放入医疗垃圾袋内。

6）洗手，记录。

指导要点

（1）选择合适手套尺寸。

（2）未戴手套的手只能触及手套的内面，已戴手套的手只能接触手套的外面。

注意事项

（1）手套袋系带及滑石粉不能污染手套袋的内面。

（2）未戴手套的手不可触及手套外面，戴手套的手不可触及未戴手套的手或另一手套的内面。

（3）戴手套后如发现有破洞或污染时，应立即更换。

（4）脱手套时，不可用力强拉手套边缘或手指部分。

13 床上洗头

目的

（1）去除头皮屑和污物，清洁头发，减少感染的机会。

（2）按摩头皮，促进头部血液循环及头发生长代谢。

（3）促进患儿舒适，增进身体健康，建立良好的护患关系。

适应证

（1）长期卧床，体弱的患儿。

（2）关节活动受限：肢体偏瘫、上下肢骨折牵引、高位截瘫等。

禁忌证

（1）需绝对卧床，病情危重的患儿。

（2）特殊体位的患儿：如颈椎骨折。

（3）头皮未愈合的患儿。

（1）评估

1）患儿的年龄、病情、意识、心理状态、配合程度及头发卫生状况。

2）向患儿及家属解释洗头的目的、注意事项、方法及配合要点。

（2）准备

1）护士：仪表端庄，衣帽整洁。

2）患儿：取仰卧位，必要时协助患儿排便。

3）环境：移开床头桌、椅，关好门窗，调节室温，必要时屏风遮挡。

4）用物

治疗盘内备：毛巾、一次性巾单、别针、眼罩或纱布、耳塞或棉球、量杯、洗发液、梳子。

治疗盘外备：脸盆、水桶、水壶（内盛 43～45℃的温水）、免洗手消毒液、必要时备电吹风。

（3）操作

1）洗手，戴口罩，必要时戴手套。

2）备齐用物，推至患儿床前。

3）核对患儿信息。

4）告知患儿，做好准备。

5）准备用物，检查水温。

6）在床单上垫一次性巾单，以免弄湿床单。

7）衣领解开内折，毛巾围于颈下，用夹子固定。患儿头部移至床边，垫高肩部，协助患儿取舒适卧位。

8）用棉球塞住双耳，用纱布盖住双眼。

9）松开头发，用温水充分湿润头发，涂洗发液揉搓，由发际至脑后部反复揉搓，同时用指腹轻轻按摩头发。一手托着患儿头部，另一手洗净脑后部头发。用温水洗净泡沫。

10）取下眼部的纱布和耳内的棉球。解下颈部毛巾，擦干或吹干头发，梳理头发成型。

11）撤去一次性巾单，根据需要更换床单和衣物。协助患儿采取舒适的卧位，整理床单位。

12）整理用物。

13）洗手。

14）记录：记录执行时间及护理效果。

指导要点

（1）告知患儿洗头过程中有任何不适及时告知护士。

（2）告知患儿及家属床上洗头的意义、方法及注意事项。

（3）向家属解释保持头部卫生的重要性。

注意事项

（1）选择合适的洗头时间。洗头时间不宜过长，避免引起头部充血或疲劳不适。

（2）操作过程中，用指腹揉搓头皮和头发，力量适中，避免抓伤头皮。

（3）操作过程中注意观察患儿的病情变化，如面色、脉搏、呼吸的改变，如有异常应立即停止操作。

（4）洗头过程中，注意遵循节力原则。

（5）注意保持患儿舒适卧位，保护伤口和管路，避免伤口受压、管路打折或扭曲。

（6）注意安全，防止坠床。

（7）清洗时注意不要让水进入眼睛、耳朵。

常见问题及处理

直立性低血压：洗头时间不宜过长，协助患儿取舒适卧位，密切观察患儿的生命体征。

14 协助患儿更衣

目的

协助患儿更换清洁的衣服，满足舒适的需要。

适应证

无。

禁忌证

无。

操作步骤

（1）评估

1）患儿病情、意识及合作能力。

2）患儿肌力、移动能力、有无肢体的偏瘫等。

3）患儿手术部位、麻醉方式、引流管等。

（2）准备

1）护士：仪表端庄，衣帽整洁。

2）患儿：根据病情采取合适的体位，必要时协助患儿排便。

3）环境：关好门窗，调节室温，屏风遮挡。

4）用物：清洁、合适的患儿衣裤。

（3）操作

1）洗手，戴口罩，必要时戴手套。

2）备齐用物，推至患儿床前。

3）核对患儿信息，向患儿解释操作的目的和配合方法，取得合作。

4）关好门窗，调节室温，屏风遮挡。

5）协助患儿采取舒适的姿势。病情稳定的可采取半卧位或坐位更换，手术者或卧床者可采取轴式翻身法更换。

6）为患儿脱除上衣：无肢体活动障碍时，先近侧后远侧；一侧肢体活动障碍时，先健侧后患侧。

7）为患儿穿上衣：无肢体活动障碍时，先远侧后近侧；一侧肢体活动障碍时，先患侧后健侧。

8）脱裤子：解开纽扣或拉链，抬高臀部，将裤子脱下。

9）穿裤子：穿远侧（患侧）裤管，穿近侧（健侧）裤管，将双裤管拉至患儿臀部，抬高臀部拉上裤子并穿好。

10）协助患儿取舒适卧位。

11）检查管道是否通畅，固定是否良好。

12）整理床单位，处理用物。

13）洗手。

14）记录：记录执行时间及护理效果。

指导要点

（1）告知患儿更衣过程中有任何不适及时告知护士。

（2）告知患儿及家属更衣的顺序及注意事项。

（3）先穿患侧，后穿健侧；先脱健侧，后脱患侧。

注意事项

（1）根据患儿病情采取舒适的姿势。病情稳定的可采取半卧位或坐位更换，手术者或卧床者可采取轴式翻身法更换。

（2）新生儿更衣时应注意室温、包裹和减少暴露。

（3）更衣过程中要注意安全，不伤害患肢，注意保护伤口和各种管路，注意保暖。

（4）注意更衣时要动作轻柔。

（5）更衣过程中及时评估患儿。

常见问题及处理

（1）开襟衣服

1）脱：先近侧（或健侧，或不打静脉针的一侧），后远侧（或患侧，或打静脉针的一侧）。

2）穿：先远侧（或患侧，或打静脉针的一侧），后近侧（或健侧，或不打静脉针的一侧）。

（2）套头衣服

1）脱：先近侧（或健侧，或不打静脉针的一侧），最后脱头部。

2）穿：两手同时穿上，或先穿打静脉针一侧或患侧，套上头部衣领。

15 更换尿布

目的

保持患儿臀部皮肤清洁、干燥、舒适，防止尿液、粪便等因素对皮肤长时间的刺激，预防尿布皮炎的发生或使原有尿布皮炎逐步痊愈。

适应证

适用于所有婴儿及新生儿。

禁忌证

无。

操作步骤

（1）评估

1）婴儿的病情、年龄、精神状态、饮食、两便等情况。

2）婴儿臀部皮肤情况。

3）是否需要留取两便标本。

4）是否需要记录 24 小时出入量。

（2）准备

1）护士：洗手、戴口罩、衣帽整齐。

2）患儿：尽量选择喂养前或奶后 30 分钟，体位舒适。

3）环境：清洁、安静、安全，室温 26～28℃。

4）用物：基础护理车、尿布、尿布桶、护臀霜或鞣酸软膏或其他治疗性药膏、棉签、平整的操作台、小毛巾、温水或湿纸巾。

（3）操作

1）洗手，戴口罩，必要时戴手套。

2）备齐用物。

3）核对患儿信息。

4）解开包被，拉高婴儿的上衣，避免被排泄物污湿。

5）解开尿布，一手抓住婴儿双脚，另一手用尿布的前半部分较洁净处从前向后擦拭婴儿的会阴部及臀部，并将此部分遮盖尿布的污湿部分后，垫于婴儿臀下。

6）用湿纸巾或蘸温水的小毛巾从前向后擦净会阴及臀部皮肤，尤其注意褶皱部分的清洁，如果臀部皮肤发红，给予适当暴露待干燥。

7）将预防尿布皮炎或治疗尿布皮炎的软膏、药物涂抹于臀部，注意涂抹易于接触排泄物或皮肤发红的部位。

8）提起婴儿双腿，抽出脏尿片。

9）将清洁尿布垫于腰下，放下婴儿双腿，系好尿布，大小松紧适宜。新生儿脐带未脱落时，将尿布上端向下折，使脐带残端保持暴露状态。

10）拉平衣服，包好包被，安置患儿舒适体位。

11）观察排泄物性状，根据需要称量尿布。

12）处理用物，洗手，记录观察内容。

指导要点

（1）告知家长更换尿裤方法及注意事项。

（2）告知家长如何使用护臀霜或鞣酸软膏等药物预防红臀的方法。

注意事项

（1）新生儿脐部残端在每次更换尿布时需要保持清洁。

（2）动作轻柔，减少暴露时间，注意保暖，房间温度应适宜。

（3）腹泻患儿，需勤换尿布，注意及时清洁臀部，并涂护肤油保护皮肤。大便异常者及时报告医生处理。

（4）男婴要确保阴茎指向下方，避免尿液从尿布上方漏出。

（5）注意检查尿布是否松紧适宜，大腿和腰部不能留有明显的缝隙，造成排泄物外溢。

（6）忌过高抬起婴儿双腿，以防引起呕吐窒息。

（7）禁止将婴儿单独留在操作台上，始终确保一只手与婴儿接触。用物携带齐全，避免操作中途离开婴儿。

常见问题及处理

（1）普通臀部皮肤潮红，予鞣酸软膏涂抹。

（2）臀部皮肤破损时可予以暴露，并涂抹湿润烧伤膏或喷皮肤保护膜。

（3）臀部皮肤真菌感染时，尽量暴露臀部，并予达克宁散外用。

16 一般洗手法

目的

去除手部皮肤污染，碎屑和部分致病菌，减少传递可能引起感染的物质，避免交叉感染。

适应证

无。

禁忌证

无。

操作步骤

（1）评估

1）评估手污染的程度。

2）评估洗手池的设备及周围环境。

3）评估洗手液及干手设备。

（2）准备

1）护士：仪表端庄，服装整洁，无长指甲，洗手，戴口罩。

2）环境：整洁，温度适宜。

3）用物：肥皂或含杀菌成分的洗手液、擦手纸或毛巾。

（3）操作

1）洗手前取下手表，卷袖过肘。

2）在流动水下，淋湿双手。

3）取适量洗手液，均匀涂抹至整个手掌、手背、手指和指缝。

4）按照正确的揉搓步骤（七步洗手法），揉搓时间15秒。

①掌心相对，手指并拢，相互揉搓。

②手心对手背，沿指缝相互揉搓，交换进行。

③掌心相对，双手交叉，沿指缝相互揉搓。

④弯曲手指使关节在另一手掌心旋转揉搓，交换进行。

⑤一手握另一手大拇指旋转揉搓，交换进行。

⑥将一手五个手指尖并拢放在另一手掌心旋转揉搓，交换进行。

⑦握住腕部揉搓，交换进行。

5）双手向下，流动水下彻底冲洗干净。

6）关闭水龙头，若水龙头为手拧式开关，则应采用防止手部再污染的方法关闭水龙头。

7）使用一次性纸巾擦干。

8）丢弃擦手纸。

指导要点

（1）下列情况医务人员应认真洗手或使用手消毒剂进行卫生手消毒：

1）接触患儿前。

2）清洁、无菌操作前，包括进行侵入性操作前。

3）暴露患儿体液风险后，包括接触患儿黏膜、破损皮肤或伤口、血液、体液、分泌物、排泄物、伤口敷料等之后。

4）接触患儿后。

5）接触患儿周围环境后，包括接触患儿周围的医疗相关器械、用具等物体表面后。

（2）下列情况应洗手

1）当手部有血液或其他体液等肉眼可见的污染时。

2）可能接触艰难梭菌、肠道病毒等对速干手消毒剂不敏感的病原微生物时。

（3）手部没有肉眼可见污染时，宜使用手消毒剂进行卫生手消毒。

（4）下列情况时医务人员应先洗手、然后进行卫生手消毒：

1）接触传染病患儿的血液、体液和分泌物以及被传染病原微生物污染的物品后。

2）直接为传染病患儿进行检查、治疗、护理或处理传染病患儿污物。

注意事项

（1）洗手每步来回 5 次，总时间 40～60 秒。

（2）认真清洗指甲、指尖、指缝和指关节等易污染的部位。

（3）手部不佩戴戒指等饰物、不得戴假指甲、装饰指甲，保持指甲和指甲周围组织的清洁。

（4）针对某些对乙醇不敏感的肠道病毒感染时，应选择其他有效的手消毒剂。

常见问题及处理

戴手套不能替代手卫生，摘手套后应进行手卫生。

17 婴儿沐浴

目的

（1）保持患儿皮肤清洁，促进全身血液循环，使患儿舒适，协助皮肤排泄和散热。

（2）观察患儿全身皮肤情况。

适应证

病情平稳的婴儿。

禁忌证

病情危重尚未稳定的患儿、低体温儿、皮肤有开放性伤口的患儿。

操作步骤

（1）评估

1）环境温度。

2）婴儿生命体征、病情、喂养、肢体活动度及皮肤情况。

3）是否留置静脉留置针、PICC 导管等。

4）是否有尿布皮炎。

（2）准备

1）护士：七步洗手法洗手，衣帽整洁，摘除手部饰物。

2）患儿：避免在喂奶后 1 小时内沐浴。

3）环境：安静、安全，室温 26～28℃。

4）用物：治疗盘、碘伏、棉签、棉球、护臀霜或鞣酸软膏、婴儿护肤乳、平整便于操作的处置台、大小巾单、沐浴露、弯盘、尿布、单衣、包被、磅秤、液状石蜡、指甲刀。

（3）操作

1）洗手，戴口罩，必要时戴手套。

2）核对患儿，将患儿推至浴室。

3）按使用顺序摆放好用物，铺巾单、包被及单衣。

4）调节水温到所需要的温度 37～39℃；用于降温时，水温低于体温 1℃。

5）在浴台上脱去患儿衣服，去除尿布，大浴巾包裹患儿，必要时测量体重或称量尿布。

6）用小巾单由内眦到外眦擦眼，更换面巾部位以同法擦另一只眼，接着擦洗面部，注意擦洗耳后皮肤褶皱处；用棉签清理鼻孔。

7）抱起患儿，左手上臂将患儿夹于腋下，左前臂托住患儿后背，左手掌托住颈部，左手拇指和中指将小儿双耳廓折向前方，堵住外耳道口，右手用水打湿头部后抹沐浴露，涂于小儿头部，轻揉后以清水洗净，擦干。

8）去除大浴巾，将患儿置于洗澡盆内，左手握住婴儿左肩及腋窝处，使头颈部枕于操作者左前臂，右手涂抹沐浴露，按顺序清洗颈下、腋下、胸、腹、臂、手、腿、脚、会阴。

9）右手从婴儿前方握住婴儿左肩及腋窝处，使头颈部俯于操作者右前臂，左手涂抹沐浴露，按顺序清洗后颈、背部、臀部及下肢。

10）将患儿抱起，以大巾单包裹擦干水分。

11）沐浴完毕，检查患儿全身各部位，根据患儿情况进行必要的脐部、臀部和皮肤护理。

12）兜好尿布，穿好衣服，必要时修剪指甲、趾甲。

13）核对患儿手腕带和床号，放回婴儿床。

14）终末处理，洗手，记录。

指导要点

（1）告知家属避免在喂奶前后1小时内沐浴。

（2）指导家属婴儿沐浴方法和注意事项，避免耳、眼、口、鼻进水。

（3）告知家属保持皮肤皱褶处清洁、干燥。

注意事项

（1）沐浴应在患儿进食后1小时进行。

（2）观察婴儿全身情况，注意皮肤、肢体活动等；沐浴过程中观察患儿面色、呼吸，如有异常，停止操作，进行处理。

（3）注意保暖、避免受凉；注意水温，防止烫伤，不可将婴儿单独放置在操作台。

（4）注意保护未脱落的脐带残端，避免脐带被水浸泡或污水污染。

（5）婴儿头部如有皮脂结痂不可用力去除，可涂油剂浸润，待血痂软化后清洗。

（6）如有静脉留置针、PICC等导管，沐浴时注意局部用巾单包裹保护，防止淋水。

（7）沐浴用品一人一巾一用，特殊感染患儿有条件单独盆浴，护士穿隔离衣、戴手套，换下衣物包被、尿布放入双层黄色垃圾袋扎紧。

（8）腕带或额标脱落者，应及时补上，并做好双人核对后再佩戴。

常见问题及处理

（1）防烫伤：水温维持在37～39℃，备水时水温稍高2～3℃。

（2）上呼吸道感染：患儿沐浴用品一人一巾一用，沐浴时关闭门窗，调节室温至26～28℃；沐浴结束后迅速用大毛巾包裹全身并将水分吸干。

18 肛管排气

目的

排除肠腔内积气，以减轻腹胀。

适应证

肠胀气患儿。

禁忌证

急腹症、消化道出血、严重心血管疾病。肛门、直肠、结肠等手术后的患儿需在医生指导下进行。

操作步骤

（1）评估

1）患儿的病情、生命体征、意识状态、腹部、排泄情况，肛周皮肤黏膜，营养及合作程度。

2）病房环境、室内温度。

3）解释操作目的及配合方法。

4）询问患儿是否需大小便，必要时协助患儿排便。

（2）准备

1）护士：仪表端庄，衣帽整洁。

2）环境：关门窗，必要时调室温 26 ～ 28℃，屏风遮挡。

3）患儿：取左侧卧位或平卧位。

4）用物：治疗盘、肛管（根据患儿年龄选择相应型号）、治疗巾、清洁手套、液状石蜡、棉签、便盆、一次性中单、卫生纸（或纱布）、尿布、弯盘、免洗手消毒液、记录本。

（3）操作

1）洗手，戴口罩。

2）备齐用物至患儿床前，核对患儿信息。

3）插管

①协助患儿取舒适体位，露出肛门区。

②戴清洁手套，用液状石蜡润滑肛管前端7cm。

③垫好卫生纸，分开臀部，显露肛门，另一手持肛管缓缓插入肛门7～10cm。

4）观察排气情况，如排气不畅，帮助患儿更换体位或顺时针按摩腹部。

5）拔管：一手持卫生纸（或纱布）包裹肛管，按住肛门，另一手将肛管轻轻拔出，放入弯盘内。

6）擦净肛门，更换尿布，安置患儿舒适体位。

7）终末处理，洗手，记录。

8）打开门窗通风。

指导要点

（1）向患儿及家长讲解避免腹胀的方法，如增加活动、正确选择饮食种类。

（2）指导患儿保持健康的生活习惯。

注意事项

（1）插管时动作轻柔，避免损伤肠黏膜。

（2）操作中注意和患儿交流，观察患儿面色呼吸的情况，如有异常，停止操作。

（3）操作中注意保暖及维护隐私。

常见问题及处理

（1）插入不畅

1）插管前用液状石蜡充分润滑肛管前端。

2）嘱儿童深呼吸，全身放松；小婴儿可给予安慰，转移注意力。

3）可轻轻旋转肛管，上下移动。

（2）腹部不适

1）动作轻柔，插管时注意观察患儿的病情变化。

2）如患儿腹部不适难以忍受，应立即停止操作，及时联系医生，对症处理。

19 脐部护理

目的

（1）保持脐部清洁，预防脐部感染。

（2）促进脐部干燥。

（3）观察有无出血及异常情况。

适应证

（1）适用于所有新生儿。

（2）脐部有感染的婴幼儿。

禁忌证

无。

操作步骤

（1）评估

1）评估患儿的病情、年龄、合作程度。

2）评估患儿的脐部及周围皮肤情况，评估脐部是否干燥，有无破损、渗血、渗液、感染等异常情况。

3）评估药物和物品的有效性。

4）向患儿及家属耐心解释，取得配合。

（2）准备

1）护士：仪表端庄，衣帽整洁。

2）患儿：体位舒适。

3）环境：清洁、安静、安全，室温 24 ~ 28℃。

4）用物：0.2% 安尔碘或 75% 酒精、棉签、3% 双氧水、无菌纱布、弯盘。

（3）操作

1）洗手，戴口罩。

2）备齐用物，携至患儿床边。

3）向家属及患儿解释，取得合作。

4）核对患者信息。

5）解开衣物，暴露脐部。

6）清洁脐部

①幼儿：用无菌棉签涂抹液状石蜡，清洁脐窝污物。

②新生儿：用无菌棉签蘸取安尔碘或 75% 酒精，环形消毒脐带根部，有明显脓性分泌物 3% 双氧水消毒，再用安尔碘。

7）脐部如有破损，可用呋喃西林；脐部感染者，可用安尔碘消毒；脐部有出血，可用云南白药或明胶海绵局部止血。

8）异常情况，及时报告医生。

9）整理床单位及处理用物（依废弃物处理原则分类处理）。

指导要点

告知家属保持脐部干燥，防止尿布污染，勿强行剥落脐带，发现异常及时报告。

注意事项

（1）脐轮红肿伴脓性分泌物，应加强换药，必要时对分泌物做细菌培养检查。

（2）注意保暖。

（3）手法轻柔，切勿擦破皮肤，脐夹或结扎线出生后 24～48 小时后应及时去除。

（4）每根棉签擦洗 1 次，勿重复使用。

常见问题及处理

（1）结扎线如有脱落应及时结扎。

（2）脐部有活动性出血，及时汇报医师，局部使用云南白药或明胶海绵止血，并加压包扎。

20 足部护理

目的

（1）保持足部清洁、舒适。

（2）防止足部皮肤感染、不适、畸形、循环障碍及臭味产生。

适应证

足部循环不良，足部有感染或异味时。

禁忌证

无。

操作步骤

（1）评估

1）患儿病情、生命体征、足部皮肤情况、肢体活动度及合作程度等。

2）解释足部护理的目的，取得配合。

（2）准备

1）护士：仪表端庄，衣帽整洁。

2）患儿：体位舒适。

3）环境：清洁、安静、安全。

4）用物：脸盆、温水（43～46℃）、水温计、肥皂、护肤霜、小毛巾、指甲剪。

（3）操作

1）洗手，戴口罩，必要时戴手套。

2）备齐用物，至患儿床边。

3）核对患儿信息，与家属解释，取得配合。

4）测量水温在 43 ~ 46℃（备水时可稍高 2 ~ 3℃）。

5）病情允许的情况下，协助患儿舒适地坐在椅子上；若病情不允许，可将患儿两腿垂于床前。

6）将毛巾置于温水盆中，协助患儿将脚浸泡于盆内。

7）足部浸泡 3 ~ 5 分钟。

8）肥皂涂抹足部，轻轻揉搓后用温水洗净擦干。

9）必要时修剪趾甲。

10）涂擦护肤霜，协助患儿穿上干净袜子。

11）安置患儿舒适体位。

12）整理床单位及处理用物。

13）洗手，记录足部皮肤、循环及活动情况。

指导要点

（1）告知患儿家属保持足部清洁。

（2）穿舒适透气的鞋袜，并勤换袜子。

注意事项

（1）皮肤水肿时切忌用力揉搓。

（2）水温切忌过高，以免烫伤。

（3）皮肤有伤口、干燥脱屑者，切忌涂抹肥皂。

常见问题及处理

（1）足部循环差者，足部护理后加穿厚棉袜保暖。

（2）足部皮肤干燥，给予涂抹护肤霜。

（3）足部有感染时，对症涂抹药膏。

21 肛周护理

目的

（1）观察肛门黏膜及周围皮肤完整性。

（2）预防肛周脓肿、肛裂。

（3）减轻疼痛，促进肛周感染愈合。

适应证

（1）肛周脓肿、肛裂、肛周炎的患儿。

（2）血液肿瘤患儿的预防性用药。

禁忌证

无。

操作步骤

（1）评估

1）评估患儿病情、合作程度。

2）对肛周黏膜及皮肤进行评估。

3）评估用物有效性。

4）向患儿及家属耐心解释，取得配合。

（2）准备

1）护士：仪表端庄，衣帽整洁。

2）患儿：肛周皮肤清洁，体位舒适。

3）环境：隐蔽、安静、安全。

4）用物：脸盆、温水、测温仪、坐浴用消毒液（高锰酸钾粉）、干毛巾、清洁手套（必要时备复方新霉素软膏、无菌棉签）。

（3）操作

1）双人核对医嘱、治疗信息。

2）携用物至床旁。

3）核对患儿信息。

4）洗手，戴口罩。

5）向家长及患儿解释，取得合作。

6）提供遮挡，拉上围帘。

7）协助患儿暴露肛门，注意保暖。

8）戴清洁手套。

9）再次评估肛门黏膜及肛周皮肤情况。

10）配制坐浴液体，高锰酸钾溶液（浓度1∶5 000，呈淡粉红色），水温38～42℃，协助患儿坐浴15～20分钟。

11）注意坐浴的保暖及安全。

12）坐浴完毕，用干毛巾擦干臀部。必要时用棉签在肛门处由内至外涂抹复方新霉素软膏，防止肛门黏膜及周围皮肤过干引起的肛裂。

13）一旦肛门黏膜脓肿或外周皮肤疖肿形成，按外科换药常规处理。

14）协助患儿恢复舒适体位。

15）整理床单位及用物。

16）处理废弃物。

17）洗手。

18）记录：肛门黏膜及肛周皮肤的完整性，有无破损、脓肿及大小、疼痛、干预措施、转归。

指导要点

（1）指导家属正确配制坐浴液，安全使用。

（2）使用时注意保暖，保护患儿的隐私。

（3）肛周脓肿患儿，督促家属及时更换尿布，防止大小便污染。

注意事项

（1）坐浴时注意水温，防止烫伤，调好水温后再进行坐浴。建议先放冷水，再兑热水。

（2）注意安全，坐浴过程中必须有家属陪同，严防意外发生。

（3）评估分级：

0度：肛门黏膜/肛周皮肤完整，排便时无痛感。

Ⅰ度：肛门黏膜/肛周皮肤略红，排便时无痛感。

Ⅱ度：肛门黏膜/肛周皮肤红肿，排便时有痛感，且能忍受。

Ⅲ度：肛门黏膜/肛周皮肤破损（肛裂），排便时疼痛剧烈，不能忍受。

Ⅳ度：肛门黏膜及肛周皮肤有脓肿，主诉翻身、坐起等行为困难或受限。

常见问题及处理

（1）眩晕：坐浴时间过长，患儿体质差，容易发生头晕、目眩现象，家属必须在旁看护，严防意外发生。

（2）烫伤：一旦发生皮肤烫伤，立即去除致热原，冷水冲洗15分钟，汇报医师后立即给予相应处理。

22 蓝光治疗护理

目的

通过蓝光照射产生的光能量改变胆红素的形态和结构，使之由脂溶性变为水溶性的物质，从胆汁和尿液排出体外，从而降低血清中的未结合胆红素浓度。

适应证

（1）各种原因引起的高未结合胆红素血症。

（2）极低出生体重儿预防性光疗。

（3）换血疗法前后的辅助治疗。

禁忌证

（1）血清结合胆红素浓度超过 68.4μmol/L 或有肝功能损害者。

（2）严重出血倾向尤其肺出血的患儿，谨慎选择。

（3）胆汁淤积。

（4）频繁呕吐或腹泻表现。

（5）先天性卟啉病。

（6）体温过高，>38.5℃。

（7）蓝光过敏。

操作步骤

（1）评估

1）患儿的日龄、体重、病情、生命体征、精神状态、皮肤黏膜。

2）黄疸范围和程度、黄疸消退情况、经皮胆红素值。

3）根据需要选择合适的蓝光设备（双面蓝光箱、蓝光毯或单面蓝光仪），评估其性能（检查蓝光箱有无损坏、漏电、松脱，蓝光灯管是否全亮或灯管灯光强度是否正常）。灭菌注射用水的有效期。

4）向患儿及家属耐心解释光疗的目的、注意事项，以消除疑虑心理，取得配合。

（2）准备

1）护士：仪表端庄，衣帽整洁。

2）患儿：全身皮肤清洁，修剪指甲。

3）环境：安静、安全，有电源插座。

4）用物：蓝光箱、温湿度计、灭菌注射用水、蓝光登记本、黑眼罩、手套、袜套、尿布、胶布、蓝光照射记录单。

（3）操作

1）双人核对医嘱及患儿身份。

2）洗手，戴防护眼镜。

3）光疗箱准备

①接通电源，加灭菌注射用水至2/3满，开机。

②根据日龄和体重，调节箱温30～32℃（早产儿32～35℃），预热。

③蓝光箱应避免放置于阳光直射、对流风或取暖设备旁。

④洗手。

4）患儿准备

①测量生命体征，检查大小便及全身皮肤情况。

②戴黑色眼罩、手套和袜套，用胶布妥善固定。

③双足外踝处用透明薄膜保护性粘贴。

④更换尿布，以最小面积遮盖会阴部。

⑤脱去衣裤。

5）再次确认患儿身份，查对医嘱单。

6）将患儿置于预热好的光疗箱，打开光源，单面光疗者蓝光板移至距离患儿30cm。

7）加盖遮光布，洗手。

8）记录开始照射时间，填写蓝光登记本。

9）临时医嘱签字。

10）每4小时测体温、脉搏、呼吸一次，体温超过37.8℃，应暂停光疗，待体温正常后再继续补足光疗时间。

11）定时巡视，每2~4小时翻身一次，单面光疗者俯卧、仰卧交替。密切观察患儿病情变化，有无呕吐、腹泻等情况。

12）光疗时按需喂奶，必要时遵医嘱予补液，以防不显性失水增加。

13）光疗结束：

①将患儿移出置床单位，测量体温。

②取下眼罩和手套袜套，清洁并检查全身皮肤，给患儿穿衣、包裹。

③关机，断开电源。

④终末消毒。

⑤洗手，记录，签名。交班继续观察黄疸情况。

指导要点

（1）告知家属患儿皮肤不要涂抹爽身粉或油剂，尽可能多暴露皮肤。

（2）蓝光对眼睛有损害，注意佩戴墨镜和避免长时间直视。

注意事项

（1）保持患儿皮肤清洁干燥，光疗前禁忌在皮肤上涂粉、油类。

（2）光疗时注意观察眼罩有无脱落；注意保护男婴阴囊；四肢骨隆突处于透明敷贴保护性粘贴，防止皮肤损伤。

（3）光疗中加强巡视，及时清除玻璃板上的污物（如呕吐物、汗液、大小便等），以免影响光疗效果。

（4）光疗时患儿易烦躁，容易移动位置。因此，在光疗中，注意观察患儿在蓝光箱中的位置，及时纠正体位。

（5）光疗可能会产生一过性的皮疹或红斑，必须检查患儿皮肤情况。观察有无皮疹、有无皮肤破损及黄疸消退情况。

（6）蓝光对眼睛有刺激，家长操作时可佩戴墨镜，避免长时间直视。

（7）灯管保持清洁，并定时更换。

常见问题及处理

（1）发热与低体温：光疗时，每4小时测体温一次，如体温 >37.8℃ 或 <35℃时应停止光疗。天气寒冷时，双面蓝光箱保暖欠佳，可引起体温偏低，尤其低体重儿，应尽可能采用温箱内单面光疗，以保持体温稳定。

（2）腹泻：腹泻较常见。大便稀薄呈绿色，每日可达4~6次，最早于光疗3~4小时即可出现，光疗结束后不久即消失。腹泻可导致水分丢失，应及时补充液体。

（3）皮疹：光疗中部分患儿会出现丘疹或瘀点，常分布于面部、躯干与下肢，光疗结束后可消退不留痕迹。原因不明，严重皮疹应暂停光疗。

（4）青铜症：严重高胆红素血症，血清结合胆红素 >68.4μmol/L，且血清谷丙转氨酶、碱性磷酸酶升高，光疗后皮肤呈青铜色，应停止光疗。光疗停止后，青铜症可以逐渐消退。

（5）低血钙：一般无临床症状，可口服钙剂或暂停光疗。严重低血钙可导致呼吸暂停、青紫、抽搐甚至危及生命，应予及时纠正。

23 婴儿乳瓶喂奶

目的

使婴儿获得足够的营养及水分，为生长发育提供支持。

适应证

（1）无消化道畸形及严重疾患、能耐受胃肠道喂养的婴儿。

（2）胎龄 34 周以上具有吸吮和吞咽能力，又无条件接受母乳喂养的新生儿。

禁忌证

因疾病或治疗因素导致不能经口喂养者。

操作步骤

（1）评估

1）年龄、病情、意识情况、吸吮、吞咽、消化、吸收、排泄等情况。

2）婴儿腹部症状及体征。

3）患儿奶液的种类、乳量及时间，奶液温度在 38 ~ 40℃。

（2）准备

1）护士：仪表端庄，衣帽整洁，洗手戴口罩。

2）患儿：更换尿布，体位舒适。

3）环境：安静、安全，适宜的温度（26 ~ 28℃）。

4）用物：消毒奶瓶 / 一次性奶瓶 1 个、合适的奶嘴、预热好的配方奶或母乳、小毛巾 1 块、饮食单、免洗手消毒液。

（3）操作

1）携用物至床旁。

2）核对患儿信息（床号、姓名），核对饮食卡（奶的种类、量及时间）。

3）向患儿及家属解释。

4）斜抱患儿，将头部枕于喂奶者肘窝处；或斜坡卧位，头偏向一侧，使婴儿呈头高足低位。

5）铺小毛巾于颌下。

6）再次检查奶嘴孔的大小是否合适，检查奶的温度（滴 1～2 滴奶液于手腕内侧，温而不烫）。

7）喂奶：

①奶嘴充满奶液，不能有空气，喂奶时奶瓶呈斜位。

②喂奶过程中注意观察患儿的面色、吸吮、吞咽等情况。如有呛咳时，应立即停喂，使患儿侧卧，轻拍其背部，恢复后再喂。

③喂奶完毕，擦净口角乳汁。

8）抱起患儿，轻拍背部以驱气，然后放回床上，抬高床头 30°，右侧卧位。

9）整理用物。

10）洗手、记录。

11）半小时内加强巡视，防止呕吐、窒息等。

指导要点

（1）喂奶时奶瓶呈斜位，使奶嘴充满奶液，防止吸入空气。注意观察奶液的温度，防止烫伤。

（2）喂奶毕，将患儿竖抱，轻拍背部排出咽下空气。置于右侧卧位，头部抬高 20°～30°。

（3）指导家属注意奶具的清洗和消毒。

（4）喂奶时和喂奶后，指导家属观察患儿面色、呼吸，防止呕吐、窒息的发生，并减少婴儿的翻动。

注意事项

（1）注意奶嘴的出奶量不能过多或过少，以避免引起窒息或费力；4个月以内婴儿或新生儿用的奶嘴，以奶瓶倒置时两滴奶之间稍有间隔为宜。4~6月龄的婴儿用能连续滴出的奶嘴；6月龄以上的婴儿可用能较快滴出形成一细直线的奶嘴。

（2）应尽量避免奶液污染婴儿的衣服和颈部，一旦污染，及时清理，防止引起皮肤炎症。

（3）耐心喂养，集中注意力，观察婴儿的面色、呼吸、吸吮力状态，有无呛咳、恶心、呕吐。

（4）患儿发生窒息，应立即取头低脚高位，使患儿侧卧，拍其背部，用吸引器吸出口鼻内奶液和分泌物，予吸氧，通知医生。

（5）观察奶后有无溢奶、呕吐、腹胀等情况，防止呕吐引起的窒息。

（6）使用奶具需经灭菌后使用，一人一用。

（7）唇腭裂患儿使用特殊奶嘴喂养。

常见问题及处理

（1）出现呛咳或发绀时，暂停喂奶，翻身并拍背，观察患儿面色及呼吸情况，待症状缓解后再继续喂奶；症状无明显改善，立即清理口腔及胃内容物，吸氧并报告床位医生处理。

（2）喂养不耐受时，立即汇报医师处理。轻者减量喂养，重者可暂停喂养。

24 协助患儿上下床

目的

增加患儿活动，促进血液循环。

适应证

（1）体弱的患儿。

（2）一侧偏瘫的患儿。

禁忌证

绝对卧床休息患儿。

操作步骤

（1）评估

1）评估患儿的病情、意识状态、合作程度。

2）向患儿及家属耐心解释上下床的注意事项，以消除疑虑心理，取得配合。

（2）准备

1）护士：仪表端庄，衣帽整洁。

2）患儿：取舒适体位。

3）环境：清洁、安全、宽敞（营造轻松愉快的气氛）。

4）用物：床旁椅。

（3）操作

1）核对患儿信息。

2）评估患儿的病情、肢体活动能力、年龄、体重，有无约束、伤口、引流管、骨折和牵引等。

3）向患儿及家属解释，取得配合。

4）协助患儿下床

①一般体弱患儿

a. 洗手。

b. 固定床及床旁椅，以避免跌倒。

c. 护理人员站在患儿欲下床的一侧靠床头处，置一椅与床平行紧靠。

d. 将患儿移向床中间，并转向侧卧，两腿移至床沿外。

e. 护理人员紧靠床沿站立，将一手伸入患儿颈肩对侧，另一手托住患儿肩背部，协助患儿坐于床沿。

f. 协助患儿穿鞋。

g. 护理人员面对患儿站立，并让患儿两手置于护理人员肩上，护理人员两手放于患儿背部，

h. 膝弯曲，背部保持平直，协助患儿站起。

i. 护理人员一腿置于患儿两腿之间，并扶持患儿转位至床旁椅上。

②一侧偏瘫患儿

a. 洗手。

b. 核对患儿信息，并向患儿或者家属解释。

c. 协助患儿移至床边：将患儿的上半身向健侧床边移动；健侧下肢屈膝尽量靠近臀部，用力撑起移向床边。

d. 协助患儿以健侧脚置于患脚之下，移动患脚至床沿下。

e. 协助患儿以健侧手带动患侧手，以上身旋转，将身体翻向健侧。

f. 协助患儿以健侧手臂用力撑床，使身体坐起于床沿。

g. 协助患儿以健侧手支持平衡至坐稳。

h. 协助患儿将双脚置于床旁椅上以支托。

i. 患儿足部踩于地板上。

j. 先将患儿健侧手握住，患侧手置于护理人员颈背部。

k. 以一手环绕患儿腰部，一手扶持髋部。

l. 护理人员的膝及足部抵住患侧腿的膝部及足部以得到支持。

m. 协助患儿站起时，患儿的健侧尽可能承受重量。

n. 患儿的健侧下肢渐移向椅子的方向。

o. 再协助患儿移位至椅子上坐下。

5）评估患儿，确定患儿安全、舒适。

6）整理患儿床单位及处理用物。

7）洗手。

8）记录。

指导要点及注意事项

（1）根据评估结果决定可否下床及协助下床方法。

（2）操作过程中需要观察患儿的反应，是否有头晕、苍白及不适等情况。

（3）妥善处理各种管路，避免牵拉。

（4）必要时给予患侧支撑，让患儿渐进式下床。

（5）患儿脊椎保持平直。

（6）可让第二人协助扶持。

（7）患儿如坐不稳，给予必要的固定。

（8）必要时记录下床时间、患儿的反应。

（9）上述操作应确保患儿的安全。注意保暖。

（10）遵循节力原则，速度适宜。

常见问题及处理

头晕不适、面色苍白：在协助患儿上下床时，医护人员必须密切观察患儿，及时发现患儿有无头晕不适。对头晕不适、面色苍白的患儿，应渐进式或停止下床，向患儿及家长耐心解释并处理。

25 协助患儿进食或水

目的

（1）协助不能自理或部分自理的患儿进食或饮水。

（2）保证进食或饮水的安全。

（3）保证患儿机体需要，维持水、电解质平衡。

适应证

不能自理或者部分自理的患儿。

禁忌证

严格禁食的患儿。

操作步骤

（1）评估

1）评估患儿的病情、意识状态、自行进食能力、合作程度。

2）评估患儿有无视力减退，有无进餐前、餐中用药，用餐环境是否清洁、整齐，空气新鲜。

3）评估患儿吞咽能力、咀嚼功能、营养状况、口腔疾病。

4）评估患者饮食习惯，观察患者进食或水过程中病情变化。

5）评估患儿饮食种类、液体出入量。

（2）准备

1）护士：仪表端庄、衣帽整洁。

2）患儿：取舒适体位。

3）环境：清洁、安全、宽敞（营造轻松愉快的气氛）。

4）用物：治疗车1辆、汤勺（可由患者自备）、餐盒（可由患者自备）、水杯（可由患者自备）、纸巾、跨床餐桌、毛巾（可由患者自备）、温开水、床边备吸痰器。

（3）操作

1）衣帽整洁，洗手，戴口罩。

2）双人核对医嘱，打印医嘱。

3）备齐用物，携用物至床边。

4）核对患儿信息及饮食信息。

5）给予患儿舒适体位，病情许可，将头部抬高，头偏向一侧，颌下垫小毛巾。

6）协助进食。每次给予少量的食物或水，待其吞咽后再给予。

7）食勺尽量送到舌根部。喂汤时从唇边送入，固态及液态食物应轮流喂食。注意力集中，患儿口中有食物时不与患儿交谈。

8）密切观察病情变化，遇到呛咳立即停止，防止误吸。

9）进食完毕，协助患儿洗手、漱口（婴幼儿不需要），检查口腔并做相应的饮食指导。

10）清理用物及整理床单位。

11）病情许可者进食后可保持高枕卧位或坐位30～60分钟。

12）洗手，必要时记录出入量。

13）对进食情况进行交接班。

指导要点

（1）告诉患儿进食时注意事项。

（2）指导患儿摆放正确的体位。

（3）根据患儿的疾病特点，对患儿及家属进行饮食指导。

注意事项

（1）协助患儿进食过程中，应注意食物的温度、软硬度及患儿的咀嚼能力，观察有无吞咽困难、呛咳、恶心、呕吐等。

（2）如有治疗饮食、特殊饮食，应按医嘱给予指导。

（3）患儿进食或饮水延迟时，要进行交班。

（4）操作过程中与患儿家属沟通，鼓励患儿吃完食物，并给予饮食指导。

（5）准确记录患者的进食或饮水的时间、种类、食物含水量等。若出入量有不平衡时应及时通知医生。

（6）喂食时间不得超过30分钟，若患儿劳累或喂食时间超时，嘱患儿稍做休息后再进食。

（7）进食环境必须安静，进食时关闭电视、收音机等容易引起患儿注意力的物品。

（8）喂食前1小时，患儿不得进行床上运动及肢体功能训练，必须保证患儿有足够的体力进食。

（9）进食过程中，应掌握好量、速度，不要催促患儿进食，待患儿咽下食物后，才能催促患儿进食，待患儿咽下食物后，才能继续进食，遇有呛咳应立即停止，防止误吸。

（10）喂食的汤勺不宜过大，最好采用头端较小的汤勺，一次量不宜过多。

（11）喂食后继续保持高枕位或半坐位30～60分钟，防止食物反流窒息或反流性食管炎。

（12）卧位患儿进食后不要立即行翻身拍背、口咽检查、吸痰等刺激恶心、呕吐的操作，以防止因食物反流造成误吸。

常见问题及处理

（1）恶心：暂停进食，鼓励患儿深呼吸，患儿耐受时可少量多次进餐，观察并记录进食情况。

（2）呕吐：停止进食，头偏向一侧，提供盛装呕吐的容器，清除呕吐物，开窗通风，协助漱口或口腔护理，不愿进食者保存所剩食物，观察并记录呕吐物的量、性质、颜色和气味。

（3）呛咳：停止进食，协助拍背。观察呛咳状况，症状加重通知医生，采取紧急措施。症状缓解调整喂餐速度或限制讲话，观察记录。

（4）烫伤：根据习惯调节食物的温度（38～40℃）。对于发生烫伤，立即停止进食，观察口腔黏膜状况。轻微型烫伤的紧急处理：用凉水反复漱口，有降温、减轻余热损伤、减轻肿胀、止痛、防止起疱等作用，冷却的时间应在15分钟以上。发生水疱的紧急处理：对于小疱可以不做任何处理，不要挤。对黄豆大小的水疱，如果创面较浅，可以用消毒剪刀剪开水疱，用消毒棉球或纱布蘸干后，涂紫草油或紫花膏。烫伤之后，口腔黏膜被破坏了，不要吃辣、烫、酸的食物，多食用易吞咽消化的食物。

26 输血法

目的

（1）补充血容量，维持胶体渗透压，保持有效循环血量，提升血压。

（2）增加血红蛋白，纠正贫血，以促进携氧功能。

（3）补充抗体，增强机体抵抗力。

（4）输入新鲜血，可补充凝血因子，有助于止血。

（5）按需输入不同成分的血液制品。

适应证

各种原因引起的大出血、贫血或低蛋白血症、严重感染者、凝血功能障碍。

禁忌证

急性肺水肿、充血性心力衰竭、肺栓塞、恶性高血压、真性红细胞增多症、肾功能不全者应慎重。

操作步骤

（1）评估

1）评估患儿的病情、治疗情况、心肺功能及既往输血史。

2）评估患儿的基础生命体征及穿刺部位皮肤和血管状况。

3）评估患儿的心理状况及接受能力，对输血有无恐惧。

4）评估有无签署知情同意书，有无做输血前检查。

（2）准备

1）护士：仪表端庄、衣帽整洁。

2）患儿：取舒适体位，体温 <38℃。

3）环境：清洁、安静、安全。

4）用物：治疗盘、棉签、止血带、安尔碘、弯盘、输血器、血制品、病历、输血报告单、生理盐水 100ml、胶带、免洗手消毒液。

（3）操作

1）洗手，戴口罩。

2）两名护士在治疗室持病历、输血报告单和血制品进行核对，做好"三查十对"（三查即查血的有效期、血液质量、输血装置是否完好；十对即对姓名、床号、住院号、血袋号、血型、血制品种类和剂量、交叉配血结果、采血日期、有效期），交叉核对无误后双签名。

3）用少量生理盐水冲洗输血器。

4）轻轻摇匀血袋，打开血袋的接口，平放血袋将输血器针头插入，放入治疗盘。

5）备齐用物到患儿床旁。

6）两名护士持病历、输血报告单、血制品到患儿床边再次进行"三查十对"。

7）双人核对无误后，在输血报告单上双签名。

8）悬挂血制品，连接输血器开始输注。

9）调节滴速，输血前15分钟速度宜慢，密切观察病情变化。无不良反应，15分钟后根据患儿年龄、病情及血液种类调节滴速。

10）再次核对患儿，在输血报告单和临时医嘱上记录开始输血时间并双签名。

11）宣教输血注意事项及不良反应。

12）洗手，做好护理记录。

13）密切观察患儿生命体征变化及有无不良反应。

14）输血完毕，予生理盐水冲管，使存留在输血器内的血液输完。

15）输血单和血袋注明结束时间，血袋保留 24 小时。

16）观察患儿有无不适。

17）协助患儿取舒适卧位，整理床单位。

18）整理用物，终末处理。

19）洗手、记录。

指导要点

告知患儿及家长不要随意调节滴速。

注意事项

（1）操作中严格执行无菌技术原则。

（2）严格执行查对制度，确保输血治疗准确无误。

（3）接血人应查看封条是否完整，如有疑问拒绝接血。凡血袋有下列情形之一，一律拒领：

1）标签破损，字迹不清。

2）血袋有破损，漏血。

3）血液中有明显凝块。

4）血浆呈乳糜状或暗灰色。

5）血浆中有明显气泡、絮状物或粗大颗粒。

6）未摇动时血浆层与红细胞的界面不清或交界面上出现溶血。

7）红细胞层呈紫红色。

8）血液超过保存期或其他须查证的情况。

（4）输血前须由 2 名医护人员核对输血报告单及血液外观质量，确认无溶血、无凝血块、无变质后方可使用。

（5）血液自血库取出后勿振荡，勿加温，勿放冰箱冷冻，在室温放置时间不宜过长（半小时之内输到患儿身上）。

（6）输入的血液内不得加入其他药物，以防血液凝集或溶解。

（7）输血前、后用生理盐水冲洗输血管道，连续输用不同供血者的血液时，两袋血之间用生理盐水冲洗输血器。

（8）输血完毕将血袋保存 24 小时。

（9）输血过程中应掌握先慢后快原则。

开始输血时速度宜慢，观察 15 分钟无不良反应，再根据年龄、病情和血液种类调整输注速度。

1）开始输血时滴速宜慢，勿超过 15 滴 /min（婴幼儿勿超过 10 滴 /min），新生儿 6 ~ 8 滴 /min，观察 15 分钟无反应，再根据年龄、病情和血液种类调节滴速，作好记录。

2）15 分钟后无反应一般新生儿滴速可控制在 1 ~ 2ml/min，随着儿童年龄的增大滴速可控制在 2 ~ 5ml/min。

3）对体弱、心肺功能不全的患儿，更应注意速度宜慢。血浆滴速可比红细胞稍快，血小板及冷沉淀要以患儿可以耐受的最快速度输注。

4）大出血时输注速度宜快，要参照血压、中心静脉压、每小时尿量、患者的意识状态等调节输血的量和速度。

5）不论是什么情况，一袋血必须在 4 小时之内输完。

（10）有输血反应者，保留血袋送检，填写输血不良反应登记本。

（11）输血过程中莫非氏滴管液面高度应在 1/2～2/3 之间。高于 2/3 不便数滴数。低于 1/2，在滴注过程中血液成分会与输血器过滤面冲击，造成血细胞破坏。

常见问题及处理

（1）非溶血性发热反应：反应轻者减慢输血速度，症状可自行缓解；反应重者立即停止输血，滴注生理盐水维持静脉通路，对症处理，根据医嘱给予抗过敏药物、解热镇痛药或肾上腺皮质激素等，并密切观察生命体征的变化；保留余血与输血装置送检，查明原因。

（2）过敏反应：患者仅表现为局限性皮肤瘙痒、荨麻疹或红斑时，可减慢输血速度，不必停止输血，口服抗组胺类药如苯海拉明，继续观察，反应重者须立即停止输血，保持静脉通畅，严密观察患儿的生命体征。注意保持呼吸道通畅，立即给予高流量吸氧；有呼吸困难者或喉头水肿时，应立即作气管插管或气管切开，以防窒息；遵医嘱给予抗过敏药物，必要时行心肺功能监测。

（3）溶血反应：维持静脉输液，以备抢救时静脉给药。静脉滴注碳酸氢钠，以碱化尿液，防止或减少血红蛋白结晶阻塞肾小管。双侧腰部封闭，并用热水袋热敷双侧肾区或双肾超短波透热疗法，以解除肾小管痉挛，保护肾脏。严密观察生命体征和尿量、尿色的变化并记录。同时做尿血红蛋白测定。对少尿、无尿者，按急性肾衰竭护理。如出现休克症状，给予抗休克治疗。

27 外科洗手法

目的

（1）清除或者杀灭手表面暂居菌，减少常居菌。

（2）降低固有细菌至最低浓度，达到消毒要求。

（3）维持较长时间的抑菌状态。

（4）预防交叉感染。

适应证

（1）所有外科手术之前均应进行外科洗手。

（2）不同手术之间或手术过程中手被污染时，应重新进行外科洗手。

（3）进行侵入性操作前。

禁忌证

手部有伤口感染者和患有湿疹者。

操作步骤

（1）评估

1）洗手液、免冲洗外科手消毒液在有效期内。

2）脚踏式、肘式、感应式开关洗手池功能良好。

3）流动温水 32～38℃。

（2）准备

1）护士：着装整齐规范，戴口罩、帽子，指甲平短、清洁，不涂指甲油。

2）环境：清洁、宽敞，温度适宜。

3）用物：指甲剪、洗手液、免冲洗外科手消毒液、一次性消毒纸巾，计时器、镜子。

（3）操作

1）修剪手指甲，检查手部皮肤有无破损，清洁洗手、更换衣裤、手术帽完全遮盖头发，口罩遮住口鼻。

2）卷起衣袖至肩部，以流动水湿润双手。

3）取5～10ml洗手液按七步洗手法清洗并揉搓双手及环形揉搓前臂至上臂下1/3的皮肤表面，时间为2～6分钟，在流动水下冲洗干净，冲洗时手指朝上，使水由手指顺肘部流下，避免逆流污染指尖。

4）用一次性消毒纸巾从手至肘上依次擦干。

5）取适量免冲洗外科手消毒液于左手掌心，右手指尖于左手掌内擦洗，左手掌将剩余的洗手消毒液均匀涂抹揉搓右手的手背、手腕并环转揉搓至前臂、上臂下1/3处。

6）取适量免冲洗外科手消毒液于右手掌心，左手指尖于右手掌内擦洗，右手掌将剩余的消毒液均匀涂抹揉搓左手的手背、手腕并环转揉搓至前臂、上臂下1/3处。

7）最后再取适量免冲洗外科手消毒液，按七步洗手法揉搓双手至手腕部，揉搓至干燥。

指导要点及注意事项

（1）洗手前手臂及手上饰物、手表等必须脱下，手指甲应短于1mm。

（2）手部皮肤应无破损。

（3）手消毒剂的取液量、揉搓时间及使用方法应遵循产品的使用说明。

（4）用水冲洗时，注意双手应保持位于胸前并高于肘部，保持手尖朝上，以防止污水自肘部流回双手。一次性冲洗，避免在流动水下来回冲洗。冲洗双手时避免溅湿衣裤。

（5）消毒液涂抹过程中从手开始，每部位（从手到肘部顺序）旋转进行，不可上下来回涂抹。

（6）特别注意手指甲、指缝，勿遗漏鹰嘴部位。

（7）洗完的双手放于胸前，上不过肩，下不低于腰，中间不过腋中线。

（8）戴无菌手套前，避免污染双手。

28 暖箱使用

目的

为新生儿创造一个温度与湿度均适宜的环境，以保持患儿体温的恒定；保护性隔离，便于观察病情；促进早产儿的发育。

适应证

（1）早产儿。

（2）体重小于 2 000 g 者。

（3）体温偏低或不升者。

（4）剥脱性皮炎等需保护性隔离患儿。

禁忌证

无。

操作步骤

（1）评估

1）患儿的病情、日龄、体重、胎龄、生命体征、体温。

2）环境，使用何种暖箱，暖箱性能。

（2）准备

1）护士准备：洗手，衣帽整齐，戴口罩。

2）患儿准备：脱去衣物，更换尿布。

3）用物准备：合适暖箱，灭菌注射用水，温湿度仪、一次性大单、遮光布、包被制作的鸟巢。

4）环境准备：室温 24～26℃，安静、安全、湿度适宜。

（3）操作

1）备齐用物推至床边，核对患儿信息。

2）暖箱准备

①检查暖箱电源接头处有无松脱、漏电。

②加灭菌注射用水至水槽水位线。

③铺一次性大单，抬高暖箱头端15°～30°。

④连接电源，开机。

⑤检查暖箱各项显示指标是否正常。

⑥按设置键，当温度闪烁时按加减键，设置温度使暖箱内温度至患儿适中温度，选择合适湿度，一般为60%～80%。

⑦开始预热，观察暖箱内温湿度仪至所需温湿度。

⑧洗手。

3）核对患儿，脱去患儿衣物，更换尿布，洗手。

4）置患儿于暖箱，根据病情取合适体位，整理患儿鸟巢。

5）使用高级暖箱的患儿，如选择肤温监测，肤温探头贴在腋下或肝区皮肤平整处，避开骨突处，紧贴皮肤，固定牢固，谨防脱落，避免箱温无限制加热，一般设置探头肤温在 36～36.5℃，并每班更换探头位置。

6）关暖箱门，盖遮光布。

7）暖箱温湿度。

8）记录：每班记录箱温于重症记录单上，签名并做好交接班。

9）暖箱使用完毕。

①核对患儿，为患儿穿好衣服，包好包被，放入小床保暖。

②关机，断开电源。

③整理用物。

10）终末消毒。

11）洗手、记录、评价。

指导要点

（1）使患儿家长了解暖箱使用的目的及意义。

（2）做好患儿家长心理指导，缓解焦虑情绪。

注意事项

（1）体重小于 1 500g 患儿尽可能使用高级暖箱。

（2）注意保持患儿体温，腋窝温度需维持在 36.5～37.5℃ 之间。

（3）严禁骤然提高箱温，每30分钟至1小时内空气温度调节不超过0.5℃。

（4）病室温度 24～26℃，以减少辐射散热。避免放置在阳光直射、有对流风或取暖设备附近，以免影响箱内温度。

（5）操作尽量集中进行，并尽量减少开门次数和时间，以免箱内温度波动；每次操作后及时关闭暖箱门。

（6）使用肤温探头的患儿，应注意探头的位置是否正确，是否有松脱，注意观察患儿情况和箱温状态，如有报警及时查明原因，及时处理。

（7）接触患儿前后，必须洗手，防止交叉感染。

（8）开关暖箱箱门时轻柔，避免在暖箱边大声讲话，避免外界噪声干扰；进行护理操作时应注意与患儿交流，安抚其情绪。

（9）保持箱温的清洁，每天清洁箱温，并更换灭菌水，每周更换暖箱一次，彻底清洁消毒，定期进行细菌监测。

常见问题及处理

（1）当暖箱指示灯亮并发出报警蜂鸣时，应及时检查报警原因，并根据原因及时进行处理。

（2）暖箱内早产儿需要蓝光照射时，蓝光灯与温箱上壁间的距离为5~8cm，并适当调低箱温，以防温箱过热而引起早产儿发热的假象。

（3）暖箱有湿化装置，而高湿度有利于一些细菌的繁殖。每日应用清水擦洗箱壁内外面保持清洁。暖箱使用时，水槽内的水须每日更换，以免细菌繁殖，每周更换暖箱进行终末消毒。暖箱使用后，先切断电源，然后应对暖箱进行彻底清洁、消毒。每月做暖箱内空气培养。

（4）断电报警时，检查是否停电或电源线是否松动、脱落，及时连接电源线；超温报警时，按复位键消声，检查暖箱是否靠近热源或被阳光直射，放置位置应远离热源，避免阳光直射；上偏差报警时，按复位键消声，检查暖箱出风口是否被堵；附近有无热源、环境温度，以及暖箱温度设置是否过高；下偏差报警时，按复位键消声，检查恒温罩门窗是否关闭，以及环境温度情况；风机报警时，按复位键消声，检查暖箱内的风道是否被堵塞。

29 测体温、脉搏、呼吸

目的

通过安全、准确、及时地观察测量患儿体温、脉搏、呼吸的变化，了解患儿的基本生理状况，协助诊断，为预防、治疗、康复、护理提供依据。

适应证

所有健康需求；生命体征有波动的患儿。

禁忌证

（1）婴幼儿，精神异常、昏迷、口腔疾患、张口呼吸、躁动患儿禁忌口温测量。

（2）腋下有创伤、手术、炎症、出汗多者及肩关节受伤或消瘦夹不紧体温计者禁忌测量腋温。

（3）直肠或肛门手术、腹泻、心肌梗死患儿禁忌测量肛温。

操作步骤

（1）评估

1）核对患儿信息和治疗信息、告知患儿家长操作目的、注意事项及配合方法。

2）患儿病情、年龄、意识状态、治疗情况、心理状态、合作程度。

3）根据病情选择合适的体温测量方法。

4）患儿30分钟内有无进食、洗浴、灌肠、冷热敷，有无剧烈活动、情绪波动等（若存在以上情况，应休息30分钟后再测量）。

5）体温计是否完好无破损，水银刻度是否在35℃以下。

6）查看环境、室温是否适宜。

（2）准备

1）护士：仪表端庄，衣帽整洁。

2）患儿：30分钟内无进食、洗浴、灌肠、冷热敷，无剧烈运动、情绪波动。

3）环境：清洁、安静、安全、温度适宜。

4）物品：治疗盘、体温计、纱布、弯盘、表（有秒针）、笔、纸、免洗手消毒液。测肛温备润滑油、听诊器，必要时备心电监护仪。

（3）操作

1）洗手（必要时戴手套），戴口罩。

2）备齐用物置于治疗车上，推至患儿床前，核对腕带，问候患儿。

3）协助患儿取舒适体位或根据病情安置体位。

4）测量体温

①测腋温

检查水银刻度在35℃以下。

解开衣袖，用纱布擦干对侧腋下。

将体温计水银端放于腋窝深处，紧贴皮肤。

屈臂过胸，夹紧体温表，看时间。

10分钟将体温表取出，擦净体温表，读数，告知患儿及家长。

将体温表甩至35℃以下。

②测口温

检查水银刻度在35℃以下。

请患儿张开口，舌头顶上颚。

将体温计水银端斜放入舌下热窝。

闭口勿咬，用鼻呼吸，看时间。

3分钟将体温表取出，擦净体温表，读数，告知患儿及家长。

将体温表甩至35℃以下。

③测肛温

检查水银刻度在35℃以下。

协助患儿屈膝仰卧、侧卧、俯卧，暴露测温部位。

体温计涂液状石蜡，轻轻旋转插入肛门3～4cm（婴儿1.25cm，幼儿2.5cm）。

3分钟将体温表取出，擦净体温表，读数，告知患儿及家长。

将体温表甩至35℃以下。

协助患者穿衣裤，取舒适卧位。

5）记录体温。

6）测量脉搏（心率）

①协助患儿近侧手臂腕部伸展。

②护士以食指、中指、无名指3指指腹轻按桡动脉处，压力大小以能清楚触到脉搏为宜。

③计数脉搏30秒，如有异常，计数1分钟。记录脉搏。

7）呼吸的测量

①护士将手按在桡动脉处，眼睛观察患儿胸廓或腹部的起伏情况。

②观察：呼吸频率、深度、节律、音响、形态及有无呼吸困难。

③计数：依据患儿胸廓或腹部的起伏，计数呼吸30秒；异常者测1分钟。

④告知患儿及家长脉搏、呼吸的次数。

8）终末处理。

9）洗手，记录。

指导要点

（1）告知家长生命体征测量的意义。

（2）介绍生命体征各项的正常值及测量过程中的注意事项。

注意事项

（1）体温测量注意事项

1）婴幼儿、意识不清或不合作患儿，测量体温时护士不得离开。

2）测口温时，若患儿不慎咬破体温计时，首先应及时清除玻璃碎屑，以免损伤唇、舌、口腔、食管、胃肠道黏膜，再口服蛋清或牛奶，以延缓汞的吸收，在病情允许情况下，可食用粗纤维食物，加速汞的排出。

3）避免影响体温的各种因素。如运动、进食、冷热饮、冷热敷、洗澡、坐浴、灌肠等响测量，若有上述情况应休息30分钟后再测量。

4）体温和病情不相符时重复测量，必要时可同时采取两种不同的测量方式作为对照。

（2）脉搏测量注意事项

1）当脉搏细弱难以触诊时，可用听诊器听心率1分钟代替。

2）偏瘫患儿选择健侧肢体测量脉搏。

3）除桡动脉外，可测颞动脉、肱动脉、颈动脉、股动脉、腘动脉、足背动脉等。

4）勿用拇指诊脉，因为拇指小动脉搏动较强，易与患儿的脉搏相混淆。

5）异常脉搏应测量1分钟。脉搏出现短绌时，应两人同时测量，一人听心率，另一人测脉搏，由听心率者发出"起"或"停"口令，记录方法为"心率/脉搏"。

（3）呼吸测量注意事项

1）呼吸受意识控制，因此测量呼吸前不必解释，以免患儿察觉紧张，影响测量的准确性。

2）危重患儿呼吸微弱，可用少许棉絮置于患儿鼻前，观察棉絮被吹动的次数，计1分钟。

常见问题及处理

（1）测量数值与实际病情不符：询问患儿是否活动、进食冷热食物及检查测量工具是否损坏和测量方法有误等因素，稍等片刻后复测。

（2）患儿咬破体温计：立即清除玻璃碎屑，然后漱口，口服蛋清或牛奶，以延缓汞的吸收，在病情允许情况下，可食用粗纤维食物，加速汞的排出，并做好健康教育。

（3）科室备水银收集盒，出现体温计破损有水银漏出，在泄漏的水银上撒上硫黄，用锡纸包裹水银，放入水银收集盒内，由专人进行回收处理。

30 测血压

目的

（1）判断血压有无异常。

（2）监测血压变化，间接了解循环系统功能状况。

（3）为疾病的诊断治疗护理和预防提供依据。

适应证

所有健康需求；生命体征有波动的患儿。

禁忌证

无。

操作步骤

（1）评估

1）核对患儿信息和治疗信息、自我介绍、告知患儿家长操作目的、注意事项及配合方法。

2）患儿病情、年龄、意识状态、治疗情况、心理状态、合作程度。

3）评估患儿测量部位和局部皮肤情况，患儿的肢体活动度，有无功能障碍等。

4）患儿30分钟内有无进食、洗浴、冷热敷，有无剧烈活动、情绪波动等。

5）患儿基础血压，有无服用降压药。

6）选择合适的袖带，袖带宽度应为上臂长度的2/3，检查血压计性能。

7）查看环境、室温是否适宜。

（2）准备

1）护士：仪表端庄，衣帽整洁。

2）患儿：30 分钟内无进食、洗浴、灌肠、冷热敷、无剧烈运动、情绪波动。

3）环境：清洁、安静、安全。

4）物品：治疗盘、听诊器、血压计、笔、纸、免洗手消毒液。

（3）操作

1）洗手，戴口罩。

2）备齐用物置于治疗车上，推至患儿床前，核对腕带、床头卡、治疗信息，问候患儿。

3）协助患者取舒适座位或卧位，使手臂位置与右心房同一水平。卧位时平腋中线，坐位时平第四肋。

4）卷袖，露臂，手掌向上，肘部伸直。

5）驱尽袖带内的空气，缠绕于上臂中部，松紧能放入 1 指为宜，下缘距肘窝 2～3cm。

6）听诊器头紧贴肱动脉搏动处，轻轻加压固定。

7）关紧螺旋帽，注气至动脉搏动音消失，升高 20～30mmHg。

8）缓慢放气，以水银柱下降 4mmHg/s 为宜，在听诊器中听到的第一声搏动，汞柱所指刻度为收缩压；当搏动音突然变弱或消失时，汞柱所指的刻度即为舒张压。

9）解下袖带，驱尽袖带内残气，关闭压力活门，放入盒内；将血压计右倾 45°，使水银进入槽内，关闭汞槽开关。

10）告诉患儿家属测量结果。

11）整理用物，安置舒适体位。

12）洗手，记录。

指导要点

（1）告知家长测量血压的意义。

（2）介绍血压的正常值及测量过程中的注意事项。

注意事项

（1）定期检测、校对血压计，测量前检查玻璃管有无裂缝、水银是否充足、有无断裂等现象，听诊器传导是否正常。

（2）对需密切观察血压者，应做到"四定"，即定时间、定体位、定部位、定血压计。

（3）发现血压听不清或异常，应重测。重测时，待水银柱降至"0"点，稍等片刻后再测量。必要时，作双侧对照。

（4）测量肢体的肱动脉与心脏处于同一水平位置，卧位时平腋中线，坐位时平第四肋。

（5）中国高血压防治指南（2010版）对血压测量的要求：应相隔1～2分钟重复测量，取2次读数的平均值记录。如果收缩压或舒张压的2次读数相差5mmHg以上，应再次测量，取3次读数的平均值记录。首诊时要测量两上臂血压，以后通常测量较高读数一侧的上臂血压。

（6）偏瘫、一侧肢体外伤或手术患儿测血压应选择健侧肢体。

（7）排除影响血压测量值的外界因素：

①袖带过宽使血压值偏低；袖带过窄使血压值偏高。

②袖带缠得过紧使血压值偏低；袖带缠得过松使血压值偏高。

③被测肢体高于心脏水平，血压值会偏低，反之则偏高。

④袖带充气、放气速度宜适当，充气不可过快过猛；放气太快使测得的血压值偏低，放气太慢使血压值偏高。

常见问题及处理

（1）测量数值与实际病情不符：询问患儿是否活动及检查测量工具是否损坏和测量方法有误等因素，稍等片刻后复测。

（2）排除影响血压测量值的外界因素：

①袖带过宽使血压值偏低；袖带过窄使血压值偏高。

②袖带缠得过紧使血压值偏低；袖带缠得过松使血压值偏高。

③被测肢体高于心脏水平，血压值会偏低，反之则偏高。

④袖带充气、放气速度宜适当，充气不可过快过猛；放气太快使测得的血压值偏低，放气太慢使血压值偏高。

31 股静脉穿刺

目的

采集血标本。

适应证

婴幼儿静脉采血。

禁忌证

（1）穿刺部位存在感染、创面及肢体深静脉血栓。

（2）有出血倾向及血液病患者。

操作步骤

（1）评估

1）患儿的年龄、病情、意识状态及配合程度。

2）患儿的穿刺部位皮肤、血管状况和肢体活动度。

3）对股静脉穿刺的了解、认识程度及合作程度。

4）向患儿及家属耐心解释股静脉穿刺的目的、注意事项，以消除疑虑和恐惧心理，取得配合。

（2）准备

1）护士：仪表端庄，衣帽整洁，洗手，戴口罩。

2）患儿：穿刺处清洁。

3）环境：清洁、安静、安全，环境温度 26 ~ 28℃。

4）用物：治疗车、低敏胶带、注射器、采血管、安尔碘、棉签、弯盘、棉球等。

（3）操作

1）洗手，戴口罩，必要时戴手套。

2）备齐用物至患儿床旁。

3）双人核对患儿信息，核对血条码与医嘱，并将血条码粘贴在采血管上。

4）体位：患儿取仰卧位、膝关节微屈，臀部稍垫高，髋关节伸直并稍外展外旋呈蛙形暴露腹股沟穿刺部位，用脱下的一侧裤腿或尿布遮盖会阴部。

5）穿刺点：股动脉搏动点内侧 0.3 ~ 0.5cm 处。

6）以穿刺点为中心用安尔碘消毒皮肤 2 次，范围 5cm × 5cm，消毒护士左手示指，待干。

7）再次核对患儿信息。

8）在患儿腹股沟中、内 1/3 交界处右，以左手示指触及股动脉搏动处，右手持采血针于搏动点内侧 0.3 ~ 0.5cm 垂直穿刺（或腹股沟内侧 1 ~ 3cm 处与皮肤呈 45° 角斜刺），针尖朝脐侧，针尖斜面朝上，进针速度宜慢，见回血后固定针头，抽取所需血量。

9）拔针：棉球压迫穿刺点，拔出针头，压迫穿刺点 5 分钟以上或至不出血为止。

　　10）取下针头，将血液沿采血管内壁缓慢注入。

　　11）安置患儿，观察患儿穿刺处是否有出血。

　　12）再次核对患儿，核对血标本。

　　13）整理用物、洗手、记录。

　　14）血标本及时送检。

指导要点

　　（1）告知患儿家属股静脉穿刺的注意事项。

　　（2）指导患儿及家属摆正体位，露出穿刺部位，保持稳定。

注意事项

　　（1）局部皮肤必须做好皮肤清洁、严格消毒。

　　（2）若穿刺时，抽回鲜红血液即示穿入股动脉，应立即拔针用无菌棉球加压止血 5～10 分钟，避免揉搓，以免引起出血或形成血肿。

　　（3）穿刺过程中注意观察患儿反应，若穿刺失败，不宜多次反复穿刺，以免局部形成血肿。

常见问题及处理

　　（1）误伤动脉，立即拔针，并用棉球按压穿刺处 5～10 分钟。

　　（2）血肿：提高穿刺技术，避免盲目进针，血肿早期以冷敷，以减少出血。24 小时后局部予 50% 硫酸镁湿热敷。

　　（3）感染：严格无菌技术。

32 测量体重

目的

（1）评估患儿的体格生长与营养状况。

（2）测量患儿重量，作为用药依据和治疗评估。

适应证

所有需要体重测量的患儿。

禁忌证

卧床病重患儿。

操作步骤

（1）评估

1）患儿年龄、病情、活动度等情况。

2）称重仪器功能完好。

3）向患儿及家属解释，取得合作。

4）患儿及家属了解体重测量的目的及过程，并积极配合。

（2）准备

1）护士：仪表端庄，衣帽整洁。

2）患儿：患儿排空膀胱，在病情允许的情况下尽量减少衣物、包被。

3）环境：清洁、安静、安全。

4）用物：婴儿电子秤或站立式磅秤，免洗手消毒液。

（3）操作

1）洗手，戴口罩。

2）备齐用物。

3）核对患儿信息。

4）向患儿及家属解释，取得合作。

5）协助称体重。

①年龄 <3 岁患儿的测量法

电子磅秤放置平稳，垫上一次性垫巾，再校零。

适当脱去婴儿的衣物及尿布。

将婴儿轻轻放于体重秤上，并在旁扶持。

当磅秤的指针稳定时，准确读数，再将婴儿抱起，穿上衣服，兜好尿布。

②年龄 >3 岁患儿的测量法

将体重秤校正归零。

协助患儿脱下外套及鞋子，站立于站板中央，两手自然下垂，不可触及其他物体或摇动身体。

当磅秤指针稳定时，准确读数。

协助患儿穿好外套及鞋子，取舒适体位。

6）整理用物。

7）洗手。

8）记录。

指导要点

（1）晨起空腹排尿后测量，平时可在餐前或餐后 2 小时、排尿后称重。

（2）不适合脱掉衣服的场合，秤完后应扣除衣服及尿布的重量。

（3）安抚患儿，以免因躁动影响读数。

（4）勿使磅秤靠于墙面或婴儿肢体碰到周围墙面、桌面，以免影响读数。

注意事项

（1）患儿上、下体重测量仪，动作要轻柔，注意安全，以防跌倒。

（2）应在每日晨起空腹排尿后测量，平时可在餐前或餐后 2 小时、排尿后称重。

（3）如需每日测量体重，应在同一时间、同一磅秤，以便对比。

（4）测量前磅秤先归零，若测得的数值与前一次所测数值差异较大时，应重新测量，若患儿体重下降很快，应立即报告医生。

（5）一般住院患儿每周测体重 1 次，肾脏病患儿需遵医嘱监测体重，新生儿每日测量体重 1 次，注意保暖（室温控制在 22 ~ 24℃）。如体重下降超过出生时体重的 10%，或出生 4 ~ 5 日体重不回升，进行营养风险评估，及时报告医师。

（6）行动不便者或病情不稳定者，推磅秤（或电子秤）到床旁称量。

（7）体重 <15kg 患儿，使用婴儿电子秤。

（8）若有疑问，查找原因，及时复测。

常见问题及处理

（1）发生跌落

处理：①护士应在旁边扶持，保持患儿安静；②安抚家属及患儿；③立即给予床旁拍胸片；④报告医生给予对症处理；⑤按照护理不良事件上报流程上报，并填写"护理不良事件登记表"。

（2）测量数据不准确

处理：①磅秤需要先调零，每次测量应在同一磅秤、同一时间进行；②先请患儿排空膀胱。若每日称体重，最好在清晨排空膀胱后或进食后 2 小时称量为佳；③称完后应扣除衣服及尿布的重量，体重 <15kg 患儿，使用婴儿电子秤；④把握体重秤使用的准确性。

33 测量身高

目的

（1）测量患儿身高 / 身长。

（2）评估患儿的体格发育状况。

适应证

所有需要测量身高 / 身长的患儿。

禁忌证

无。

操作步骤

（1）评估

1）患儿年龄、病情、合作程度情况。

2）前一次测量时间及测量数据结果。

3）向患儿及家属解释，取得合作。

4）测量身高的设备功能完好。

（2）准备

1）护士：仪表端庄，衣帽整洁。

2）患儿：患儿及其家属已了解操作的目的及注意事项，并积极配合。

3）环境：清洁、安静、安全。

4）用物：测量板、身高测量仪、免洗手消毒液。

（3）操作

1）洗手，戴口罩。

2）备齐用物。

3）核对患儿信息。

4）卧位测量（年龄 <3 岁的患儿）。

①将清洁布平铺在测量板上。

②协助患儿脱帽、鞋、袜及外套，使患儿仰卧于测量板的中线上。

③让患儿头顶紧贴测量板的顶端，头部位置要直，双手自然平伸。

④测量者一手按压婴幼儿双膝部，使其下肢伸直，并紧贴底板；另一手移动滑板紧贴于双足底部，并与底板相互垂直。读刻度至小数点后一位。

⑤协助患儿穿上外套及鞋袜等衣物。

5）立位测量（年龄 >3 岁的患儿）

①协助患儿脱去鞋子、帽子，站立在立位测量器上。

②面向前，取立正姿势，双眼平视正前方，头部保持正直位置，两臂自然下垂，足跟靠拢，足尖分开约60°，后脑、两肩胛、臀部、足跟均同时接触测量板。

③测量者移动身长测量仪推板至头顶，与测量板呈90°，读刻度至小数点后一位。

④协助患儿穿上外套及鞋、袜等。

6）整理用物。

7）洗手，摘口罩。

8）记录。

【指导要点】

（1）测量时注意患儿姿势，以免产生误差。

（2）安抚婴幼儿，以免因躁动影响读数。

（3）记录数据要准确。

注意事项

（1）测量时注意保证患儿安全。

（2）3岁以下患儿取卧位测量，测量时注意安抚，同时双下肢充分伸直，推动测量板时动作应轻快，准确读数。3岁以上患儿取立位测量，测量时头部保持正直，足跟、臀部、两肩胛、后脑同时紧贴测量板。

（3）记录以厘米为单位，记录到小数点后一位，测量前建议了解前一次测量的数据结果，以作比较。正常新生儿出生时平均身长为50cm，出生后第1年生长最快，约25cm，第2年增长缓慢，约10cm，2周岁后身长稳定增长，可用公式推算：2～12岁身高计算公式为：身长（cm）=年龄×7+75（cm）。

（4）若有疑问，查找原因，及时复测。

常见问题及处理

数据测量不准确：测得数据和实际存在误差，及时给予重新测量。

34 口服给药

目的

（1）减轻症状，治疗疾病，维持正常生理功能。

（2）协助诊断和疾病预防。

适应证

（1）不适合用于静脉、皮下等其他途径给药的药物。

（2）吞咽、消化功能良好的患儿。

禁忌证

（1）病危、昏迷或呕吐不止的患儿。

（2）严重心功能不全的患儿。

（3）消化吸收功能紊乱的患儿。

（4）有严重口腔疾患的患儿。

操作步骤

（1）评估

1）核对患儿的信息和治疗信息。

2）评估患儿年龄、体重、病情、过敏史、用药史、药物不良反应、吞咽功能，有无口腔及食管疾患，有无恶心及呕吐。

3）评估患儿心理状态，合作程度。

4）告知患儿及家长用药名称、药理作用、目的及相关注意事项，以取得配合。

5）解释口服给药目的及配合方法。

（2）准备

1）护士：仪表端庄、衣帽整洁。

2）患儿：取舒适体位。

3）环境：环境清洁、安静、光线充足。

4）用物：发药车、治疗盘、弯盘、免洗手消毒液、服药本、小药卡、药品、量杯、滴管、药匙、药杯、研钵、搅拌棒、水壶（温开水）、一次性注射器（根据药量选择）、纱布。

（3）操作

1）洗手，戴口罩。

2）备药。

①双人核对服药本与药物信息，检查药物的质量。

②对照服药本配药，根据药物剂型不同采取不同的取药方法。

③固体药：一手取药瓶，瓶签朝向自己，另一手用药匙取出所需药量，放入药杯。

④液体药：摇匀药液用注射器抽取药液至所需刻度将药液注入药杯。

⑤油剂、按滴计算的药物或药量不足 1ml 时，于药杯内倒入少许温开水，用滴管吸取药液。

⑥摆药完毕，再次核对，将物品归回原处。

3）发药，喂药

①携用物至床旁处，核对患儿腕带及药物信息。

②倒温开水，协助患儿取舒适体位。

③喂药：再次核对患儿及药物信息，根据年龄，病情等提供合适的给药方法。如患儿家长对药物提出疑问，应重新核对，无误后给予解释。

年长儿：协助患儿服药。

婴幼儿：适度抬高患儿头部使患儿头偏向一侧，用小毛巾围于患儿颈部，左手掌心置患儿下颌，轻捏其双颊右手拿药杯或小匙盛药，从患儿下嘴角徐徐倒入口内并停留片刻，直至其咽下，顺利服药者常规喂少许温开水或糖水，喂药完仍使患儿头侧位。

4）喂药后

①最后核对患儿及用药信息，协助取舒适体位。

②观察用药后效果及不良反应。

5）整理用物，物归原处。

6）终末处理。

7）洗手，记录。

指导要点

根据药物的特征性进行正确的用药指导：

（1）对牙齿有腐蚀作用的药物，如酸类和铁剂，应用吸水管吸服后漱口，以保护牙齿。

（2）缓释片、肠溶片、胶囊吞服时不可嚼碎；舌下含片应放舌下或两颊黏膜与牙齿之间待其融化。

（3）健胃药宜在饭前服，助消化药及对胃黏膜有刺激性的药物宜在饭后服，催眠药在睡前服，驱虫药宜在空腹或半空腹服用。

（4）抗生素及磺胺类药物应准时服药，以保证有效的血药浓度。

（5）服用对呼吸道黏膜起安抚作用的药物，如止咳糖浆后不宜立即饮水。

（6）某些磺胺类药物经肾脏排出，尿少时易析出结晶堵塞肾小管，服药后要多饮水。

（7）服强心苷类药物时需加强对心率及节律的监测，0~1岁脉率低于100次/min，1~5岁脉率低于90次/min，大于5岁脉率低于80次/min，或节律不齐时应暂停服用，并告知医生。

注意事项

（1）严格执行查对制度。

（2）需吞服的药物通常用温开水送服，忌用茶水服药。

（3）婴幼儿、鼻饲或上消化道出血患者所用固体药，发药前需将药片研碎。

（4）增加或停用某种药物时，应及时通知患儿及家长。

（5）注意药物之间的配伍禁忌。

（6）护士应熟练掌握药物宜给药时间，如宜饭前、宜饭后、中西药共同服用时的间隔时间等。

（7）遵医嘱及药品使用说明书服药。

（8）观察服药后不良反应。

（9）患者不在病房或者因故暂不能服药者，暂不发药，做好交班。

常见问题及处理

（1）若患儿呛咳，应迅速为患儿由下向上，自外向内空掌心拍背。

（2）若发生呕吐，应立即予患儿头偏向一侧，防止窒息；必要时可考虑插胃管给药。

（3）服错药

1）做好用药指导，小孩应在成人监管下服药。

2）大量饮水。催吐，洗胃，使用拮抗剂，症状严重，药物副作用强者，及时实施救护，监测生命体征，对症处理。重者行血液透析。

35 测量头围

目的

测量患儿头围周径，作为评估患儿生长发育、脑积水、头颅畸形的参考。

适应证

需要测头围的患儿。

禁忌证

无。

操作步骤

（1）评估

1）患儿的基本信息、病情、意识状态、头部情况及配合程度等基本情况。

2）向患儿及家属耐心解释其目的、注意事项，以取得配合。

（2）准备

1）护士：仪表端庄，衣帽整洁，修剪指甲。

2）患儿：体位舒适，安静状态下进行。

3）环境：采光良好，温湿度适宜。

4）用物：卷尺、记录本、笔、免洗手消毒液。

（3）操作

1）洗手，戴口罩。

2）备齐用物，携用物至患儿床边。

3）核对患儿信息。

4）协助患儿坐位或平卧位。

5）测量者站于被测患儿的前方或右侧，将软尺"0"点固定于头部一侧眉弓上缘，将软尺紧贴头皮绕枕骨结节最高点及另一侧眉弓上缘回至"0"点，记录读数至小数点后一位。

6）协助患儿舒适体位，整理床单位，处理用物。

7）洗手。

8）记录。

指导要点

（1）告知患儿家属测量头围的注意事项。

（2）指导患儿家属安抚患儿情绪，以取得配合。

（1）为患儿提供一个舒适的环境，采光良好，温、湿度适宜，注意保暖。

（2）软尺紧贴皮肤，左右对称，不宜选择纯塑料尺。

（3）测量用的软尺不能过于柔软，手法不能过松或过紧，否则测出的数据会误差很大。

（4）脑积水、急性脑水肿患儿，应遵医嘱每天测量头围。

（5）熟悉不同年龄段小儿头围的正常值，明确头围异常的意义。

常见问题及处理

（1）患儿年龄小，好动，操作之前先安抚患儿情绪，设法让患儿安静下来。

（2）孩子如果扎小辫，测量时将小辫散开再测量，否则测量数据不准。

（3）所测数值与前次差异较大时，应重新测量核对，如发现异常应及时报告医生。

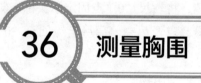

36 测量胸围

目的

（1）评价患儿肺与胸廓骨骼、肌肉和皮下脂肪的发育程度。

（2）儿童群体营养状况的调查。

（3）协助疾病诊断。

需要测量胸围的患儿。

禁忌证

无。

操作步骤

（1）评估

1）患儿的年龄、病情、意识状态、自理能力、心理状况及配合程度、胸部皮肤和平时喂养情况等。

2）了解患儿前次测量的胸围值。

3）向患儿及家属耐心解释胸围测量的目的、注意事项、配合要点。

（2）准备

1）护士：仪表端庄，衣帽整洁、修剪指甲。

2）患儿：体位舒适。

3）环境：采光良好，温湿度适宜，拉好屏风或围床帘。

4）用物：卷尺、记录本、笔、免洗手消毒液。

（3）操作

1）洗手，戴口罩。

2）备齐用物，携用物至患儿床边。

3）核对患儿信息。

4）协助患儿平躺或立位。给予适当遮挡（注意保暖，保护隐私）。

5）安抚患儿，以免躁动而影响数值。

6）小儿两手自然平放或下垂，测量者位于小儿前方或右侧，将软尺"0"点固定于一侧乳头下缘（乳腺已发育的女孩，固定于胸骨中线第四肋间），将软尺紧贴皮肤，使其绕经后背的两侧肩胛骨下缘，回至"0"点。

7）取平静呼、吸气时的中间读数，精确至 0.1cm。

8）协助患儿舒适体位，整理床单位，处理用物。

9）洗手。

10）记录。

指导要点

（1）告知患儿及家属胸围测量的注意事项。

（2）指导患儿家属安抚患儿情绪，以取得配合。

注意事项

（1）3 岁以下小儿不可取坐位。3 岁前：取卧位或立位，两手平放；3 岁后：取立位（不取坐位，两手自然下垂，两眼平视）。

（2）为患儿提供一个舒适的环境，采光良好，温、湿度适宜，注意保暖、拉好屏风或床帘遮挡，保护隐私。

（3）测量时必须按照相关体表标识进行测量，以免误差。

（4）测量时注意左右对称，软尺紧贴皮肤，不能打折、扭曲。

（5）吸气时不要耸肩、呼气时不要弯腰。

（6）胸围正常值：出生时胸围 32cm，1 岁左右胸围约等于头围为 46cm，1 岁到青春前期胸围应大于头围（约为头围 + 年龄 − 1cm）。

常见问题及处理

（1）测量软尺要定期进行检查，如数值刻度是否清晰，有无破损，防止自身造成的误差。

（2）观察测得的数值与上次数值相差值，若有疑问，查找原因，及时复测。

（3）如出现异常呼吸或小儿哭闹时，不要勉强测量。

37 测量腹围

目的

（1）测量患儿腹部周径，作为观察患儿腹胀的程度、利尿效果。

（2）为腹部肿瘤、腹水等疾病治疗提供参考。

（3）作为营养不良患儿行营养治疗的依据。

（4）为肥胖患儿提供减肥的参考数值。

适应证

需要测量腹部周径的患儿。

禁忌证

无。

操作步骤

（1）评估

1）患儿的年龄、病情、意识状态、自理能力、心理状况及配合程度、腹部皮肤和平时喂养情况等。

2）患儿前次测量的腹围值。

3）向患儿及家属耐心解释腹围测量的目的、注意事项、配合要点。

（2）准备

1）护士：仪表端庄，衣帽整洁，修剪指甲。

2）患儿：体位舒适。

3）环境：采光良好，温湿度适宜，拉好屏风或围床帘。

4）用物：卷尺、记录本、笔、免洗手消毒液。

（3）操作

1）洗手，戴口罩。

2）备齐用物，携用物至患儿床边。

3）核对患儿信息。

4）协助患儿平卧，将患儿衣物拉起至剑突处，露出腹部，将被盖在下腹部（注意保暖，保护隐私）。

①婴儿：软尺"0"点固定于剑突与脐连线中点，经同一水平线绕腹1周至"0"点，松紧适宜。

②儿童：平脐绕腹一周，松紧适宜。

5）记录患儿呼吸末的腹围数值，精确至 0.1cm。观察测得的数值与前次数值差值，数值相差太大，及时汇报医生，明确原因。

6）协助患儿舒适体位，整理床单位，处理用物。

7）洗手。

8）记录。

指导要点

（1）告知患儿家属腹围测量的注意事项。

（2）指导患儿家属安抚患儿情绪，以取得配合。

（3）根据病情选择合适测量方法。

注意事项

（1）3 岁以下小儿不可取立位。

（2）为患儿提供舒适环境：采光良好，温、湿度适宜，注意保暖，拉好屏风或床帘遮挡，保护隐私。

（3）测量时注意左右对称，软尺紧贴皮肤，不能打折、扭曲。

（4）有腹水症状的患儿，需每天监测，注意观察患儿的病情变化。

（5）小婴儿腹围测量为剑突与脐中点绕腹1周的长度；儿童则平脐绕腹1周，一般以脐为中心，否则在腹部皮肤上作记号。

（6）腹围不作为常规体格检查。

常见问题及处理

（1）测量皮尺定期进行检查，如数值刻度是否清晰，有无破损，防止自身造成的误差。

（2）如出现异常呼吸，小儿哭闹时不能勉强测量。

（3）对需严密观察腹围者要每次在同一时间、同一体位、同一部位测量。

38 维持正确姿势

目的

（1）增进患儿舒适度。

（2）维持良好的体位，预防压疮和关节变形。

适应证

需维持正确姿势的患儿。

禁忌证

无。

操作步骤

（1）评估

1）患儿的基本信息、病情、意识状态、配合程度等基本情况。

2）向患儿及家属耐心解释其目的、注意事项，以取得配合。

（2）准备

1）护士：仪表端庄，衣帽整洁。

2）环境：清洁、采光良好，温湿度适宜。

3）用物：枕头或靠垫、小毛巾、垂足垫、沙袋、免洗手消毒液。

（3）操作

1）洗手，戴口罩。

2）备齐用物，携用物至患儿床边。

3）核对患儿信息。

4）协助维持正确的姿势。

①仰卧姿势

头颈部垫一个软垫，让头部与脊椎在同一个平面。

保持侧面和前后面均呈一直线。

上肢：肘关节弯曲90°，肩关节呈外展及外旋；另一个肘关节弯曲45°，肩关节呈外展及内旋。两肘关节下均垫一枕头，以利末梢血液循环。

若是偏瘫患者，在其患侧肩关节下置一枕头支撑，腕关节伸展，手握小毛巾。

下肢：大腿伸直，小腿微弯，膝、腘窝下方垫一枕头。

在髋关节处，用大沙袋固定，以防髋关节外展。

足背下垂着，向上伸直，必要时用垂足板。

②侧卧姿势

头颈部垫一高度适当的枕头，背后置一枕头（靠垫）以支撑患儿。

上肢：下面手的肘及肩关节呈90°弯曲，置于头侧。上面肩关节伸直，手肘弯曲90°，手肘以下置一枕头，腕关节伸展置功能位，手握小毛巾。

若是偏瘫者：

侧躺在健侧，患侧手臂以枕头靠垫支托。

侧躺在患侧，肩关节及前臂要正确的前摆，避免挤压。

下肢：下面的腿伸直，上面腿的髋关节，膝关节呈90°弯曲，双腿间垫枕头，使髋关节保持内旋。

侧躺在患侧时，健侧脚勿压迫患侧脚。

③坐姿

头部保持正直姿势。

身体与头部呈一直线。

臀部及腰部要紧靠椅背。

双腿自然垂地，必要时垫脚凳，或用床旁维持平衡。

5）整理患儿床单位及用物处理。

6）洗手。

7）记录。

指导要点

（1）告知患儿家属维持正确姿势的注意事项。

（2）指导患儿及家属摆正体位，观察局部皮肤情况。

（3）嘱咐患儿及家属有不适感觉及时告知护士。

注意事项

（1）维持患儿姿势动作轻柔，协助配合，避免拖、拉、推。

（2）避免进食半小时内变换姿势。

（3）若患儿身上带有各种导管，应将导管妥善安置，摆放正确姿势后，检查导管是否扭曲，受压，保持导管通畅。

（4）注意皮肤情况，防止压疮发生。

（5）注意为患儿保暖并预防坠床。

（6）注意身体各部位的舒适。

常见问题及处理

（1）坠床：人员分配合理，动作协调一致，必要时安放床挡和约束带。

（2）管道脱落：操作前检查并调整管道松紧，妥善固定，操作后检查管道。

（3）骨折：评估患儿骨折风险，对于自发性骨折史患儿，严格交班。

39 肌内注射法

目的

将一定量的药液注入肌肉组织，从而达到治疗目的。迅速发挥药效。

适应证

（1）适用于需要接受注射较大剂量药物或刺激性较强药物的患儿。

（2）不能做静脉注射，要求比皮下注射更迅速发生疗效。

禁忌证

（1）注射部位有硬结、瘢痕、感染时禁止注射。

（2）避免在皮肤病及旧针眼处注射。

（3）对该药过敏者。

（4）禁止肌内注射的药物。

操作步骤

（1）评估

1）患者病情、意识状态、自理能力及合作程度。

2）患儿过敏史、用药史、不良反应史。

3）注射部位皮肤和皮下组织情况，有无瘢痕、肿块、硬结、溃烂。

4）注射药物的作用和不良反应。

（2）准备

1）护士准备：仪表端庄，衣帽整洁。

2）患儿：注射部位皮肤清洁，体位舒适。

3）环境：清洁、安静、安全。

4）用物：无菌治疗盘、1ml、2ml或5ml注射器、治疗单、注射药物、稀释液、砂轮、干棉签、弯盘、复合碘消毒液、免洗手消毒液、医疗污物桶、锐器盒、屏风。

（3）操作

1）洗手，戴口罩。

2）核对注射卡和药物剂量、浓度、质量、用药时间和方法。

3）准备用物

①抽吸药物至所需量，排出注射器中空气及多余的药物，直至所需的准确剂量。

②铺设无菌盘携至患者床旁，向患儿和家长做好解释。

4）核对患儿床号、姓名、住院号，再次核对药物及医嘱。

5）备好皮肤消毒用物及弯盘，嘱患儿及家属做好注射准备，屏风遮挡。

6）彻底清洁注射部位，75%酒精或安尔碘消毒液擦拭消毒，消毒范围 >5cm，自然待干。

7）检查药物有无空气和剂量，固定注射部位。

8）用左手拇指和食指绷紧皮肤成 90° 进针；深度为针梗的 2/3 或 1/2，右手固定针栓。

9）左手抽回血，如无回血，缓慢推注药物并观察患者的反应。

10）置棉签于穿刺点，轻柔拔出针头，轻压穿刺点至不出血，不推荐用酒精棉签，可能会引起刺痛。

11）勿回套针头，将使用过的针头置于锐器盒中。

12）整理用物，安抚患儿及家长。

13）洗手。

14）记录所用药物和注射部位。

指导要点

（1）严格执行查对制度，了解药物的目的和作用、不良反应及某些药物的特殊要求。

（2）肌内注射部位

1）一般注射部位：臀大肌、臀中肌、臀小肌、股外侧及上臂三角肌。

2）臀大肌注射定位法

十字法：以臀裂顶点向左或右一侧划一水平线，从髂嵴最高点作一垂直平分线，将臀部分为 4 个象限，其外上象限并避开内角（从髂后上棘至大转子连线），即为注射区。

连线法：取髂前上棘和尾骨线的外上三分之一处为注射部位。2 岁以下婴幼儿不宜选用臀大肌，因其臀大肌尚未发育好，若注射则会有损伤坐骨神经的危险。

3）臀小肌注射定位法

构角法：以食指尖和中指尖分别置于髂前上棘和髂嵴下缘处，髂嵴、食指、中指便构成一个三角形，注射部位在食指与中指间构成的角内。

三指法：以髂前上棘外侧三横指处（以患者自体手指宽度为标准）。

4）股外侧肌注射定位法

取大腿中段外侧，位于膝上 10cm，髋关节下 10cm 处，约 7.5cm 宽。适用于多次注射或 2 岁以下的幼儿。

注意事项

（1）严格遵守查对制度及无菌操作原则。

（2）两种药物同时注射时，注意配伍禁忌。

（3）遵医嘱及药品说明书使用药品。

（4）幼儿使用三快法：进针快、推药快、拔针快，以免患儿哭闹挣扎而发生意外；年长儿使用二快一慢：进针快、推药慢、拔针快。

（5）观察注射后的疗效及不良反应，皮肤有红肿或疹块及生命体征改变时应立即汇报医生。

（6）需要长期注射时，有计划地更换注射部位，并选择细长针头，注射少于1ml剂量时，尽量选用1ml的注射器，保证精准剂量。

（7）避开瘢痕、结节、压痛等部位，以免药物吸收不良，出现局部硬结，可采用热敷、理疗等方法。

（8）肌内注射时若针头折断，应先稳定年长儿及家长的情绪并嘱患儿家长保持患儿姿势原位不动，固定局部组织，以防断针移位，同时尽快用无菌血管钳夹住断端取出；如断端全部埋入肌肉，速请外科医生处理。

（9）对于肌内注射深度为针梗的2/3或1/2，但皮下组织菲薄时可选用45°角进针；切勿将针头全部刺入，以防针梗从根部折断。

（10）2岁以下婴幼儿不宜选用臀大肌注射，最好选用臀中肌和臀小肌注射。

常见问题及处理

（1）以下部位应避免注射

1）皮肤完整性受损、皮肤擦伤、皮肤撕裂伤。

2）注射部位挫伤、病变或皮疹。

3）注射部位皮下组织不足。

4）近期注射过的部位。

（2）肌内注射选取时需要考虑的因素

1）肌内注射的药物数量和种类。

2）肌内注射的部位。

3）肌内注射的数量和频率。

4）妨碍肌内注射操作和造成污染的因素。

5）肌内注射药物的容量。

（3）患儿频繁接受注射时，则必须：

1）每次注射更换注射部位。

2）注射部位经常进行环形按摩，帮助药物更好地吸收和防止脂肪的增生。

40 皮下注射法

目的

注入小剂量药物，不能或不宜经口服给药时采用，需迅速达到药效。

适应证

（1）局部麻醉用药或术前供药。

（2）预防接种。

（3）不能或不宜口服给药，需迅速达到药效。

禁忌证

（1）药物刺激性较强或药量较大，不宜皮下注射。

（2）对该药过敏者。

（3）注射部位有病灶时需避开。

操作步骤

（1）评估

1）患者病情、意识状态、自理能力及合作程度。

2）患儿过敏史、用药史、不良反应史。

3）待注射部位皮肤情况。

4）用药效果及不良反应。

（2）准备

1）护士准备：仪表端庄，衣帽整洁。

2）患儿：注射部位皮肤清洁，体位舒适。

3）环境：清洁、安静、安全。

4）用物：无菌治疗盘，1ml、2ml 或 5ml 注射器，治疗单，药物和稀释液，砂轮，干棉签，弯盘，复合碘消毒液，免洗手消毒液，药液，医疗污物桶，锐器盒。

（3）操作

1）洗手，戴口罩，与患儿及家属解释。

2）携用物至床旁，核对药物与患儿。

3）取适当体位，确定注射部位。

①如果注射器不是胰岛素注射器、注射装置或预装药物的注射器，配制药物和注射需使用无菌技术。

②依标准程序抽吸药物至所需量，放置于无菌盘内。

③如果注射器不是胰岛素注射器、注射装置或预装药物的注射器，注射前更换注射用针头。

④排出注射器中空气及多余的药物，直至所需的准确剂量。

4）再次核对患儿及医嘱。

5）备好皮肤消毒用物及弯盘，嘱患儿及家属做好注射准备。

6）彻底清洁注射部位，75%酒精或安尔碘消毒液擦拭消毒，消毒范围 >5cm，自然待干（注射胰岛素勿擦拭注射部位皮肤）。

7）固定注射部位。

8）用左手拇指和食指绷紧皮肤30°～40°，（胰岛素注射时用拇指与中指捏起皮肤，针成45°～60°插入，如用1ml注射针头，则用90°插入，过瘦弱者可捏紧注射部位皮肤，同时角度可以减小）进针；深度为针梗的 2/3 或 1/2，右手固定针栓。

9）左手抽回血，如无回血，缓慢推注药物并观察患者的反应。

10）置棉签于穿刺点，轻柔拔出针头，轻压穿刺点至不出血，不推荐用酒精棉签，可能会引起刺痛。

11）勿回套针头，将使用过的针头置于锐器盒中。

12）协助患儿取舒适体位，整理用物，安抚患儿及家长。

13）执行手卫生。

14）记录所用药物和注射部位。

指导要点

（1）皮下注射部位：常选用上臂三角肌下缘，也可选两侧腹壁、后背、臀部、大腿前侧及外侧。

（2）特殊药物选用酒精棉球消毒，如胰岛素。

（3）勿揉搓注射部位。

注意事项

（1）严格遵守查对制度及无菌操作原则。

（2）两种药物同时注射时，注意配伍禁忌。

（3）遵医嘱及药品说明书使用药品。

（4）对皮肤有刺激的药物一般不做皮下注射。

（5）观察注射后的疗效及不良反应。

（6）需要长期注射时，有计划地更换注射部位，并选择细长针头。避开瘢痕、结节、压痛等部位，以免药物吸收不良。回抽时若有回血，必须拔出，更换针头、药液和注射部位。

（7）出现局部硬结，可采用热敷、理疗等方法。

常见问题及处理

（1）以下部位应避免注射

1）皮肤完整性受损、皮肤擦伤、皮肤撕裂伤。

2）注射部位挫伤、病变或皮疹。

3）注射部位皮下组织不足。

4）近期注射过的部位。

（2）皮下注射时选取最佳注射部位应考虑的因素

1）需注射药物的容量。

2）皮下组织和皮肤完整性。

3）之前该部位注射的频率和次数。

（3）患儿频繁接受注射（如胰岛素、生长激素或粒细胞集落刺激因子），则必须：

1）每次注射更换注射部位。

2）注射部位经常进行环形按摩，帮助药物更好地吸收和防止脂肪的增生。

（4）胰岛素皮下注射的护理要点

1）一般以进餐前30分钟注射胰岛素，如患儿正进食中则暂停注射。

2）胰岛素的储存要：冰箱内，避免冻结，如已开瓶使用，开瓶胰岛素需在瓶上注明使用日期和有效期。

3）使用前不可用力振摇，中效胰岛素使用前置于两掌间来回转动，直至胰岛素完全均匀；避免产生气泡，而影响到正确的抽取剂量；避免将冷的胰岛素注入皮下组织，防止脂肪发生代谢障碍和降低吸收率。

4）如需短效和中效（长效）胰岛素混合注射时，先注入等量的空气于中效胰岛素瓶内即可拔出针头（针头避免接触到胰岛素）；先抽取短效胰岛素所需剂量，再抽取中效胰岛素所需剂量，混匀，防止中效胰岛素混入短效胰岛素内。

5）30分钟后关注患儿进食及观察有无低血糖的反应。

41 皮内注射

目的

（1）各种药物的过敏试验，观察有无变态反应。

（2）预防接种。

（3）局麻的先驱步骤。

适应证

此药物需要注射在表皮与真皮之间。

禁忌证

（1）此药过敏者。

（2）忌用碘酊消毒皮肤。

操作步骤

（1）评估

1）患儿病情、意识状态、自理能力及合作程度。

2）患儿过敏史、用药史、不良反应史。

3）待注射部位及皮试结果。

（2）准备

1）护士准备：仪表端庄，衣帽整洁。

2）患儿：注射部位皮肤清洁，体位舒适。

3）环境：清洁、安静、安全。

4）用物：75% 酒精（酒精过敏者选用生理盐水）、棉签、弯盘、1ml 和 2ml 注射器、注射卡、各类药液、砂轮，如为药物过敏试验另备 0.1% 盐酸肾上腺素。

（3）操作

1）洗手，戴口罩，必要时戴手套。

2）按医嘱抽吸药物排尽空气，并放入无菌盘内。

3）备齐用物至患儿床旁，核对患儿信息及医嘱；解释并取得合作。

4）协助患儿采取适当体位，暴露注射部位（前臂掌侧下 1/3）。75% 酒精消毒注射部位的皮肤。

5）再次核对患儿信息，绷紧皮肤，注射器针头斜面向上与皮肤呈 5° 刺入皮内，注入 0.1ml 药液，使局部呈半球状皮丘，皮肤变白并显露毛孔。

6）迅速拔出针头，勿按压注射部位。

7）核对患儿信息及注射药物，按规定时间（20 分钟后）观察结果。

8）终末处理，洗手，记录。

指导要点

（1）严格无菌操作及消毒液的选择。

（2）严格把握禁忌证。

（3）掌握角度及难点。

（4）护理宣教

1）操作前告知患儿皮内注射的目的、方法及配合要点。

2）拔除针头后勿揉擦局部注射部位，以免影响结果的观察。

3）操作结束后告诉家长 20 分钟内不可离开，并确认时间。

4）操作结束后告知患儿（年龄较大）及其监护人出现任何不适，立即通知医护人员。

注意事项

（1）操作过程中注意无菌操作。

（2）75% 酒精消毒局部皮肤时，避免反复用力擦涂局部皮肤。

（3）不应回抽血液。

（4）判断、记录皮试结果，告知医生、患儿及监护人并进行反复相应的标注。

1）备好相应抢救药物与设备，及时处理过敏反应。

2）特殊药物的皮试要按照医嘱和药品说明书使用。

3）对皮试结果有疑问者，应由两人核对确认。

4）若需作对照实验。则用另一注射器及针头，在另一前臂相应部位注入 0.1ml 生理盐水。

常见问题及处理

（1）晕针

临床表现：面色苍白，大汗淋漓。

处理：

1）安抚患儿及家属，转移患儿注意力。

2）立即平卧位、按压人中穴。

3）遵医嘱对症处理：吸氧，建立静脉通道，适当保暖。

4）病情观察并记录。

（2）局部组织反应

临床表现：红肿、疼痛、瘙痒、水疱、溃烂、破损及色素沉着。

处理：

1）皮肤瘙痒者，交代患儿勿抓挠。

2）水疱者，用无菌注射器抽出水疱内的液体。

3）溃烂、破损按外科换药处理。

4）安抚患儿，更换注射部位。

5）观察局部反应情况。

（3）注射失败

临床表现：

1）皮丘过大、过小或无皮丘。

2）药物外渗，针眼处有出血。

处理：

1）安抚家属，取得配合，重新注射。

2）有出血，选用干棉签轻轻擦拭血迹，以免影响观察结果。

（4）过敏性休克

临床表现：

1）胸闷、气急、呼吸困难。

2）面苍出冷汗、口唇发绀、脉搏细弱、血压下降、烦躁不安。

3）意识丧失，大小便失禁。

4）恶心、呕吐、腹痛、腹泻。

处理：

1）立即停止给药，就地抢救并呼救，报告医生、护士长。

2）给予平卧位，吸氧，监护，建立两条静脉通路，快速扩容。

3）心搏骤停者立即给予心肺复苏。

4）保暖。

5）遵医嘱给予地塞米松、呼吸兴奋剂等。

6）喉头水肿者行气管切开。

7）安抚患儿家属，严密观察病情并记录，做好交接班。

8）通知医务处封存药品和药液，填写药物不良事件表单。

42 协助翻身

目的

（1）协助脊柱损伤、脊椎手术、髋关节术后、颅骨牵引的患儿在床上翻身。

（2）预防关节脱位及脊椎再损伤。

（3）预防压疮、坠积性肺炎等并发症，增加患儿舒适感。

（4）满足治疗与护理需要。

适应证

长期卧床不能自主更换体位的患儿。

禁忌证

腰穿术后 6 小时内、特殊病情限制翻身者。

操作步骤

（1）评估

1）患儿的年龄、病情、意识状态及配合程度。

2）患儿的生命体征、皮肤黏膜情况及四肢运动功能。

3）各种管道妥善固定。

4）向患儿及家属耐心解释翻身的目的，取得配合。

（2）准备

1）护士：仪表端庄，衣帽整洁。

2）患儿：生命体征平稳，病情允许翻身操作。

3）环境：清洁、安静、安全。

4）用物：免洗手消毒液、护理车、屏风、一次性垫巾、清洁床单、翻身枕、小沙袋、薄枕、颈托。

（3）操作

1）洗手，戴口罩，必要时戴手套。

2）备齐用物至床边。

3）核对患儿信息。

4）向患儿及家属解释翻身的目的，取得患儿合作。

5）调节床头及床尾的高度，放下床栏，移开床旁桌。

6）移开患儿的枕头，松开被尾，双手置于腹部或舒适位置。

7）两位操作者站于患儿同侧，将患儿平移至操作者同侧床旁。

8）二人法：一名操作者将手置于患儿的颈、肩、腰部，另一操作者将两手分别放置于患儿臀部及腘窝处，使躯体保持同一水平，同时将患儿翻转至对侧卧位。单人法：一手托患儿颈肩，另一手置于患儿腘窝处，将患儿移置近侧，轻轻将患儿翻向对侧。

9）将翻身枕放于背部支撑身体，另一翻身枕两膝之间，置功能位。

10）妥善固定各类导管，观察背部皮肤状况及血循环，整理患儿床单位及用物。

11）洗手，记录，处理用物。

指导要点

（1）翻转角度不可大于60°。

（2）遵循节力、安全的原则。

（3）颅脑手术后，不可剧烈翻转头部，应取健侧或平卧位。

（4）保持脊椎平直，维持正确的生理弯度。

（1）操作过程中避免拖、拉、推等。

（2）颈椎或颅骨牵引者不可放松牵引，石膏固定或伤口较大患儿翻身后使用软垫支撑，防止局部受压。

（3）有颈椎损伤时，应用颈托固定，由一位护理人员托住患儿的头颈部，保持颈椎平直。其他脊椎损伤者，避免大幅度翻身，防止造成再一次损伤。

（4）注意为患儿保暖并防止坠床。

（5）准确记录翻身时间。

常见问题及处理

（1）翻身过程中患儿诉有不适时应及时停止操作并汇报医生。

（2）发现应局部受压而出现皮肤发红、破溃等问题及时采取相应的措施。如：酒精湿敷、使用泡沫敷料，消毒局部，保持干燥等。

43 静脉输液

目的

（1）输入药物，达到治疗疾病的目的。

（2）恢复和维持患儿的体液电解质平衡。

（3）补充营养，维持热量。

（4）输入脱水剂，提高血浆渗透压，达到利尿消肿、降低颅内压、改善中枢神经系统功能。

（5）急救，增加循环血量，维持血压。

适应证

（1）大出血、休克、严重烧伤的患者。

（2）剧烈恶心、呕吐、腹泻的患者。

（3）不能经口进食的患者、吞咽困难及胃肠吸收障碍的患者。

（4）严重感染、水肿的患者。

（5）每天需要多次推注无刺激性药物的患者。

禁忌证

（1）静脉推注或静滴持续刺激性药物、发疱剂药物、肠外营养液、渗透压 >900mOsm/L 药液、pH<5 或 pH>9 的液体或药物。

（2）穿刺部位有炎症、肿瘤、外伤、瘢痕不能作为注射部位等。

操作步骤

（1）评估

1）患儿输液治疗类型、周期、用药情况及过敏史。

2）患儿的年龄、病情、意识状态及配合程度。

3）患儿的穿刺部位皮肤，血管状况和肢体活动度。

4）解释静脉输液的目的、作用及注意事项，取得患儿及家长配合。

（2）准备

1）护士：仪表端庄，衣帽整洁。

2）患儿：按需大小便，输液部位皮肤清洁，体位舒适。

3）环境：清洁、安静、安全、光线适宜，必要时屏风遮挡。

4）用物：

注射盘：安尔碘、无菌棉签、头皮针或者静脉留置针（18～24G）透明贴膜、5ml 注射器及生理盐水 1 支或预冲式导管冲洗器（中心静脉输液使用

10ml 以上注射器）、输液皮条、输液贴。

砂轮、胶布、止血带、固定板、弯盘、输液巡视记录单、手表、治疗车、免洗手消毒液、清洁剪刀、输液卡、笔、静脉注射溶液、药物。

（3）操作

1）洗手，戴口罩。

2）备齐用物。

3）双人核对患儿信息（床号、姓名、药名、浓度、剂量、方法及时间），并查对药物有效期、批号、包装完整度、药物性质等。

4）按医嘱加入药物，双签名。

5）将备齐的用物置于注射盘内，推治疗车至患儿床边。

6）核对患儿床号、姓名、住院号（至少两种核对方法，开放式提问），协助采取舒适体位。

7）步骤

①排尽输液器内空气。

②扎止血带评估穿刺部位皮肤和血管情况，松开止血带。

③第一次消毒皮肤（以穿刺点为中心螺旋式由内至外，直径达 5cm，留置针直径达 8cm）。

④打开贴膜、留置针外包装，检查留置针质量。

⑤再次扎止血带，第二次消毒，待干。

⑥留置针连接 5ml 生理盐水注射器或连接预冲式导管冲洗，排尽导管内空气，水平角度左右松动针芯解锁。

⑦再次核对患儿信息。

⑧绷紧皮肤，固定静脉，留置针与皮肤成 15°～30° 角刺入血管，见回血后降低角度（放平针翼），顺静脉走向再进 2mm，保证外套管在静脉内，撤出针芯 2～3mm，将针尖退入套管内，连针带管送入血管内，松开止血带，撤出针芯（选用头皮针者：排尽针头或延长管内的空气。绷紧皮肤进针，与皮肤成 20°～30° 角，见有回血再进针少许，松止血带，嘱患儿松拳，打开调节开关，证实在血管内，无肿胀，点滴通畅后固定）。

⑨以穿刺点为中心，单手持膜，贴膜预切口朝向针座方向，无张力自然垂放，抚平贴膜边缘，从预切口出移除边框，边撕边按，妥善固定（一捏二抚三压）。

⑩输液接头高于导管尖端，与血管平行，U形高举平台法固定，肝素帽与钢针桥式固定，标签注明操作者工号或姓名、置管或更换贴膜日期及时间。

8）再次核对患儿信息和药物信息，连接药液，调节滴速。

9）简要解释输液药品名称及作用，观察患儿情况，记录。

10）告知患儿及家属不可自行调节滴速。

11）协助患儿躺卧舒适，整理床单位。

12）清理用物，归还原位。

13）洗手。

14）输液时应加强巡视，及时处理输液并发症。

15）输液结束，核对患儿信息，撕除固定肝素帽的胶带，钢针与输液器断开后与5ml生理盐水注射器连接，正压封管：退出1/2钢针，2ml脉冲式冲洗管路，再2ml正压封管，剩余0.5~1ml时保持正压同时夹闭小夹子（夹子靠近穿刺点），拔出钢针。

分隔膜接头无针连接：同上操作，保持正压，先夹闭延长管，再拔冲洗针管。

头皮钢针：关闭调速器，棉签轻放穿刺点上方缓慢拔出针头，向心方向按压穿刺点1~2cm，2~5分钟，凝血功能差患儿适当延长按压时间。

16）安置患儿，终末处理。

17）洗手，记录。

指导要点

（1）告知输注药物的作用，可能出现的不良反应和表现。

（2）不要擅自调节输液速度。

头皮钢针：告知患儿及家长头皮钢针随时可能刺破血管导致液体渗漏至皮下组织等并发症发生，适当限制穿刺侧肢体的活动。

留置针：

1）留置期间穿刺侧肢体可适度活动，避免剧烈运动，用力过度，以防回血堵管，注意不抓挠。

2）睡眠时，不要压迫穿刺的血管；更衣时不要将导管勾出或拔出。

3）保持穿刺部位干燥，沐浴、洗手时避免局部受潮，避免穿刺点感染。

4）如穿刺部位出现红肿热痛，应立即告知护士；如贴膜内有渗血、渗液，贴膜卷边或污染，完整性受损时告知护士及时更换。

5）留置针拔除后 24 小时穿刺点保持干燥。

注意事项

（1）严格遵循查对制度，无菌操作原则，如有疑问应该核对无误后方可给药。

（2）注意止血带结扎时间应控制在 2 分钟内。一旦血液进入穿刺针内，就应去除止血带。

（3）若有沉淀、浑浊、真菌污染、破损及超过有效期等，应弃之不用。

（4）输注两种以后药物时注意配伍禁忌。

（5）可以用拇指和食指将皮肤绷紧固定血管。

（6）若患者正在进行静脉输液、输血，不宜在同侧手臂采血。

（7）输液时必须排尽空气，预防空气栓塞。

（8）选择粗、直、弹性好、易于固定的静脉，避开静脉瓣。

（9）根据患儿的年龄、病情、药物性质调节滴速。

（10）使用静脉留置针者告知注意事项。

常见问题及处理

（1）穿刺失败：更换部位重新穿刺，人文关怀。

（2）液体渗出：立即停止在原部位输液。抬高患肢，20% ~ 50% 酒精湿敷、理疗，及时通知医生，给予对症处理，观察渗出区域的皮肤颜色、温度、感觉等变化及关节活动和患肢远端血运情况并记录。

（3）导管堵塞：导管或针头堵塞时，更换输液针头重新选择静脉进行穿刺。

（4）静脉炎：停止患肢输液，抬高制动；局部处理：局部热敷，20% ~ 50% 酒精湿敷，50% 硫酸镁湿敷；消炎止痛膏外涂；云南白药外涂；超短波理疗；如合并全身感染，遵医嘱用抗菌药物。

（5）液体滴入不畅：查找原因，调整针头位置或适当变换肢体位置；由于血管痉挛引起应局部热敷；压力过低者应适当抬高输液瓶或放低肢体。

（6）输液过程中出现过敏反应等，应根据情况减慢滴速或者立即停止输液，呼叫医生，遵医嘱用药，必要时心肺复苏，密切观察病情变化并记录，保留残余药物，做好上报流程。

44 更换液体法

目的

（1）正确、安全地更换静脉输注中的液体，保持静脉通路。

（2）保证治疗及时有效的完成。

适应证

输液中需要更换液体而又适合该药物静脉治疗的患者。

禁忌证

（1）穿刺部位肿胀无法进行输液者。

（2）有该药物过敏史的患者，药物说明书不建议静脉给药的药物。

操作步骤

（1）评估

1）患儿年龄、病情、输液治疗情况。

2）患儿的穿刺部位穿刺情况，有无肿胀，输液管有无受压、弯曲。

3）既往药物过敏史，药液是否已经配好。

（2）准备

1）护士：仪表端庄，衣帽整洁。

2）患儿：穿刺部位皮肤无肿胀，清洁，体位舒适。

3）环境：清洁、安静、安全。

4）用物：治疗车、更换的药物、治疗盘、免洗手消毒液、弯盘、输液巡视卡、笔、挂表、免洗手消毒液。

（3）操作

1）洗手，戴口罩。

2）合理安排补液顺序。

3）检查更换液体有效期、包装是否完整、药物是否配制、药液质量。

4）至患儿床边，核对患儿床号、姓名、住院号（至少两种核对方式、开放式提问），询问过敏史。

5）邀请家长再次核对。

6）核对两份补液患儿信息是否一致（床号、姓名、住院号），药物与输液巡视卡是否相符。

7）消毒输液瓶口。

8）更换液体：

①关闭输液调节器，更换输液袋/瓶。

②查输液管道有无气泡。

③确认患儿信息及药物，打开输液调节器。

9）根据患者年龄、病情、药液性质调节滴速。

10）观察茂菲氏滴管，查看接头处有无松动及输液部位等情况。

11）告知家长药物名称、作用及注意事项。

12）再次核对患儿信息及药物。

13）输液袋上执行者签姓名或工号，输液巡视卡注明更换时间及滴速、签姓名或工号。

14）安置患者，舒适卧位。

15）用物分类处理。

16）洗手。

指导要点

（1）告知患儿及家属不可自行调节滴速。

（2）指导患儿及家属保持穿刺部位减少活动，有不适立即告知医护人员。

（3）指导家属患儿输液中不可离开指定区域。

注意事项

（1）根据患者年龄、病情、药液性质调节滴速。

（2）严格执行三查八对、无菌操作流程。

（3）更换输液前询问过敏史，注意药物配伍禁忌。

（4）加好的药液不可放置时间太久，以免影响药效。

常见问题及处理

（1）空气栓塞：立即置患儿于左侧卧位和头低足高位。立即给予高流量氧气吸入，提高患儿的血氧浓度，纠正缺氧状态；同时严密观察病情变化，如有异常及时对症处理。

（2）急性肺水肿：立即减慢或停止输液，并通知医生，进行紧急处理。病情允许的情况下协助患儿取端坐位，两腿下垂，必要时四肢轮流扎止血带或血压计袖带，以减少静脉回心血量。高浓度给氧（6～8L/min），湿化瓶中加入 30% ~ 50% 乙醇溶液，降低肺泡表面张力。遵医嘱给予强心剂、利尿剂、扩血管药、镇静药、平喘药等药物应用。

45 留置针静脉注射给药法

目的

（1）为间隔静脉给药而减少静脉穿刺次数。

（2）维持静脉输液通路。

适应证

24 小时内需要随时给药的患儿。

禁忌证

（1）非静脉用药的药物。

（2）导管不通畅或堵塞。

操作步骤

（1）评估

1）患儿的年龄、病情、意识状态及配合程度。

2）患儿的穿刺部位皮肤，血管状况和肢体活动度。

3）对肝素帽给药的了解、认识程度及合作程度。

4）向患儿及家属耐心解释经肝素帽给药的目的、注意事项，以消除疑虑和恐惧心理，取得配合。

（2）准备

1）护士：仪表端庄，衣帽整洁。

2）患儿：穿刺部位皮肤清洁，体位舒适。

3）环境：清洁、安静、安全。

4）用物：肝素帽（或无针接头）、静脉留置针、治疗盘、生理盐水、5ml 或 10ml 一次性针筒、无菌棉签、安尔碘、5 号或 7 号头皮针头、静脉注射药液（遵医嘱）、注射卡、胶布、弯盘、免洗手消毒液。

（3）操作

1）核对患儿信息（至少两种方法）和治疗信息。

2）评估患儿过敏史、用药史及静脉留置针状况。

3）告知患儿及家属给药的目的及注意事项，做好准备。

4）洗手，戴口罩，配制药液

①取出所需注射液并核对

②查对药液（剂量、浓度、时间、方法、药液性状）。

③按标准程序抽取药物。

④以 5ml 或 10ml 针筒抽 5ml 或 10ml 生理盐水，连同静脉注射的药物，用一次性治疗巾覆盖置于治疗盘中。

5）备齐用物，携至患儿床边。

6）核对患儿信息，洗手。

7）消毒棉签以肝素帽切面中心为起点，环形消毒切面及外周 2 次，每次 ≥ 15 秒，待干。

8）用一次性注射器抽取的生理盐水 5ml 或 10ml 连接钢针，插入肝素帽中央（无针接头的直接注射器乳头连接），抽到回血或无阻力后推注生理盐水，评估导管功能。

9）再次核对患儿及药物信息，根据患者年龄、病情、药物性质调整速度给药。

10）给药完毕，用 5ml 生理盐水或 10ml 生理盐水冲管，后退回钢针的 1/2，5~10ml 生理盐水脉冲式冲管，剩余 0.5~1ml 封管液时持续正压封管同时关闭小夹子（架子靠近穿刺点），边正压封管边退出针头。

11）再次核对患儿信息和药物信息。

12）安置患儿，观察患儿情况。

13）整理用物。

14）洗手。

15）记录并签名。

指导要点

（1）告知患儿家属使用肝素帽给药的注意事项。

（2）指导患儿及家属摆正体位，露出穿刺部位，保持稳定。

注意事项

（1）严格遵守查对制度，如有疑问应核对无误后方可给药。

（2）注射药液按医嘱而定，了解药液作用。

（3）注意药物配伍禁忌。

（4）消毒肝素帽时应仔细来回消毒 15 秒，消毒两次。

（5）给药前先抽回血，确定留置针在血管内方可给药。

（6）给药结束应使用脉冲式正压封管。

常见问题及处理

（1）给药时回抽无回血，穿刺处红肿。应立即拔出留置针，安抚患儿及家属，重新选择另一侧肢体重新穿刺。

（2）给药过程中患儿出现面色苍白，心率、呼吸加快等。应立即停止给药同时呼叫医生。

（3）给药后观察患者对药物的反应，若出现瘙痒、皮疹等迟发型反应。应立即通知医生，遵医嘱对症处理，观察病情做好记录。

46 尿培养标本采集法

目的

收集未被污染的尿液做细菌培养及计数，以明确诊断。

适应证

（1）泌尿道感染的患者留取尿标本，明确尿液中的致病菌。

（2）需要排除泌尿道感染的患者。

禁忌证

无。

操作步骤

（1）评估

1）患儿的年龄、病情、意识状态及配合程度。

2）患儿尿道口部位清洁度及皮肤情况。

3）对尿标本采集的了解、认识程度及合作程度。

4）向患儿及家属耐心解释尿标本采集的目的、注意事项，以消除疑虑和恐惧心理，取得配合。

（2）准备

1）护士：仪表端庄，衣帽整洁。

2）患儿：清水清洁会阴。

3）环境：清洁、安静、安全、关闭门窗，必要时屏风遮挡患者。

4）用物

治疗盘：尿液培养管、无菌棉球、呋喃西林溶液、镊子、生理盐水、清洁手套、弯盘、消毒手套、无菌容器或一次性尿液收集袋。温水（41～43℃）、便盆。小橡皮中单或一次性尿垫。

（3）操作

1）洗手，戴口罩，建议戴手套。

2）备齐用物。

3）双人核对患儿信息（床号、姓名、住院号）与检验条码信息。

4）推治疗车至患儿床边。

5）再次核对患儿信息（至少两种核对方式，开放式提问），邀请家长共同参与并解释。

6）围床帘，臀下垫小橡皮中单或一次性尿垫。

7）一般尿培养留取尿液。

①女性：臀下垫便盆，外阴部先以呋喃西林溶液清洗，再以生理盐水冲洗，用无菌棉球擦干，以食指将阴唇分开排尿，弃去前段尿，留取中段尿2～3ml于无菌试管内。

②男性：用呋喃西林溶液清洗尿道口，清洁时上翻包皮，注意包皮内污垢的清洁，用无菌纱布擦干后排尿，弃去前段尿，不终止排尿，留取中段尿2～3ml于无菌试管内。

③婴幼儿：先以呋喃西林溶液清洗会阴，再无菌生理盐水棉球洗净其外阴部或外生殖器，一次性集尿袋固定于会阴部，待尿排出后严格按无菌操作规程取尿2～3ml。

8）直接导尿：使用0.05%～0.1%碘伏等消毒剂消毒会阴局部，用导尿管直接经尿道插入膀胱，先弃去前段尿液，再留取中段尿液2至3ml于无菌容器内。

9）留置导尿管收集尿液：先夹闭导尿管1～2小时，采集前用0.25%～0.5%的碘伏等消毒剂消毒导尿管的采样部位，使用一次性无菌注射器斜刺入导尿管（避开气囊侧）抽取尿液，先弃去10～20ml，再留取2～3ml于无菌容器内。

10）脱手套，协助患儿穿裤，整理床单位，清理用物。

11）洗手。

12）再次核对，及时送检标本。

13）记录

指导要点

（1）告知患儿家属留取尿标本的注意事项。

（2）指导患儿及家属摆正体位，露出外阴部位，保持稳定，以便采集。

注意事项

（1）严格执行无菌操作，应用抗生素前留取。

（2）注意不要让外阴消毒剂混入标本。

（3）做细菌培养尿液标本中不得加防腐剂。

（4）留置导尿患儿不能从尿液收集袋中采集尿液。

（5）标本采集后应正确盖好盛样容器，防止泄漏或容器外部留有残留物。

（6）及时送检，室温保存下不得超过 2 小时。

常见问题及处理

（1）尿标本混有消毒剂，收集标本时应严格留取中段尿。

（2）从标本留取到送检时间过长，采集后应及时送检。

（3）抗生素使用后对培养结果的影响，应在抗生素使用前留取标本。

47 眼部给药法

目的

（1）治疗眼部感染或其他原因需要眼部用药时。

（2）检查或术前准备。

（3）冲洗眼部异物或分泌物。

适应证

白内障、青光眼、结膜炎、巨乳头性结膜炎、沙眼、角膜炎、干眼症、倒睫、睑缘炎/睑板腺炎、睑腺炎（麦粒肿）、睑板腺囊肿。

禁忌证

（1）前房角狭窄或闭角型青光眼患者禁用扩瞳剂作诊断检查。

（2）有眼创伤史患者宜慎用滴眼液或眼膏。

（3）高血压、动脉硬化及其他心血管病，若用去氧肾上腺素（新福林）或肾上腺素高浓度、高频次滴眼，则易诱发心血管病发作。

（4）噻吗洛尔滴眼液可招致心动过缓、心传导阻滞、诱发支气管哮喘。

操作步骤

（1）评估

1）患儿病情、意识状态、过敏史、合作程度，眼睑、结膜、角膜有无异常，有无眼部受伤。

2）评估患儿的病情和用药目的。

（2）准备

1）护士：仪表端庄，衣帽整洁。

2）患儿：情绪稳定，理解。

3）环境：清洁、安静、安全。

4）用物：医嘱指定眼药、无菌棉球或棉签、生理盐水棉球、弯盘。

（3）操作

1）洗手，戴口罩。

2）备齐用物至床旁。

3）双人核对患儿信息。

4）向患儿或家属解释，取得合作。

5）协助采取舒适姿势，可取仰卧位或坐位，头微向后倾；不配合小年龄患儿一人固定头部。

6）确定观察患眼，若有分泌物或结痂，以无菌生理盐水棉球擦拭，不易擦除用棉球湿敷数分钟再从内眼角向外眼角方向轻轻擦拭。

7）一手拇指轻轻向下拉开眼睑。

8）再次核对药物。

9）协助患儿用药。

①眼药液滴入法

将药液瓶盖打开，瓶盖向上放置。

另一手持药液瓶，先弃去 1～2 滴，距患儿结膜囊上方 2～3cm，滴管呈 45°，将医嘱规定数量的药液滴入穹隆。

嘱患儿轻闭双眼，按压眼内角鼻泪管处（内侧眼角稍偏下）1～2 分钟。

以无菌棉球轻按眼内眦 30～60 秒。

无菌棉球将多余药液由眼内眦向外轻拭。

②眼药膏给药法

一手持眼药膏，由眼内眦向外眦，挤 1cm 长的药膏于穹隆部结膜囊内。

嘱患儿轻闭双眼，转动眼球，用棉球轻轻按摩眼睑。

10）眼部给药过程中，与患儿沟通，询问并观察患儿有无不适，以便及时处理。

11）观察用药后反应。

12）整理床单位，处理用物。

13）洗手。

14）记录。

指导要点

（1）双眼用药先健眼，再患眼。

（2）从内眼角到外眼角方向擦拭，可预防微生物进入泪道。

（3）将下眼睑压向眼眶，可预防直接压迫和损伤眼球，还可预防手指触碰眼睛。

（4）可嘱年长儿向上看天花板，使敏感的角膜离开结膜囊，并减少眨眼反射。

（5）眼药膏宜在晚上睡前或于手术后使用。

注意事项

（1）严格执行查对制度，用药前检查眼药的外观和气味，如有疑问应核对无误后方可给药。

（2）如同时应用眼药液和眼药膏，应先用滴水剂；数种药物同时应用，先滴刺激性小的，间隔2~3分钟；若双眼用药应先滴健眼，后滴患眼，先轻后重。

（3）滴药时防止滴管触碰眼内组织，避免眼睛损伤和感染；眼药液不宜直接滴在角膜上，可使眼药液均匀分布整个眼球。

（4）若药液为混悬液，使用前摇匀；若药液须避光，用完后即刻放回避光处。

（5）预防药液流到鼻咽部而吸收入血引起全身反应。

（6）眼药要保持无菌，放置在阴凉、干燥、避光的地方保存；避免污染眼药液瓶口；眼药膏勿触及眼睛任何部位，以防污染。

（7）开启眼药后使用期限不超过一个月，不含防腐剂者不超过 7 天；眼药置密闭、阴凉、避光处，低温保存的放置冰箱内冷藏。

常见问题及处理

（1）眼部神经受损无法闭合者，协助闭合，将过多的药液吸收，或用无菌纱布覆盖于双眼。

（2）无法配合的小年龄患儿，点药时一人固定患儿头部，一人以食指轻拔下眼睑，将眼药滴入下穹隆内，轻提上睑后合拢眼睑；使用眼药水后尽量避免患儿哭闹，以免药水流出；涂眼膏后看护好患儿，防止用手揉眼。

48 耳部给药法

目的

安全有效地通过外耳道或内耳道给药，以达到治疗目的。

适应证

耵聍栓塞，中耳炎、外耳道炎、外耳道疖肿、大疱性鼓膜炎，麻醉或外耳道杀死昆虫类异物。

操作步骤

（1）评估

1）患儿年龄、家长对该操作的认知及自理程度。

2）患儿的病情和用药目的。

3）耳部分泌物情况。

（2）准备

1）护士：仪表端庄，衣帽整洁，洗手，戴口罩。

2）患儿：情绪稳定，理解，取舒适卧位或坐稳，患耳向上。

3）环境：清洁、安静、安全、光线充足。

4）用物：药物，无菌棉球，耳科专用棉签、弯盘。

（3）操作

1）洗手，戴口罩。

2）备齐用物至床旁。

3）双人核对患儿信息。

4）向患儿或家属解释，取得合作。

5）协助采取舒适体位，使患儿头侧向一边，患耳向上。

6）3岁以上患儿，将其外耳向上向外拉，3岁以下患儿，将其外耳向下向后拉。

7）将药物自耳壁滴入。

8）协助患儿保持该姿势5～10分钟，并轻压耳屏。

9）将棉球轻放于外耳，以吸流出的药液和分泌物。

10）耳部给药过程中，与患儿沟通，询问并观察患儿有无不适，以便及时处理。

11）观察用药后反应，观察是否有眩晕、恶心、呕吐等反应。

12）协助患者取舒适体位。

13）整理床单位，处理用物。

14）洗手。

15）记录。

（1）3岁以上患儿，将其外耳向上向外拉，3岁以下患儿，将其外耳向下向后拉，使耳道变直。

（2）用手轻拉耳廓或反复轻按耳屏数次，使药液流入耳道四壁或中耳内，急性外耳道炎、外耳道疖肿、大疱性鼓膜炎、急性中耳炎鼓膜未穿孔前牵拉耳廓或轻压按耳屏会增加疼痛，动作需轻柔。

（3）药液要盖过鼓膜，耵聍软化液适当增多。

注意事项

（1）严格执行查对制度，如有疑问应核对无误后方可给药。

（2）药物避免直接滴入耳膜。

（3）药液温度接近体温，不宜过冷过热以免刺激迷路，引起眩晕、恶心、呕吐等反应。

（4）滴入耵聍软化液，应事先告知患者滴药后可能有耳塞、闷胀感，以免患者不安。

常见问题及处理

患儿若出现用药后不适，应就地休息，加强观察，必要时请医生共同处理。

49 鼻腔给药法

目的

将含各种药物的滴鼻液滴入鼻腔，起到收缩鼻腔黏膜、消炎、消肿、抗过敏、润滑、止血，达到不同的治疗效果。

适应证

（1）急慢性鼻炎，鼻窦炎、过敏性鼻炎、萎缩性鼻炎和鼻咽炎。

（2）鼻腔填塞物抽取之前。

操作步骤

（1）评估

1）患者的年龄，心理状态。

2）患者的病情，意识状态，鼻腔，有无堵塞、感染和严重的鼻出血等。

3）患者对鼻腔滴液的认知及程度。

（2）准备

1）护士：仪表端庄，衣帽整洁，洗手，戴口罩。

2）患儿：情绪稳定，理解，取仰卧头低位或侧卧低头位。

3）环境：清洁、安静、安全、光线充足。

4）用物：医嘱指定药、无菌棉球或棉签、纱布、弯盘。

（3）操作

1）洗手，戴口罩。

2）备齐用物至床旁。

3）双人核对患儿信息。

4）向患儿及家属解释，取得合作。

5）协助采取舒适姿势，若采取坐姿则头向后仰；若采取卧姿则平卧或取患侧卧位，于肩下垫枕头，使头后仰；取侧卧仰颏位时鼻部向上肩方向。

6）清洁鼻腔。

7）将药液瓶盖打开，瓶盖向上放置。

8）再次核对药物。

9）一手将鼻尖往上轻推，使鼻孔打开，另一手将药瓶口对准鼻孔上方1cm，挤压药瓶将药物向筛骨中线滴入药液3～5滴，轻捏鼻翼。

10）鼻部给药过程中，与患儿沟通，询问并观察患儿有无不适，以便及时处理。

11）协助并嘱患儿保持姿势5～10分钟。

12）用纱布将鼻孔外药液擦拭净。

13）观察用药后反应。

14）协助患儿恢复舒适体位。

15）整理床单位，处理用物。

16）洗手。

17）记录。

指导要点

（1）恰当的体位有助于药物到达病变部位。若采取坐姿则头向后仰；若采取卧姿则平卧或取患侧卧位，于肩下垫枕头，使头后仰；取侧卧仰颏位时鼻部向上肩方向。

（2）嘱患儿数分钟内不可擤鼻涕。

（3）如需滴入含抗生素药液，一般先滴收缩鼻黏膜药液，5～10分钟后再滴入抗生素药液。

（4）嘱患儿张口呼吸，预防患儿将药物吸入气道。

注意事项

（1）严格执行查对制度，如有疑问应核对无误后方可给药。

（2）注意瓶口勿接触鼻孔，如用鼻滴管，插入深度约 1.5cm。

（3）避免污染药物瓶口。

常见问题及处理

鼻腔内分泌物干结无法清除，可先用棉签蘸生理盐水湿润鼻腔，可容易去除。

50 便盆使用法

目的

（1）便于卧床患儿在床上排泄。

（2）收集粪尿标本，及时观察标本的性质。

（3）训练患儿排泄的习惯。

适应证

（1）大小便失禁患者。

（2）神经系统患者，如瘫痪、昏迷、肌无力。

（3）心脑血管患者，如急性心肌梗死、心脏术后、高血压脑出血、脑外伤。

（4）骨折患者，如骨盆骨折、脊柱骨折、股骨颈骨折术后康复期。

（5）肿瘤晚期严重恶病质患者。

（6）大手术后卧床不起或危重患者。

骨盆骨折、脊柱骨折、股骨颈骨折急性期。

操作步骤

（1）评估

1）患儿病情状况。

2）病房周围环境，注意保暖，保护患者隐私。

3）患儿的生活自理能力及活动情况。

4）检查便器表面有无破损、裂痕，便盆是否清洁干燥等。

（2）准备

1）护士：仪表端庄，衣帽整洁。

2）患儿：病情稳定。

3）环境：清洁、安静、安全。

4）用物：便盆、卫生纸、一次性横单、清洁手套、屏风。

（3）操作

1）洗手，戴口罩，戴清洁手套。

2）备齐用物至床旁。

3）核对患儿信息。

4）向患儿或家属解释。

5）床帘或屏风遮挡。

6）铺一次性横单于患儿臀部。

7）协助患儿褪裤至膝盖，注意保暖。

8）协助患儿抬高臀部将便盆置臀下，伤口疼痛等原因患者可先侧卧位再平卧位放入。

9）护理过程中，与患儿沟通，询问并观察患儿有无不适，以便及时处理。

10）将卫生纸置于患儿可及处。

11）患儿排泄完毕，协助清洁局部，观察排泄物性状，骶尾部皮肤情况，如有异常及时处理。

12）必要时收集粪便，及时送检。

13）协助患儿穿好裤子，安置舒适体位，观察患儿情况。

14）整理床单位，开窗通风，处理用物。

15）洗手，必要时记录。

指导要点

（1）若患儿要离床使用便盆，可将便盆放于床旁椅上。

（2）防止弄湿床单位。

注意事项

（1）注意保暖，注意患儿隐私。

（2）检查便盆表面有无破损、裂痕，便盆是否清洁干燥等。

（3）排便过程中，注意观察患儿精神状态，面色、呼吸、心率等。

（4）观察排泄物的性状、量等。

常见问题及处理

（1）因不适应床上排便，或长期卧床造成大便干结无法排出，在病情允许情况下改变体位，如将便盆放于床旁椅上进行坐位排便，逆时针按摩腹部等。必要时遵医嘱开塞露通便。

（2）少数患儿排便中因用力增加腹压，患儿出现呼吸急促，心率加快，安慰患儿，指导患儿保持情绪稳定，缓慢增加腹压，必要时予以氧气吸入，开塞露通便等。

（3）伤口疼痛不能忍受等原因，患者可先侧卧位，便盆贴于患者臀后，同时腰背后放置长条软枕，然后协助患者由侧卧位转为平卧位。

（4）肿瘤晚期严重恶病质、肌无力等患者局部皮肤极易破损，下肢烧伤植皮患者建议使用气垫式便盆。

51 外周静脉留置针置管术

目的

（1）为输液患儿保持静脉通道通畅，便于抢救、给药。

（2）减轻患儿反复静脉穿刺的痛苦。

适应证

需要留置外周静脉留置针的患儿。

禁忌证

（1）有创伤患儿伤口处不能留置。

（2）导管不能正常使用或出现并发症。

操作步骤

（1）评估

1）患儿的年龄、病情、意识状态、营养状态。

2）患儿的穿刺部位皮肤、血管状况、肢体活动度，了解外周静脉留置针使用既往史、心理状态及合作程度。

3）患儿输液治疗类型、周期、用药情况。

4）操作环境。

（2）准备

1）护士：仪表端庄，衣帽整洁。

2）患儿：穿刺部位皮肤完整、清洁，体位舒适。

3）环境：清洁、安静、安全、光线适宜。

4）用物：治疗车、型号适当的留置针、头皮针、无菌透明敷料、胶纸、安尔碘、止血带、弯盘、5ml针筒、棉签、10ml生理盐水1支（或一次性预充式导管冲洗器）。

（3）操作

1）洗手，戴口罩。

2）准备用物。

3）携用物至患儿床边，核对患儿信息。

4）协助患儿做好准备，取合适体位。向患儿及家长解释。

5）扎止血带（常规穿刺点上方6cm、年长儿嘱握拳），选择合适的穿刺部位，松止血带。

6）用安尔碘皮肤消毒：消毒度范围直径>8cm或大于敷料面积待干。

7）撕开透明敷贴膜外包装一角，待用。

8）扎止血带（40~120秒）：消毒范围以外，尽可能接近穿刺点。

9）再次用安尔碘消毒皮肤。

10）取出留置针并检查导管，松动外套管（左右转动针芯），针头斜面朝上，并旋紧肝素帽连接冲洗器，排尽导管内空气。

11）再次核对患儿身份。

12）穿刺：绷紧局部皮肤，穿刺点在消毒范围内1/2或2/3处以15°~30°的角度进针，直刺入血管，进针速度宜慢，见回血后降低角度（5°~10°）再进针0.2cm。

13）送管：右手固定针翼，将针芯撤出0.2~0.3cm，左手持针座送软管，将软管全部送入血管。

14）松止血带、嘱年长儿松拳。

15）抽出针芯，并丢弃在锐器盒内。

16）以穿刺点为中心，无菌透明敷贴无张力封闭式固定（敷贴要将隔离塞完全覆盖）。

17）延长管与导管呈 U 形固定：肝素帽高于导管尖端，与血管平行，Y 形接口朝外。

18）桥式固定肝素帽，透明敷贴贴上小胶纸，粘贴在隔离塞上，蓝色标签纸对折贴于夹子与肝素帽之间，并注明穿刺日期、时间、签名。

19）使用不含防腐剂的生理盐水注射器或导管冲洗器，确认导管留置的有效性。

20）根据需要静脉给药，或直接封管。

21）再次核对患儿信息。

22）安置患儿。

23）终末处理。

24）洗手，记录。

指导要点

（1）注意保护使用留置针的肢体，不输液时，也尽量避免肢体下垂姿势，以免由于重力作用造成回血堵塞导管。

（2）穿刺部位减少活动，防压、防水。

（3）如敷贴内部有渗血、渗液，贴膜卷边或污染，完整性受损时告知护士及时更换。

（4）如穿刺部位出现肿胀、疼痛等不适时及时告知护士。

（5）静脉留置针拔出后，穿刺点 24 小时保持干燥。

注意事项

（1）操作中严格执行查对制度和无菌技术。

（2）对能下地活动的患儿尽量避免在下肢留置。

（3）在触诊疼痛的区域、开放性伤口部位、有感染的肢体、受损伤的静脉（例如，青肿、外渗、静脉炎、硬化、索状或充血）以及进行过操作的部位，应该避免穿刺。

（4）选择血管时需要对脉搏及末端血液循环的情况进行评估。

（5）对使用留置针的肢体应妥善固定，尽量减少肢体活动，避免沾水。

（6）固定敷料应使用无张力粘贴方法，以防止医用粘胶性皮肤损伤（MARSI）的发生。

（7）静脉留置针一般可保留 3 ~ 4 天，婴幼儿可适当延长。

常见问题及处理

穿刺失败：向患儿家长表示歉意，更换部位重新穿刺。

52 留置针冲封管

目的

（1）冲洗导管内的残留药物。

（2）减少导管堵塞和感染风险，保证留置针的持续使用。

适应证

置入留置针的患儿。

禁忌证

（1）导管不通畅，如封管时遇到阻力者。

（2）导管不能正常使用或出现并发症。

操作步骤

（1）评估

1）评估患儿的病情、意识状态、合作程度。

2）评估导管的功能及穿刺部位皮肤情况。

3）评估操作环境。

（2）准备

1）护士：仪表端庄，衣帽整洁。

2）患儿：穿刺部位皮肤清洁，体位舒适。

3）环境：清洁、安静、安全。

4）用物：治疗车、治疗盘、安尔碘、无菌棉签、不含防腐剂的 0.9% 氯化钠、5ml 注射器（或一次性预充式导管冲洗器）、一次性头皮针、弯盘。

（3）操作

1）洗手，戴口罩。

2）准备用物。

3）携用物至患儿床边，核对患儿信息。

4）协助患儿做好准备，取合适体位。向患儿及家长解释。

5）对肝素帽或无针密闭输液接头进行消毒，至少 15 秒。

6）用内装生理盐水的注射器（或导冲器）与肝素帽或无针输液针头连接。

7）缓慢回抽。

8）见回血，立即用脉冲式（即推一下停一下）进行冲管。

9）剩余 0.5～1ml 封管液时持续正压封管，一边推封管液一边左右旋转拔针头（推注速度大于拔针速度）。

10）直至针尖留在肝素帽内少许时，先关闭小夹子（夹子靠近穿刺点），后拔出钢针，全程保持正压。

11）固定肝素帽或无针密闭输液针头。

12）再次核对患儿信息。

13）告知患儿及家长注意事项。

14）终末处理。

15）洗手，记录。

指导要点

（1）注意保护使用留置针的肢体，穿刺部位减少活动，防止穿刺点渗血，不输液时，也尽量避免肢体下垂姿势，以免由于重力作用造成回血堵塞导管。

（2）穿刺部位应避免潮湿、防水。

（3）如穿刺部位出现不适或疼痛感及时告知护士，切勿自行处理。

（4）更衣时，注意不要将导管勾出或拔出。

注意事项

（1）操作中严格执行查对制度和无菌技术。

（2）选择冲管液量时应考虑：导管类型和规格、患儿的年龄以及输液治疗的类型。

（3）外周血管通路装置使用 5ml 封管液，使用不含防腐剂的 0.9% 氯化钠进行封管。最小冲管液量为导管及附加装置的 2 倍，封管液量要求在导管及附加装置的内部容积的基础上再增加 20% 即可。

（4）当输注的药物与生理盐水不相容时，应先用 5% 葡萄糖注射液冲管，然后再用生理盐水封管。

（5）不可用任意大小的注射器以暴力冲洗任意血管通路装置。如遇到阻力或未见血液回流，需进一步采取措施（如检查封管夹是否夹闭或输液装置是否扭结、敷料有无移动等）。

（6）每次使用外周静脉短导管完毕后应立即封管，对于不进行间歇式输液的外周静脉短导管，可考虑 24 小时封管一次。

（7）使用正压封管技术，尽可能减少血液回流至血管通路装置内腔。

常见问题及处理

（1）遇到阻力或未见血液回流，应检查封管夹是否夹闭或输液装置是否扭结、敷料有无移动等。

（2）如确定导管堵塞，重新置管。

53 外周静脉穿刺敷料更换

目的

（1）保持敷料干净、清洁，促进患儿舒适。

（2）预防感染，延长留置时间。

适应证

置入留置针的患儿。

禁忌证

（1）患儿剧烈哭闹或躁动不安时。

（2）导管不能正常使用或出现并发症。

（1）评估

1）患儿的病情、意识状态、合作程度。

2）导管的功能及穿刺部位皮肤的情况。

3）评估操作环境。

（2）准备

1）护士：仪表端庄，衣帽整洁。

2）患儿：穿刺部位皮肤完整，体位舒适。

3）环境：清洁、安静、安全。

4）用物：安尔碘、无菌棉签、透明敷贴、胶布、弯盘。

（3）操作

1）洗手，戴口罩。

2）准备用物。

3）携用物至患儿床边，核对患儿信息。

4）协助患儿做好准备，取合适体位。向患儿及家长解释。

5）松解固定胶布。

6）采用 0° 或 180° 由外顺穿刺方向撕除旧的敷贴。

7）消毒皮肤：穿刺点轻轻按压 3 秒，由内向外，用力摩擦消毒两遍，消毒度范围直径 >8cm 或大于敷料面积待干。

8）撕除敷料背面离型纸，将敷贴中心对准穿刺点无张力放置。

9）塑形：用拇指和食指指腹捏导管突起部分及针座，排除空气，避免水汽产生。

10）抚平：用拇指由敷贴中心向边缘抚平，排除敷料内小空气，使敷料与皮肤充分黏合。

11）按压：从预切口处移除边框，同时按压透明敷料，边撕边按压。

12）白色隔离塞完全覆盖在敷贴下，延长管 U 形固定，Y 形接头向外，桥式固定法固定肝素帽。

13）肝素帽位置高于导管尖端且与血管平行，并注明更换敷料的日期、时间、签名。

14）再次核对患儿信息。

15）安置患儿。

16）告知患儿及家属注意事项。

17）终末处理。

18）洗手，记录。

指导要点

（1）注意保护使用留置针的肢体，穿刺部位减少活动，防止穿刺点渗血，不输液时，也尽量避免肢体下垂姿势，以免由于重力作用造成回血堵塞导管。

（2）穿刺部位应避免潮湿、防水。

（3）如敷贴卷边或污染、穿刺点有渗血，应及时告知护士更换，切勿自行处理。

（4）如敷贴部位发红或出现皮疹，患儿主诉不适时，及时告知护士。

注意事项

（1）操作中严格执行查对制度和无菌技术。

（2）每天观察穿刺点及周围皮肤的完整性。

（3）在更换敷料前，皮肤消毒剂应充分干燥。

（4）若如敷贴内部有渗血、渗液，贴膜卷边或污染，完整性受损时告知护士及时更换。

（5）敷贴应使用"无张力性粘贴"方法。

（6）更换敷贴时如果留置针脱出，不得再次被送入血管。

（7）消毒范围应大于敷料面积。

（8）不可使用有弹性或无弹性的卷绷带来保护任何类型的血管通路装置。

（1）导管脱出：向患儿及家属表示歉意，更换部位重新穿刺。

（2）敷贴松动，贴合不牢：让消毒液自然待干，重新固定。

54 肛门栓剂给药

目的

通过安全、有效的途径经肛门给药，达到治疗效果。

适应证

高热、便秘等需要肛门给药的患儿。

禁忌证

急腹症，消化道出血，严重心血管疾病，排便失禁，肛门、直肠、结肠等手术后。

操作步骤

（1）评估

1）患儿的病情、意识状态、合作程度。

2）评估肛周皮肤及黏膜情况、有无灌肠禁忌证。

3）评估操作环境。

（2）准备

1）护士：仪表端庄，衣帽整洁。

2）患儿：排便，协助患儿肛周清洁，取适宜的体位。

3）环境：清洁、安静、安全，关闭门窗，调节室温，遮挡患儿。

4）用物：治疗车、直肠栓剂、清洁手套、弯盘、卫生纸、防水巾单、屏风、便盆。

（3）操作

1）洗手，戴口罩。

2）准备用物。

3）携用物至患儿床边，解释用药目的及用药后需平卧的时间。

4）核对患儿信息及治疗信息。

5）提供遮挡物（围床帘或屏风）。

6）协助患儿将裤脱至膝部，取合适体位（左侧卧位使患儿腹肌放松，若无法左侧卧位可采取屈膝仰卧位），使臀部靠近床沿，将防水巾单垫于臀下。

7）戴手套，嘱患儿放松。

8）再次核对患儿信息和治疗信息。

9）暴露肛门，将栓剂塞入肛门，并用食指将栓剂沿直肠壁朝脐部方向送入 6 ～ 7cm。

10）左手捏紧臀部，压住肛门，保留至少 5 分钟，保持侧卧位 15 分钟，若栓剂滑脱出肛门，应予重新插入。

11）再次核对患儿信息。

12）脱下手套，安置患儿，整理床单位和用物。

13）终末处理。

14）洗手，记录。

（1）告知患儿家长肛门给药的注意事项。

（2）给药后指导患儿家长捏紧臀部，保留至少5分钟。

（3）指导家长观察患儿用药后情况。

注意事项

（1）严格执行查对制度。

（2）注意保护患儿隐私。

（3）若患儿不能侧卧，可根据实际情况给予合适的体位。

（4）对于意识不清或大便失禁的患儿，则加压5~10分钟，备便盆。

（5）观察并及时记录用药后反应。

（6）将医疗废弃物分类处理。

常见问题及处理

（1）肠道黏膜损伤：如有不适，暂停给药；轻者嘱全身放松，帮助其分散注意力，减轻痛苦；疼痛剧烈者，立即报告医生，予对症处理。

（2）肛周皮肤擦伤：暂停给药，立即报告医生处理，皮肤破溃时可立即用立灯照射治疗，同时以外科无菌换药法处理伤口。

55 PICC 敷料更换

目的

保持导管功能完好，减少相关并发症的发生。

适应证

PICC 置管后需要更换敷料者。

操作步骤

（1）评估

1）核对患儿身份。

2）病情及治疗情况（包括皮肤过敏史），心理状态，合作程度。

3）观察穿刺点及周围皮肤有无红、肿、热、痛，有无渗血、渗液，敷料有无潮湿、污染、脱落卷边情况，观察臂围、置管侧肢体活动情况。

4）观察导管外露长度，有无扭曲、打折，导管内有无回血，观察置管日期和换药日期。

5）评估健康教育的有效性，导管留置的必要性。

（2）准备

1）护士：衣帽整洁，洗手戴口罩。

2）患儿：安置患儿取舒适体位。

3）环境：清洁、安静、温度适宜。

4）用物：PICC 换药包（75% 酒精棉棒、1% 碘伏棉棒、无菌手套、透明敷料、无菌小纱布、免缝胶布等），清洁手套，酒精棉片，无针接头或肝素帽，10ml导管冲洗器，胶布，肝素封管液，免洗手消毒液。

（3）操作

1）洗手，戴口罩。

2）携用物至患儿床边，核对患儿信息。

3）协助患儿做好准备，取合适体位。向患儿及家长解释操作目的及流程。

4）更换肝素帽

①使用无菌技术打开无针接头或肝素帽外包装，10ml导管冲洗器预冲无针接头或肝素帽。

②卸下原无针接头或肝素帽，对导管接口进行消毒：用酒精棉片包裹导管接头用力摩擦消毒≥15秒。

③连接已预冲过的肝素帽及导管冲洗器。

④缓慢回抽，见回血，用生理盐水脉冲式方式进行冲管或0~10U/ml肝素液2~3ml正压封管。1.9F的PICC导管建议用肝素封管。

5）更换敷料

①撕去旧的敷料：以180°或0°方向由外向内逆导管方向撕除旧敷料，注意避免将导管脱出。

②再次观察导管外露长度，如导管内移，把导管拔至原刻度：如导管脱出，判断是否继续适用该导管，不得再把导管送入体内。

③洗手，打开换药包外包装，取出消毒液。

④先用酒精棉棒由内向外摩擦消毒3遍，避开穿刺点及导管，擦去残胶及污物，直径大于12cm。

⑤再用碘伏棉棒以穿刺点为中心由内向外摩擦消毒3遍，包括导管及导管连接部分。

⑥等待消毒液自然干燥。

⑦洗手，打开换药包内包装，戴无菌手套。

6）固定

①第一根无菌免缝胶带固定在连接器上。

②以穿刺点为中心，无张力粘贴透明敷料（轻放贴膜、导管塑形、由内

往外抚平）。

③第二根无菌免缝胶带呈蝶形交叉固定在透明敷料上。

④第三根免缝胶带横向固定在透明敷料和皮肤上。

⑤包裹，固定肝素帽。

7）粘贴标签在贴膜下方，标注更换敷料日期、导管外露长度、维护者签名。

8）终末处理。

9）脱手套，洗手。

10）记录。

注意事项

（1）严格遵循无菌技术操作原则。

（2）导管固定以不成角、患者舒适为原则，桥式固定到位。

（3）健康教育到位（维护时间，活动、洗澡方式，异常情况应对）。

（4）冲管、封管手法正确，使用 10ml 以上注射器。

（5）无菌透明敷料 5~7 天更换一次；若患者多汗应缩短更换间隔时间，纱布敷料或带有纱布敷料的透明敷料，应每 48 小时更换一次；穿刺点渗液、渗血，敷料发生松动、卷边、污染等情况应立即更换。

56 PICC 置管术

目的

（1）提供长时间静脉给药管道。

（2）减轻患儿频繁穿刺的痛苦。

（3）减少药物对外周静脉的刺激，可输注刺激性药物如化疗药、高渗营养液，高浓度电解质，钙剂等。

适应证

（1）需长期输液的患儿。

（2）需输注刺激性药物，腐蚀性或高渗透压的治疗者。

禁忌证

（1）确诊或疑似导管相关性感染，菌血症或败血症。

（2）患者的预置管部位不能完成穿刺或固定。

（3）预置管位置有放射史，血管外科手术史，外伤史，静脉血栓史，动静脉瘘，肢体肿胀者。

（4）有严重出血性疾病，严重凝血障碍者。

（5）上腔静脉压迫症。

操作步骤

（1）评估

1）核对置管医嘱。

2）核对患儿身份。

3）患儿的病情、治疗方案、实验室检查（血常规、出凝血时间等）、过敏史。

4）穿刺部位有无感染或损伤。

5）心理状况和合作程度。

（2）准备

1）护士：衣帽整洁，戴口罩，洗手。

2）患儿：平卧位，穿刺侧肢体外展90°，必要时排尿、镇静

3）环境：整洁、温度适宜。

4）用物：型号适合的 PICC 导管，PICC 穿刺包（隔离衣、无粉手套、消毒器具、大小治疗巾、洞巾、纱布、剪刀），血管鞘包（塞丁格穿刺组套），超声包（耦合剂、导针器、无菌薄膜套、橡皮筋），血管超声仪，1ml、10ml、20ml 注射器各一副，生理盐水，2% 利多卡因，75% 酒精，1% 碘伏，肝素帽，明胶海绵，弹力绷带，必要时备肝素盐水。

（3）操作

1）洗手戴口罩。

2）携用物至患儿床边，核对患儿信息。

3）协助患儿做好准备，取合适体位。向患儿及家长解释操作目的及流程。

4）选择静脉和穿刺点。

①在预期穿刺部位 10cm 以上扎止血带。

②选择穿刺静脉：首选贵要静脉，血管超声仪评估患者血管。

③选择穿刺点，做好标记，松开止血带。

5）测量定位

①术侧手臂外展 90°。

②测量置入长度：测量穿刺点至对侧胸锁关节的外侧缘的距离。

③测量臂围：肩峰至尺骨鹰嘴中点，儿童应测量双臂围。

④记录所测数据。

6）消毒

①打开 PICC 穿刺包。

②戴无菌手套。

③助手协助倾倒消毒液，抬高穿刺侧手臂。

④75% 酒精摩擦消毒皮肤 3 遍：以穿刺点为中心，由内向外，整手臂消毒。

⑤1% 碘伏摩擦消毒皮肤 3 遍：以穿刺点为中心，由内向外，整手臂消毒。

⑥脱手套，洗手，待消毒液自然干燥。

7）建立无菌区域

①穿无菌隔离衣，戴无菌无粉手套。

②建立最大化无菌区域：手臂下铺无菌巾，前臂包裹无菌巾，全身铺大单，穿刺点铺洞巾。

③无菌薄膜套包裹超声探头，妥善放置。

8）穿刺前准备

①按使用顺序将穿刺物品按序放置，抽取生理盐水，利多卡因。

②分别预冲连接管，减压套筒，肝素帽，PICC 导管，润滑亲水性导丝，观察导管完整性。

③浸润导管外部，使导管充分浸泡于生理盐水当中。

④扎止血带，嘱患者握拳，使静脉充盈。

9）超声引导穿刺法。

①选择合适导针架，安装穿刺针。

②穿刺部位涂无菌耦合剂。

③一手固定探头，一手持穿刺针，眼睛注视超声屏幕，快速穿刺。

④穿刺成功一手继续固定探头，一手顺穿刺针放入导丝。

⑤分离穿刺针与导针架，松止血带。

⑥撤除穿刺针，保留导丝在原位。

⑦局部麻醉，解剖刀沿导丝方向扩皮或使用顿性分离扩皮。

⑧沿导丝送入血管鞘，注意保留导丝尾端在血管鞘外，轻轻旋转送入使其完全进入血管。

⑨分别预冲无针输液接头，PICC 导管，润滑亲水性导丝，并轻捏导管头端，激活导管瓣膜，观察导管完整性，生理盐水浸润导管外部。

⑩拧开血管鞘上的锁扣将扩张器和导丝一起拔出，同时用大拇指堵住血管鞘出口。

10）送管

①将导管经血管鞘缓慢，匀速送入静脉，接近腋下时，嘱患者将头转向穿刺侧，并低头使下颌贴近肩部，导管进入测量长度后，头部恢复原位。

②送导管至所需长度，抽回血观察通畅程度，脉冲式冲管。

③撤出插管鞘，撕裂插管鞘，核对插入长度至预测长度。

④助手使用超声探头探查颈内血管，排除导管颈内异位。

⑤妥善固定导管。

⑥拍片定位，导管宜放置位于上腔静脉下 1/3 处（最佳位置在上腔静脉与右心房交界处）。

11）修剪安装导管

①重新消毒皮肤及外露导管，修正导管位置。

②抽出导丝，体外 5cm 处剪断导管，注意不要剪出斜面或毛躇。

③预冲连接管、减压套筒，将减压套筒套到导管外，导管连接到连接器翼型部分的金属柄，翼型部分的倒钩和减压套筒上的沟槽对齐，锁定两部分。

12）冲管与封管

①连接肝素帽。

②生理盐水脉冲式冲管，正压封管。

13）固定

①穿刺点上方放置明胶海绵或小纱布，透明敷料固定导管。

②妥善固定敷料外导管：导管固定以不成角，患者舒适为原则。

③标签注明时间、导管外露长度，签名。

14）整理用物

①终末处理。

②脱手套，洗手。

15）记录

①导管维护卡记录：导管名称、型号、规格、置入日期、臂围、穿刺的静脉、置入长度、外露刻度、导管头端位置。

②护理记录：记录置入导管的长度、外露长度、X 线片显示的导管尖端位置；导管的名称、型号、规格；所穿刺的静脉的名称、臂围；穿刺过程描述（是否顺利、患者的任何不适主诉等）；并发症的预防措施。

③导管条码粘贴在同意书、护理记录单、高值耗材同意书、高值耗材登记本。

指导要点

（1）置管后活动指导：24 小时内手指活动为主，24 小时后以手臂舒缩为主，避免过伸运动和提起重物，及时发现并处理穿刺点出血及穿刺手臂肿胀。

（2）导管维护应由经过培训的护理人员完成，无菌透明敷料 5～7 天更换一次；若患者多汗应缩短更换间隔时间，纱布敷料或带有纱布敷料的透明敷料，应每 48 小时更换一次。穿刺点渗液、渗血，敷料发生松动、卷边、污染等情况应及时更换。

（3）每天评估导管并发症，穿刺点有无红、肿、热、疼，周围皮肤有无皮疹、瘙痒，敷料有无松脱、污染，肢体有无麻木、肿胀、功能障碍，导管内有无回血，外露长短有无变化。

（4）洗澡时避免 PICC 敷料处进水，可以用保鲜膜缠绕覆盖，外包裹毛巾以遮挡。

（5）非耐高压导管禁止高压注射泵推注造影剂。

（6）告知医院联系方法，紧急情况的处理，如导管滑出、断管。

注意事项

（1）经过培训合格的 PICC 专业人员进行操作。

（2）严格遵循无菌操作原则。

（3）穿刺时注意手眼合一。

（4）冲封管手法正确，禁止使用 10ml 以下注射器冲封管，双腔导管需两腔均冲、封管。

（5）置管后 24 小时更换敷料，以后维护间隔时间最长不超过 7 天，有渗血、潮湿、敷料卷边及时更换。

57 PICC 冲封管

目的

（1）评价导管的功能。

（2）保持 PICC 通畅，减少导管堵塞和感染风险。

（3）冲洗导管内残留药物，防止药物产生配伍禁忌。

适应证

留置 PICC 导管患者

操作步骤

（1）评估

1）患儿的病情，治疗计划、冲洗周期。

2）PICC 导管并发症的观察。

3）心理状况和合作程度。

（2）准备

1）护士：衣帽整洁，洗手，戴口罩。

2）患儿：安置舒适体位，暴露穿刺点。

3）环境：整洁，温度适宜。

4）用物：酒精棉片（或安尔碘消毒液），10ml 导管冲洗器（必要时备 0~10U/ml 肝素盐水）。

（3）操作

1）洗手，戴口罩。

2）携用物至患儿床边，核对患儿信息。

3）协助患儿做好准备，取合适体位。向患儿及家长解释操作目的及流程。

4）治疗开始

①酒精棉片包绕无针接头或肝素帽用力摩擦消毒≥15秒。

②连接10ml导管冲洗器或10ml生理盐水注射器，缓慢回抽见回血，立即脉冲方式冲洗导管。

③连接输液器进行输注。

5）治疗结束

①连接10ml导管冲洗器或10ml生理盐水注射器脉冲方式冲洗导管。

②正压封管，当注射到最后0.5～1ml生理盐水时，边推边撤注射器，推注速度大于撤除速度（必要时用0～10U/ml肝素盐水2～3ml正压封管）。

③包裹肝素帽，妥善固定。

6）终末处理，洗手，记录。

指导要点

1）脉冲式冲洗法：注射器"推-停-推-停"，每次0.5～1ml。

2）正压封管法：封管液还有0.5～1ml时，边推边往后撤注射器，推注速度大于撤除速度。

3）冲洗的整个过程中，密切观察患儿有无胸闷、胸痛及导管接口处有无渗液等现象。

注意事项

1）经PICC输注药物前应通过回抽血液来评估导管功能，遇到阻力或者抽吸无回血，应进一步确定导管的通畅性，不应强行冲洗导管。

2）PICC的冲管和封管应使用10ml及以上的注射器。

3）给药前后宜用生理盐水脉冲式冲洗导管，在采血、输血、输注肠外营养液及高黏滞性药物后，应立即用 10～20ml 生理盐水进行脉冲式冲管。

4）冲管液的量：常规使用 10ml 预充式导管冲洗器或无防腐剂的 10ml 生理盐水脉冲式冲洗管腔，限制用水量的患者使用最小冲管液量相当于导管系统内部容积的两倍包括附加装置。

5）封管液的量：应用导管加延长管容积 2 倍的生理盐水或肝素盐水。

6）治疗间歇期 PICC 应至少每周冲、封管一次。

7）持续给药期间，每 8～12 小时冲管一次；建议使用微量泵或化疗泵推注，速度大于 3ml/h。

58 静脉输液港插针

目的

（1）建立静脉通路，保护外周静脉。

（2）保持输液港功能完好，减少相关并发症的发生。

适应证

（1）需要长期输液。

（2）需要输注化疗药物、肠外营养液、有刺激性或高渗性药物。

禁忌证

输液港港座处皮肤有感染、破损等。

操作步骤

（1）评估

1）患儿的年龄、心理状况、配合程度、健康教育的有效性。

2）确认患儿前一次维护时间。

3）患儿体型、输液港底座是否在位、翻转；穿刺部位皮肤有无红、肿、热、痛、皮疹、渗液等现象、皮下脂肪厚度、同侧肢体活动情况；有无消毒液过敏。

4）患儿的病情、凝血状态及治疗情况。

5）解释操作目的及注意事项，取得配合。

6）根据患者体型选择无损伤针型号。

（2）准备

1）护士：仪表端庄，衣帽整洁，洗手，戴口罩。

2）患儿：取平卧位、充分暴露输液港穿刺部位。

3）环境：整洁、光线充足、温度适宜。

4）用物：无损伤针、中心静脉换药包（10cm×12cm透明敷贴、无菌手套、免缝胶带、75%酒精棉棒、1%碘伏棉棒、酒精棉片、无菌棉片）、肝素帽、无菌纱布、一次性头皮针（无针接头不需要）生理盐水10ml×2支、20ml注射器2个）、免洗手消毒液。

（3）操作

1）洗手、戴口罩，携带用物至患儿床边。

2）核对患儿信息。

3）协助取平卧位，暴露穿刺部位皮肤。

4）洗手。

5）打开中心静脉换药包外层。

6）消毒皮肤：75%酒精棉棒从注射座中心向外周顺时针与逆时针方向

交替清洁皮肤 3 遍，直径大于 12cm，清除胶布残胶。

7）1% 碘伏棉棒同法螺旋式消毒 3 遍，自然待干。

8）洗手。

9）打开中心静脉换药包内层。

10）放入无损伤针、肝素帽、无菌纱布、20ml 注射器 2 副、一次性头皮针（无针接头不需要）。

11）打开生理盐水。

12）戴无菌手套。

13）抽吸生理盐水预冲肝素帽及无损伤针。

14）非主力手触诊，确认注射座边缘，拇指、食指、中指固定注射座，做成等边三角形，另一手持无损伤针针翼，从三指空隙中心处垂直刺入皮肤，穿过隔膜，到达储液槽底部，不可用力过猛，形成针尖倒钩。

15）抽回血 1 ~ 3ml 丢弃。

16）脉冲式冲管、正压封管。

17）无损伤针针翼下适当垫纱布保持针头平稳，不遮挡穿刺点。

18）透明敷料固定（以穿刺点为中心、无张力固定）。

19）连接肝素帽。

20）妥善固定延长管（桥式固定）。

21）贴标签，注明无损伤针穿刺日期、时间、操作者。

22）安置患者。

23）终末处理。

24）脱手套，洗手。

25）记录。

指导要点

（1）术侧肢体避免负重，避免剧烈活动。

（2）避免重力撞击输液港部位、避免俯卧位睡眠。

（3）治疗期间无损伤针 7 天更换，治疗间歇期输液港 4 周维护一次。

（4）严禁高压注射造影剂（耐高压港体除外），防止导管破裂。

（5）保持局部皮肤清洁干燥，防感染。

注意事项

（1）严格执行无菌技术操作。

（2）必须使用无损伤针穿刺输液港，垂直插入，动作轻柔。

（3）注射、给药前应抽回血确认位置。

（4）输血、抽血、输注脂肪乳、TPN 等高黏滞性的物质后应立即用 20ml 生理盐水脉冲方式冲管。

（5）禁止使用小于 10ml 的注射器冲管，不可暴力冲管。

（6）非耐高压输液港禁止推注造影剂。

常见问题及处理

（1）输液港无回血：确认无损伤针穿刺位置正确，改变体位，拍背或嘱患儿咳嗽；增加生理盐水冲注量。

（2）输液港相关性感染：严格无菌操作，无损针定期更换，保持港体周围皮肤干燥、清洁。

（3）药液外渗：按规定使用配套的无损伤针；注射、给药前应抽回血确认导管通畅；敷料不要遮盖穿刺点；加强巡视及时发现药液外渗，根据外渗药物性质采取措施。

（4）导管阻塞：按操作规范冲封管，每周更换无损伤针，休疗期 4 周冲管一次。发现导管阻塞先确认无损伤针穿刺位置正确，排除导管打折，排除药物堵管，可以使用尿激酶溶栓处理。

（5）导管脱落或断裂：立即联系医生取出脱落或断裂的导管。

（6）导管夹闭综合征：减少上肢活动，避免术侧肢体负重，必要时拆除输液港。

59 静脉输液港敷料更换

目的

减少输液港相关感染的发生。

适应证

（1）容易出汗的患者。

（2）输液港穿刺处渗血、渗液。

操作步骤

（1）评估

1）评估患儿的病情、年龄、局部皮肤情况，无损伤针插针时间，无损伤针是否在位，管路是否通畅。

2）评估患儿心理状况及理解程度。

3）解释操作目的及注意事项，取得配合。

（2）准备

1）护士：衣帽整洁，洗手，戴口罩。

2）患儿：取平卧位。

3）环境：整洁、温度适宜。

4）用物：中心静脉换药包（10cm×12cm透明敷贴、无菌手套、免缝胶带、75%酒精棉棒、1%碘伏棉棒、酒精棉片、无菌棉片）、无菌纱布、免洗手消毒液。

（3）操作

1）个人准备，洗手，戴口罩，携带用物至患儿床边。

2）核对患儿信息。

3）协助患儿取平卧位，暴露穿刺部位皮肤。

4）清除旧敷料，注意保护无损伤针。

5）洗手。

6）打开中心静脉换药包外层。

7）消毒皮肤及无损伤针，以输液港为中心，由内而外顺时针与逆时针交替螺旋式消毒，用酒精棉棒消毒3遍，直径范围大于12cm，清除胶布残胶。

8）用碘伏棉棒消毒3遍，直径范围大于12cm，待干。

9）洗手。

10）打开中心静脉换药包内层，放入无菌纱布。

11）戴无菌手套。

12）无损伤针针翼下垫无菌纱布。

13）以无损伤针为中心，透明敷料无张力固定。

14）免缝胶带固定延长管。

15）贴标签，注明无损伤针插针日期，敷料更换时间、操作者。

16）安置患儿。

17）终末处理。

18）脱去手套，洗手。

19）记录。

注意事项

（1）严格无菌操作，无损伤针及延长管擦拭到位。

（2）动作轻柔，避免针头脱出泵体。避免纱布遮盖穿刺点。

（3）常规7日更换敷料及无损伤针。

（4）如果敷料潮湿，卷边，穿刺处渗液渗血时，随时更换。

常见问题及处理

（1）局部皮肤红肿、感染：拔除无损伤针，停止从输液港输液，处理局部感染，关注是否发生导管相关性血流感染。

（2）无损伤针脱出：评估无损伤针完整性及穿刺处皮肤，更换无损伤针，重新按操作流程进行插针。

60 静脉输液港拔针

目的

（1）撤除到期的无损伤针。

（2）撤除治疗结束或发生并发症的无损伤针。

操作步骤

（1）评估

1）患儿的治疗情况，出凝血情况，局部皮肤状况。

2）无损伤针留置时间。

3）患儿的病情、年龄、心理状况、配合程度。

4）解释操作目的及注意事项，取得配合。

（2）准备

1）护士：仪表端庄，衣帽整洁，洗手，戴口罩。

2）患儿：取平卧位。

3）环境：整洁、温度适宜。

4）用物：10ml 生理盐水注射器或导管冲洗器、肝素注射液 3~5ml（100U/ml）、无菌棉签、安尔碘消毒液、无菌纱布、清洁手套、无菌敷料、免洗手消毒液。

（3）操作

1）个人准备，洗手，戴口罩，携带用物至患儿床边。

2）核对患儿信息。

3）协助患儿取平卧位，暴露无损伤针穿刺部位。

4）10ml 生理盐水注射器脉冲式冲管，肝素注射液正压封管（2 岁以下不超过 3ml）。

5）撕除敷料：①松解胶带；② 0° 牵拉松动贴膜边缘；③ 180° 逆导管方向揭去贴膜；④观察穿刺点情况，是否有红、肿、热、痛等感染症状。

6）洗手。

7）安尔碘消毒皮肤 2 遍，由内而外，清除敷料残胶。

8）戴清洁手套。

9）非主力手拇指、食指、中指固定注射座，做成等边三角形，另一手持无损伤针针翼，用力均匀，垂直缓慢拔出无损伤针。

10）无菌纱布按压穿刺点至血止。

11）检查针头是否完整、是否有异常。

12）安尔碘消毒穿刺点皮肤。

13）无菌敷料封闭穿刺点 24 小时。

14）终末处理。

15）脱手套，洗手。

16）记录。

指导要点

（1）拔针前，查看蝶翼针留置时间和输液计划是否完成。

（2）拔针后，用纱布及贴膜覆盖针眼周围，密闭 24 小时。

（3）检查蝶翼针完整性、有无倒钩等损伤穿刺座。

（4）保持港体局部皮肤清洁干燥。

注意事项

（1）严格执行无菌技术操作。

（2）用力均匀，缓慢拔出无损伤针，防止针刺伤。

（3）无菌敷料保留 24 小时。

（4）评估针眼处有无感染迹象。

61 静脉采血

目的

（1）通过静脉安全有效地留取血液标本，协助诊断。

（2）为诊断病情及治疗提供依据。

适应证

留取血液标本的患儿。

禁忌证

心导管术前严禁右侧股静脉穿刺。

操作步骤

（1）评估

1）患儿的年龄、病情、治疗情况、意识状态及配合程度，肢体活动能力。

2）患儿的穿刺部位、穿刺部位皮肤，静脉的充盈度及管壁弹性。

3）对血标本采集的了解（是否需要空腹）、认识程度及合作程度。

4）解释抽血的目的、注意事项，取得配合。

（2）准备

1）护士：仪表端庄，衣帽整洁。

2）患儿：采血部位皮肤清洁，体位舒适。

3）环境：清洁、安静、安全、宽敞、明亮。

4）用物：采血器、止血带、安尔碘（必要时备 75% 酒精）、棉签、棉球、真空采血管、免洗手消毒液、治疗车、一次性垫巾。

（3）操作

1）洗手，戴口罩，必要时戴手套。

2）备齐用物。

3）核对患儿信息。

4）核对采血条码（姓名、性别、年龄、项目等）。

5）根据患儿年龄病情选择合适的采血部位如：肘静脉、颈静脉、腹股沟静脉等，协助患儿采用舒适的姿势，并露出适宜的采血部位。

①肘前窝穿刺：伸直手臂，暴露抽血处。在采血部位上 5cm（新生儿 2～3cm）左右处扎止血带。

②股静脉穿刺：患儿仰睡，腿成青蛙式。

③颈外静脉穿刺：在患儿肩下垫软枕，后仰，将头转向对侧并固定。

6）用安尔碘消毒皮肤 2 次，范围直径不少于 5cm×5cm（新生儿 3cm×

3cm），待干。

　　7）再次核对患儿信息。

　　8）撕开采血器外包装，取下采血器护针帽。

　　9）进针插入静脉，如果针头见有回血，则固定针栓抽取所需血量。

　　①肘前窝穿刺、颈外静脉穿刺：针尖斜面朝上，绷紧皮肤，呈15°～30°进针。

　　②股静脉穿刺：右手持空针，在股动脉搏动部位内侧0.5cm穿刺，针尖和皮肤呈直角刺入。

　　10）抽取所需血量后，（松开止血带），以干棉球按压穿刺点，拔出针头。

　　11）根据血标本要求将血慢慢注入试管。（如为抗凝标本，将试管轻轻颠倒，混匀5～8次）。

　　12）安置患儿，观察患儿情况。

　　13）核对患儿信息、标本。

　　14）用物处理，洗手，记录。

　　15）血液标本分类并及时送检。

指导要点

　　（1）告知患儿家属静脉采血的注意事项。

　　（2）指导患儿及家属摆正体位，露出穿刺部位，保持稳定，以便采血。

　　（3）嘱家长持续压迫针孔5～10分钟，勿揉针眼处，以免穿刺部位淤血。

注意事项

　　（1）晨起空腹时是大部分血液标本采集的最佳时间。

　　（2）若患者正在进行静脉输液、输血，不宜在同侧手臂采血。

　　（3）静脉采血时，避免空气注入形成气栓，造成不良后果。

　　（4）采血过程中，应控制采血力度，避免大力抽拉针栓，以免造成溶血，影响检验结果。

（5）血管滑动不易固定时可用拇指和食指将皮肤绷紧固定血管。

（6）扎止血带时间应控制在 2 分钟内，避免造成末梢循环不畅及检验结果误差。见回血后即可去除止血带。

（7）抽血时，将导管与输液袋连接前可以先引入留置的静脉装置，但并不推荐。

（8）应防止血标本溶血：造成溶血的原因有注射器和容器不干燥，不清洁，针尖过细；压脉带捆扎时间太长，淤血过久；穿刺不顺损伤组织过多；抽血速度太快；血液注入容器时未取下针头或用力推出产生大量气泡；抗凝血用力振荡；离心机速度过快等。

（9）抗凝血类标本，需立即轻轻颠倒混匀 8 次；凝血标本采集后在室温保存，2 小时内送检。

（10）血培养采集后立即送检，最好 2 小时内送达实验室，生化项目标本采集后室温保存，1 小时内送检（监测血糖标本要求 0.5 小时内送检）；免疫项目标本采集后 4 小时内送检。

（11）标本不能及时检测或需保留以复查时，一般应存放于 4～6℃冰箱，双侧血培养置于室温下暂存。

（12）采血后按压肘窝静脉时不宜曲臂；股静脉、颈静脉等大静脉处采血后按压时间较长，一般为 10～15 分钟。

常见问题及处理

（1）采血后发生眩晕，可让其平卧休息片刻，即可恢复，必要时可嗅吸芳香氨酊，按压人中及合谷等穴位，若因低血糖诱发眩晕，可立即静脉注射葡萄糖或嘱口服糖水即可。如有其他情况，应立即通知医生共同处理。

（2）采血发生晕针时立即拔针，停止采血，平卧患儿，移至空气新鲜、流通处，予安慰患儿及家长，必要时吸氧，口服或静脉注射葡萄糖液，并做好保暖。

（3）穿刺时有进皮肤针眼和进血管针眼，拔针时应按压进空管处。局部血肿及瘀血：局部血肿多由穿刺过程中静脉后壁造成损伤或采血后按压方式不正确所致。应指导患儿或家长正确进行按压，包括按压手法、按压时间等。如果发生血肿，应立即冷敷以减轻出血情况，48小时后换成热敷以促进血肿的吸收。

（4）如抽出鲜红色血液，回血压力高，提示为股动脉。在回抽所需血量后，拔出针头，紧压穿刺处 10～15 分钟，直至无出血为止。

62 动脉采血

目的

抽取动脉血液标本，进行血液气体的分析，以协助诊断和治疗。

适应证

（1）对呼吸功能不全和酸碱失调的诊断与治疗提供依据。

（2）对于呼吸功能障碍者、呼吸衰竭的患儿，指导呼吸机参数的调整。

（3）使用机械通气、心肺复苏后患儿的继续监测。

禁忌证

对于有出血倾向的患儿慎抽动脉血。

操作步骤

（1）评估

1）患儿的年龄、病情、治疗情况、意识状态及肢体活动程度、凝血常规、生命体征。

2）患儿用氧情况或呼吸机使用情况。

3）穿刺部位的皮肤情况和血管状况。

4）家属对于动脉血标本采集的认知及合作程度。

5）解释采集动脉血的目的、方法、临床意义及注意事项，取得配合。

（2）准备

1）护士：仪表端庄，衣帽整洁。

2）患儿：患儿采血部位皮肤清洁，体位舒适。

3）环境：清洁、安静、安全、光线适宜，必要时用围帘或屏风遮挡。

4）用物：安尔碘消毒液，无菌棉签、棉球、真空采血针（试管），或5ml一次性注射器、橡胶塞（淡肝素钠1ml在注射器内壁均匀转动后排出）、弯盘、一次性垫巾。

（3）操作

1）洗手，戴口罩，必要时戴手套。

2）备齐用物。

3）核对患儿信息。

4）核对采血条码（姓名、性别、年龄、项目等）。

5）根据患儿的年龄和病情选择合适的采血部位如：桡动脉、股动脉、肱动脉等，协助患儿采取舒适的姿势，并露出适宜的采血部位：

①桡动脉：绷紧前臂掌侧腕关节上2cm皮肤，使患儿手掌背曲呈反弓状，在手腕部的第二、三横纹处摸到搏动处（新生儿宜选用）。

②股动脉：患儿仰睡，腿成青蛙式。

③肱动脉：上肢自然伸直、放平，手掌朝上，在肘窝横上偏内的肱动脉搏动处。

6）用安尔碘消毒穿刺部位皮肤2次，范围>5cm（以动脉搏动点最强处为圆心），待干。

7）安尔碘消毒操作者左手的食指及中指。

8）再次核对患儿信息。

9）拔去真空采血针或 5ml 注射器的针帽备用。

10）左手的食指及中指摸到动脉搏动并固定好，穿刺入动脉，穿刺成功后固定针栓，获取所需血量。

①头皮动脉穿刺：左手拇指、食指固定所选穿刺动脉两端（一般选择颞浅动脉在颞部和顶部的分支），用力绷紧血管，右手持针柄，与皮肤呈 10°～15° 角进针穿刺。

②桡动脉穿刺：持头皮针于第二横纹桡侧 1/4 处（动脉搏动点）15°～30° 角进针穿刺。

③肱动脉穿刺：以触摸肱动脉最明显处，右手持针与皮肤呈 20°～30° 角进针穿刺。

④股动脉穿刺：右手持空针，在股动脉搏动点上方垂直进针，或与动脉走向呈 45° 角进针穿刺。

⑤足背动脉穿刺：穿刺点定位为足背部大踇趾和第二趾中间至足弓连线的二分之一处，使穿刺侧下肢呈屈曲状态，护士左手固定患儿穿刺侧足部，右手持采血针以 15°～30° 角向心方向穿刺。

11）抽取所需血量后，拔出针头，将注射器针尖插入橡皮塞内，以干棉球压迫穿刺点至少 10～15 分钟，勿揉，根据病情可适当延长按压时间。

12）将试管或针筒内的血液与肝素充分混合，防止凝血。

13）安置患儿，观察患儿情况。

14）核对患儿信息，标本。

15）及时送检，终末处理，并记录。

指导要点

（1）向家属解释动脉采血的目的、注意事项。

（2）指导患儿及家属摆正、固定好体位，露出穿刺部位，以便采血。

（3）嘱家属按压穿刺部位 5～10 分钟，勿揉搓。

注意事项

（1）严格无菌操作，以防感染。

（2）做血气分析检查时，取血量不低于 0.5ml。

（3）采集的动脉血标本必须严格隔绝空气，一旦接触空气，可 PaO_2 和 $PaCO_2$ 改变而无测定价值。

（4）消瘦或者不配合穿刺者，不宜选择桡动脉穿刺，因桡动脉解剖位置表浅，皮下组织少，易穿到骨膜，骨膜上有较丰富的血管和神经，对疼痛敏感性高。

（5）血液必须抗凝，以防血气分析分析仪中管道被堵塞，抗凝剂应使用肝素。

（6）送检时应记录患儿当时血红蛋白（Hb）浓度，检测时应输入患儿的实际 Hb 浓度，因在计算 BEb、SB 等参数时，与 Hb 值有关。

（7）操作中护士因观察患儿的反应，当患儿出现不适时，应根据情况进行处理。

（8）动脉穿刺后，穿刺部位应按压 5～10 分钟，按压时稍用力，禁止环揉和热敷。

（9）采血结束后及时送检，如 10 分钟内不能进行测定，需放在 1～5℃ 的环境中保存，时间不宜超过 2 小时，测定时在室温中放置数分钟，并充分混均，减少误差。

常见问题及处理

（1）皮下血肿：如果血肿轻微，应观察肿胀范围有无扩散，若肿胀局限时，暂不处理，若肿胀加剧时应使用 50% 硫酸镁溶液湿敷；压迫止血无效时，可以加压包扎，或用小沙袋压迫止血 10 分钟左右，直到不出血为止；血肿发生后 24 小时内采用冷敷，使局部血管收缩利于止血，24 小时后采取热敷，促进局部血液循环有利于血肿吸收。

（2）感染：发生感染，遵医嘱使用抗生素。

63 血培养采集

目的

（1）检查血液中是否有细菌存在。

（2）确定血液中存在的菌种，可作为用药治疗的依据。

（3）做抗生素的敏感试验。

（4）确定患儿病情的进展程度。

适应证

（1）菌血症：患儿出现发热（≥38℃）或低温（≤36℃），或寒战；白细胞计数增多（计数>10.0×10^9/L，中性粒细胞增多；或白细胞计数减少（计数<3.0×10^9/L）；有皮肤黏膜出血、昏迷、多器官衰竭、休克等全身感染症状体征，具备其中之一，又不能排除细菌、真菌血流感染的，就应进行血培养。

伴有以下情况之一时，应立刻进行血培养：医院获得性肺炎；留置中心静脉导管、PICC等血管导管>48小时；有免疫功能缺陷伴全身感染症状。

（2）感染性心内膜炎：凡原因未明的发热，持续在1周以上，伴有心脏杂音或心脏超声发现赘生物，或原有心脏基础疾病、人工心脏瓣膜植入患者，均应多次进行血培养检测。

（3）导管相关血流感染：患儿带有血管内导管超过1天或者拔除导管未超过48小时，出现发热（>38℃）、寒战或低血压等全身感染表现，不能除外由血管内导管引起感染可能的，应多次进行血培养检测。

禁忌证

血培养不宜抽取动脉血。

（1）评估

1）患儿的年龄、病情、意识状态及配合程度。

2）评估患儿的治疗、用药情况。

3）患儿穿刺部位皮肤，血管状况和肢体活动度。

4）家属对于采血的认知程度及合作程度。

5）解释采血的目的、方法、临床意义、注意事项，取得家属的配合。

（2）准备

1）护士：仪表端庄，衣帽整洁，洗手，戴口罩。

2）患儿：采血部位皮肤清洁，体位舒适。

3）环境：清洁、安静、安全、光线适宜，温湿度适宜，必要时屏风遮挡。

4）用物：10ml 注射器、一次性静脉输液针、安尔碘、75% 酒精、2 根止血带、2 个血培养瓶、血条码、弯盘、无菌棉签、棉球、无菌手套、免洗手消毒液。

（3）操作

1）贴采条码：双人核对医嘱、血条码及血培养瓶，无误后贴采条码于血培养瓶外壁上。

2）核对：携用物至患儿床旁，核对患儿腕带及床头卡床号、姓名、住院号与条码是否一致，向患儿及家属说明标本采集的目的及配合方法。

3）选择静脉：根据患儿的年龄选择合适的采血部位（见静脉采血），协助患儿采取舒适姿势，露出采血部位。

4）洗手，戴手套。

5）扎止血带：用止血带扎在在采血部位上方 5cm（新生儿 2～3cm）左右处。

6）皮肤消毒：安尔碘消毒皮肤 2 次待干（以穿刺点为中心，螺旋式用力由内向外直径达 5cm 以上）。

7）撕开无菌注射器外包装，接上一次性静脉输液针备用，将血培养瓶的瓶盖打开，用 75% 酒精消毒橡皮塞，待消毒剂完全干燥。

8）再次核对患儿的信息。

9）采血

①穿刺：取下一次性静脉输液针护针帽，按静脉注射法行静脉穿刺。

②采血：见回血，固定针柄抽取所需血量（儿童 1～3ml，婴儿 0.5～1ml），松开止血带，迅速拔出针尖，以棉球局部按压针眼。

10）再次用 75% 酒精消毒橡皮塞，待消毒剂完全干燥。

11）排尽注射器内空气，取下静脉输液针，更换新针头注入血培养瓶，轻轻颠倒混匀以防止凝固。

12）更换针尖及无菌注射器，在对侧肢体再次按照上述步骤消毒皮肤及血培养瓶、进针。

13）脱手套，再次核对，确认采血时间并立即送检。

14）注意穿刺部位皮肤有无血肿及出血，及时处理。

15）整理患儿床单位，处理用物，洗手、记录。

指导要点

（1）告知患儿家属采血的注意事项。

（2）指导患儿及家属摆正体位，露出穿刺部位，保持稳定，以便采血。

（3）嘱家属持续压迫针眼 5～10 分钟，勿揉针眼处，以免穿刺部位淤血。

注意事项

（1）严格执行查对制度及无菌原则。

（2）尽可能在患者寒战开始时，发热高峰前 30～60 分钟内采血；尽可能在使用抗菌药物治疗前采集血培养标本；如患儿已经使用抗菌药物治疗，应在下一次用药之前采血培养。

（3）采血部位：通常为肘静脉，切忌在静滴抗菌药物的静脉处采血。除非怀疑有导管相关的血流感染，否则不应从留置静脉或动脉导管取血，因为导管常伴有定植菌存在。

（4）采血次数、血培养瓶选择：应同时分别在两个部位采集血标本，分别注入培养瓶，厌氧瓶一般不需要，除非怀疑患儿存在厌氧菌血流感染。

（5）皮肤、血培养瓶消毒：为减少皮肤、培养瓶口等对血培养造成的污染，在穿刺前，应对皮肤和培养瓶口进行消毒并充分干燥，以减少假阳性的发生概率。

（6）扎止血带不可过紧、压迫静脉时间不宜过长，以不超过2分钟为宜。

（7）避免采血管内空气注入厌氧血培养瓶；避免在静脉留置导管连接处（如肝素帽处）采血标本，避免标本污染。

（8）感染性心内膜炎：建议在经验用药前30分钟内在不同部位采集2~3套外周静脉血培养标本。如果24小时内3套血培养标本均为阴性，建议再采集3套血培养标本送检；怀疑左心心内膜炎时，采集动脉血提高血培养阳性率。

（9）血液标本采集后应立即送检，最好在2小时内送达实验室。不能及时送检者，应置室温暂存。血培养瓶接种前后都禁止放冰箱。

常见问题及处理

（1）采血不畅：应调整采血针的角度，或用手指由穿刺静脉上端向下轻轻按摩，松开止血带5秒后重新扎上止血带，使血管进一步充盈，无效时则更换血管，重新穿刺。

（2）面色苍白、晕厥、心悸应停止穿刺，密切观察患儿病情并给予必要处理，如吸氧，按压人中、合谷等穴位或其他急救措施；为低血糖诱发的眩晕可立即静脉注射葡萄糖或口服糖水。

（3）局部血肿及皮下淤血：与患儿家属按压不当、穿刺过程中损伤静脉后壁所致，应指导患儿家属的正确按压方法，如按压手法、按压时间、按压面积（以皮肤和血管的两个穿刺点为中心尽量大于两个穿刺点，按压力度适中），穿刺时尽量做到一次成功。

64 静脉注射

目的

（1）药物不宜口服、皮下或肌内注射时，但需要迅速发挥药效者。

（2）由静脉注入药物做诊断性检查，如肝、肾、胆囊等影像学检查需要。

（3）用于危重患儿的治疗。

适应证

（1）药物应浓度高、刺激性大、量多不易采取其他注射法。

（2）将血液、药液、营养液等液体物质直接注射到静脉中。

禁忌证

某些药物不宜静脉注射，如高浓度电解质（氯化钾、硫酸镁等）；非水溶性药物（氢化可的松注射液、氯霉素注射液）；局部刺激性明显的药（万古霉素、亚胺培南等）；神经肌肉接头阻滞药（克林霉素、林可霉素等）；油性药物及混悬性注射液。

操作步骤

（1）评估

1）根据患儿的病情、给药目的和药物性能评价给药的途径是否恰当。

2）评估并选择合适的注射部位，避免损伤的神经和血管；禁忌在局部皮肤有损伤、炎症、硬结、瘢痕或皮肤疾患处进针。

3）评估患儿有无药物过敏史、用药史、意识状态、合作程度等。

4）解释静脉注射的目的、注意事项，并取得家属的配合。

（2）准备

1）护士：仪表端庄、衣帽整洁。

2）患儿：注射部位皮肤清洁，体位舒适，暴露穿刺部位。

3）环境：清洁安全、室温适宜、宽敞明亮。

4）用物：治疗盘、生理盐水、5ml 或 10ml 一次性注射器、无菌棉签、安尔碘、胶带、5 号或 7 号头皮针头、止血带、治疗巾、静脉注射药物（依医嘱）、弯盘、注射卡、免洗手消毒液。

（3）操作

1）核对患儿信息及治疗信息。

2）洗手，戴口罩。

3）备齐用物，核对给药医嘱，根据医嘱准备静脉注射药物。

4）协助患儿取舒适体位，选择注射部位（四肢浅静脉、头皮静脉、股静脉部位等）。

5）用安尔碘消毒皮肤（消毒 2 次，螺旋式由内至外，直径超过 5cm×5cm），扎止血带（位置松紧适宜），嘱患儿握拳。

6）再次核对患儿信息，排尽针头或延长内空气。

7）绷紧皮肤进针，与皮肤成 15°～30° 角，见回血，再进针少许。

8）松止血带，嘱患儿松拳，抽回血，证明针在血管内，固定针头，推注生理盐水无肿胀，缓慢推注药物。

9）推注结束后拔针（特殊药物推注完毕后再次生理盐水冲管），以干棉球按压穿刺点。

10）再次确认患儿信息及治疗信息。

11）安置患儿，整理床单位。

12）清理用物。

13）洗手，记录。

（1）告知患儿家属静脉注射的注意事项。

（2）穿刺时取得家属配合，固定好患儿肢体，以保证一次穿刺成功。

（3）推注结束后，嘱家属按压穿刺点 5～10 分钟（股静脉、颈静脉等大静脉处按压时间适当延长，一般为 10～15 分钟），勿揉穿刺点，以免穿刺部位淤血。

注意事项

（1）严格执行无菌操作和查对制度，操作前、中、后都要核对，如有疑问应核对无误后方可用药。

（2）根据病情及药物性质掌握注入药物的速度。

（3）静脉注射过程中，应观察局部组织有无肿胀；药液有无渗漏，病情有无变化。

（4）推注结束后拔针，凝血功能差的患儿适当延长按压时间。

（5）推注对组织有强烈刺激性的药物，应另备抽有生理盐水的注射器和头皮针，穿刺成功后，先注入少量生理盐水，证实针头确在静脉内，再行推药，结束时，需要再用生理盐水推注后拔针。

（6）股静脉注射时，如误入股动脉，立即拔出针头，无菌棉球紧压穿刺处 10～15 分钟，直至无出血为止。

（7）特殊药物需记录用药反应等情况。

常见问题及处理

（1）药液外渗性损伤：对局部有刺激性的药物，宜进行局部封闭，防止局部坏死或静脉炎；高渗性药物外渗，应停止在该处注药，并用 0.25% 普鲁卡因 5～20ml 溶解透明质酸酶 50～250U 注射于渗液局部周围，因透明质酸酶有促进药物扩散、稀释和吸收作用；抗肿瘤药物外渗者，可局部注射拮抗剂（如：丝裂霉素、放线菌素 D 用维生素 C 解毒、长春霉素、阿霉素用碳酸氢钠解毒）应尽早抬高患肢局部冰敷，使血管收缩并减少药物吸收；阳离子溶液外渗可用 0.25% 普鲁卡因 5～10ml 作局部浸润注射，可减少药物刺激减轻疼痛，同时用 50% 硫酸镁局部湿敷；血管收缩药外渗，可采用肾上腺素能拮抗剂酚妥拉明 5～10mg 溶于 20ml 生理盐水中，作局部浸润以扩张血管。如上述处理无效，组织已发生坏死，则应将坏死组织广泛切除，以免增加感染机会。

（2）血肿：早期予冷敷以减少出血。24 小时后局部给予 50% 硫酸镁湿热敷，每日 2 次，每次 30 分钟以加速血肿的吸收；若血肿过大难以吸收，可常规消毒后，用注射器抽吸不凝血液或切开取血块。

（3）静脉炎：停止输液并抬高患肢制动，局部予碘伏湿敷，马铃薯薄片贴患处，每日 2 次，每次 30 分钟；超短波理疗每日 2 次，每次 30 分钟；如合并感染遵医嘱给予抗生素治疗。

（4）静脉穿刺失败：出现血管破损后立即拔针，局部按压止血，24 小时后给予热敷加速淤血吸收。

65 快速血糖测定

目的

准确测量血糖，为诊断和治疗提供依据。

适应证

（1）1 型、2 型糖尿病患儿监测血糖。

（2）病理性血糖异常患儿。

（3）出现低血糖症状或怀疑低血糖症状者。

无。

操作步骤

（1）评估

1）核对患儿信息及治疗信息。

2）患儿的病情及配合程度，是否存在影响血糖监测结果的因素。

3）患儿双手手指皮肤的颜色、温度、污染及感染情况、是否空腹或餐后血糖测定。

4）评估血糖仪的性能，核对试纸的型号与血糖仪是否一致，有效期，没有裂隙和折痕。

5）向患儿及家长解释监测血糖的目的，注意事项及配合方法。

（2）准备

1）护士：仪表端庄，衣帽整洁，洗手，戴好帽子口罩。

2）患儿：洗手。

3）环境：清洁、安静、光线充足、温湿度适宜。

4）用物：治疗车、治疗盘、血糖仪、试纸、采血针、75% 酒精、棉签、血糖记录单、免洗手消毒液。

（3）操作

1）洗手，戴口罩。

2）备齐用物，至患儿床前，核对患儿信息。

3）取舒适体位，选择合适的手指。

4）75% 酒精棉签消毒手指，待干。

5）将试纸插入血糖仪测量口，并提示滴血符号时采血。

6）将采血针紧贴采血部位皮肤，快速刺入皮下。

7）轻轻挤压手指，用干棉签抹去第一滴血，将第二滴血吸入血糖试纸。

8）干棉签按压穿刺部位1~2分钟。

9）等待血糖仪屏幕显示血糖测定值，告知患儿及家长结果。

10）丢弃试纸，放入黄色垃圾袋，采血针放入利器盒。

11）整理用物，终末处理。

12）洗手，记录。

指导要点

（1）确认检测血糖的时间（空腹或餐后2小时）。

（2）确认试纸型号与血糖仪一致。

（3）血糖正常值：3.3~5.6mmol/L，高血糖：空腹>7.7mmol/L；低血糖：婴幼儿及儿童<2.2mmol/L；足月新生儿<1.7mmol/L；早产儿<1.1mmol/L，发现异常及时通知医生。

（4）对需要长期监测血糖的患儿，穿刺部位应轮换。

（5）采血部位通常采用指尖、足跟两侧等末梢毛细血管，以便减轻采血疼痛。

（6）血糖仪使用后用75%酒精擦拭试纸探头处的血渍和污垢。

注意事项

（1）检查试纸的有效期及条码是否符合，试纸是否污染受潮，试纸型号是否与血糖仪的一致。

（2）试纸开盖后3个月用完，使用时不要触摸试纸条的测试区及滴血区。

（3）需要滴血的试纸，血滴必须完全覆盖试纸测试区。

（4）只用75%酒精擦拭采血部位，切忌用碘酒或碘伏消毒。

（5）采血时不要过度挤压指端，以免血糖结果出现假性偏低。

常见问题及处理

血糖值与病情不符：准确评估病情，了解患儿每时段的血糖波动范围，必要时复查静脉生化血糖；采血方法正确：酒精消毒待干后采血，一次采血量必须足够；必要时复查静脉血浆葡萄糖；定时校准血糖仪。

66 尿标本采集法

目的

采集尿标本送检，作诊断疾病参考。

适应证

需要留取小便标本的患儿。

禁忌证

无。

操作步骤

（1）评估

1）婴幼儿年龄、病情、意识、心理状况及合作程度。

2）解释操作目的、方法及配合要点。

（2）准备

1）护士：仪表端庄，衣帽整洁。

2）环境：清洁、安静、安全、隐蔽、温湿度适宜。

3）用物：治疗盘、一次性采样管、婴幼儿集尿袋或尿杯、清洁手套、弯盘、检验单（条形码）。

4）留标本尿，清洁外阴。

（3）操作

1）核对检验单与医嘱。

2）检查一次性小便采集器有无破损，贴好条形码。

3）洗手，戴口罩。

4）备齐用物至床旁，双人核对患儿信息，向家属解释留取标本的目的。

5）收集尿液标本

①尿常规标本：

年长儿能自理者，给尿杯到厕所留取中段尿液约尿杯 1/3。

年长儿行动不便的，给予遮挡，协助患儿在床上使用便盆或尿壶，并留取足量的尿液于试管中。

婴幼儿不能自理者，使用婴幼儿集尿袋，先检查有无破损，以尿道口为中心，将婴幼儿集尿袋的圆孔对准会阴后贴紧，松兜尿布留尿。

留置导尿：患儿先放空集尿袋，再以管夹夹住尿管约 15～30 分钟后，安尔碘消毒尿袋出口处 2 次，放松了留尿于试管内。

②24 小时尿标本：

备好有盖的大容器。

嘱患儿于清晨 7 时排空膀胱后开始留尿。

将 24 小时尿液留在一个容器中，在第一次排尿后放置 10ml 防腐剂甲苯。

次晨 7 时排空最后一次尿，收集全部尿液，并记录总量，从中抽取适量的尿液至试管内在标签纸上注明 24 小时所留尿液总量。

6）送检标本。

7）脱手套，整理患儿衣裤，安置患儿。

8）终末处理。

9）洗手，记录及医嘱签名。

指导要点

（1）告知患儿（家长）留尿标本的目的。

（2）正确使用标本容器，避免损伤皮肤。

注意事项

（1）保持会阴部干净，清洁采集部位。

（2）患者在采集尿液时，所使用的容器必须保持干燥、清洁。

（3）取尿液标本，避免污染，防止混入粪便或阴道分泌物。

（4）进行尿常规检查时尿液的留取量尿液的量不能低于 10ml。

（5）尿液要保证清洁，应当选取中间段尿液。

（6）部分有尿路感染疾病的患儿，脓尿常呈现间歇性，需要反复多次进行尿常规检查。

常见问题及处理

（1）送检不及时：尿液标本采集后应尽快送检，原则上应在 2 小时内送检，如无法及时送检，可 2~8℃冷藏，6 小时内送检。

（2）标本污染：留取尿培养标本时，应严格执行无菌操作，防止标本污染，影响检验结果。

67 粪标本采集法

目的

采集大便标本送检，协助疾病诊断。

需要留取大便标本患儿。

无。

（1）评估

1）婴幼儿年龄、病情、意识、心理状况及合作程度。

2）评估患儿大便的情况。

3）解释：告知患儿（家长）操作目的、方法及配合要点。

（2）准备

1）护士：仪表端庄、衣帽整洁。

2）环境：清洁、安静、安全、隐蔽、温湿度适宜。

3）用物：清洁便盆、一次性标本采样器、清洁手套、检验单（条形码）。

（3）操作

1）核对检验单与医嘱。

2）洗手，戴口罩。

3）备齐用物至床旁，双人核对患儿信息，向家属解释留取标本的目的。

4）检查一次性大便采集器有无破损，贴好条形码。

5）协助患儿解便于清洁的便盆内或尿不湿内。

6）戴手套，用一次性大便采集器挑取中央部分（约5g）粪便，如大便异常者应挑取脓血或黏液的部分，水样便应吸于采样管中留验。粪便培养采直肠内粪便时，用无菌生理盐水长棉签，由肛门插入3～5cm轻轻转动，顺同一方向旋转退出棉签，放入无菌培养管内。

7）脱手套，整理患儿衣裤，安置患儿。

8）核对化验单，送检。

9）终末处理。

10）洗手，记录及医嘱单签名。

指导要点

（1）告知患儿（家长）留大便标本的目的。

（2）正确使用标本容器，避免损伤皮肤。

注意事项

（1）留取大便标本，避免污染，防止混入小便或阴道分泌物。

（2）化验标签完整、准确。

（3）记录大便的颜色、性质及气味。

（4）查大便隐血试验前3天禁食肉、动物内脏、血、含铁、铜、叶绿素制剂碘化钾、溴化物等成分的药物和食物，以免出现假阳性结果。

（5）服驱虫药或作血吸虫卵变化检查，应留取全部粪便，及时送验。

（6）消化道出血患儿可多次、多点采集粪便标本。

常见问题及处理

（1）送检不及时：大便标本采集后应尽快送检，原则上应在2小时内送检。

（2）标本污染：留取粪培养标本时，应严格执行无菌操作，防止标本污染，影响检验结果。

68 痰培养标本采集法

目的

检查痰液中的致病菌，协助诊断。

适应证

需要留取痰培养标本进行检测的患儿。

禁忌证

无。

操作步骤

（1）评估

1）患儿的年龄、病情、咳痰的量、治疗情况、心理状态及合作程度。

2）选择操作方法是自然咳痰法或气道吸引法。

3）患儿的进食状况。

4）向患儿及家属解释痰培养标本采集的目的、方法、注意事项及配合要点。

（2）准备

1）护士：仪表端庄，衣帽整洁。

2）患儿：体位舒适，取得配合。

3）环境：室温舒适、光线充足、环境安静。

4）用物：痰培养瓶、痰培养盒、或一次性无菌痰液收集器、吸引器、吸痰管、手套、漱口液、温开水、化验单、免洗手消毒液、弯盘、治疗车。

（3）操作

1）洗手，戴口罩。

2）备齐用物。

3）核对患儿信息。

4）核对化验条码（姓名、住院号、床号、性别、年龄、项目等）。

5）检查痰培养容器的密闭及完好性。

6）戴手套，收集痰标本。

①自然咳痰法（适合患儿年龄较大能配合者）：清晨起来未进食前，指导患儿先漱口液漱口后温开水反复漱口，取坐位或站立位，咳痰前做数次深呼吸后用力吸气突然爆发咳嗽，咳出第一口痰吐于无菌痰盒内，及时盖好。

②气道吸引法（适合患儿无法合作者）：协助患儿侧卧位，拍击患儿背部促进痰松动排出，吸引器连接无菌一次性痰液收集器，按无菌技术要求用吸痰法吸取气道深部痰液，分离吸痰管，盖好痰液收集器瓶盖。

7）脱手套，洗手。

8）安置患儿。

9）再次核对患儿信息及标本信息。

10）标本送检。

11）终末处理。

12）洗手。

13）记录。

指导要点

（1）告知患儿及家属痰培养标本采集的目的及注意事项。

（2）指导患儿深呼吸及正确咳嗽咳痰。

（3）吸痰前指导患儿放松心情勿紧张，防呕吐。

注意事项

（1）采集标本的最佳时机应在使用抗生素前。

（2）采集标本的最佳时间是清晨醒来未进食前，此时痰量多且痰内细菌量也多，又不易发生呕吐窒息。

（3）全面正确评估患儿后选择适当的取痰方法（自然咳痰法或气道吸引法）。

（4）留取痰标本操作时避免污染，防止混入唾液、漱口水或食物残渣。

（5）标本采集后立即送检，记录留取标本时间。

（6）避免交叉感染。

（7）操作者做好职业防护。

常见问题及处理

（1）痰标本中混有较多唾液时应重留。

（2）针对痰液量极少的患儿，先予生理盐水 5ml 雾化吸入，稍作休息后留取痰液。

69 咽拭子培养

目的

（1）由咽部或扁桃体取分泌物做细菌培养或病毒分离，以协助诊断及治疗。

（2）为诊断病情及治疗提供依据。

留取咽部分泌物的患儿。

会厌发炎的患儿。

（1）评估

1）患儿的年龄、病情、治疗情况、心理状态及合作程度。

2）患儿的进食状况。

3）向患儿及家属解释咽拭子标本采集的目的、方法、注意事项及配合要点。

（2）准备

1）护士：仪表端庄，衣帽整洁。

2）患儿：体位舒适，取得配合。

3）环境：室温舒适、光线充足、环境安静。

4）用物：无菌咽拭子培养管、长棉签、无菌手套、酒精灯、火柴、压舌板、手电筒、温开水、化验单、免洗手消毒液、弯盘、治疗车、隔离衣、护目镜或面屏。

（3）操作

1）洗手，戴口罩，穿隔离衣，戴护目镜或面屏。

2）备齐用物。

3）核对患儿信息。

4）核对化验条码（姓名、住院号、性别、年龄、项目等）。

5）检查容器的密闭及完好性。

6）指导患儿反复漱口。

7）点燃酒精灯。

8）患儿取坐位或平卧位。

9）操作者戴无菌手套。

10）指导配合。合作者：嘱患儿张口，发"啊"音；不合作者：指导患儿家长双手固定患儿面颊，操作者一手持压舌板压下舌部撑开口腔。

11）操作者持长棉签快速轻柔擦拭两侧腭弓、咽及扁桃体上分泌物。

12）试管口在酒精灯上消毒，然后长棉签插入试管中，塞紧。

13）脱手套、隔离衣，摘下护目镜或面屏，洗手。

14）安置患儿。

15）再次核对患儿信息及标本信息。

16）标本送检。

17）终末处理。

18）洗手。

19）记录。

指导要点

（1）告知患儿及家属咽拭子采集的目的及注意事项。

（2）指导患儿及家属摆正体位，正确张口。

（3）指导患儿放松心情勿紧张，防呕吐。

注意事项

（1）咽拭子培养标本不能用于会厌发炎的患儿。

（2）如果患儿刚进食，需间隔 2 小时后采集标本，以防呕吐。

（3）操作时注意棉签不要触及口腔其他部位及试管外口，防止污染标本，影响检验结果。

（4）尽可能多取标本。

（5）标本采集后立即送检。

（6）避免交叉感染。

（7）操作者做好职业防护。

常见问题及处理

（1）采集标本后患儿发生恶心或呕吐，指导患儿深呼吸，放松，及时清理呕吐物，漱口。

（2）因患儿不合作一次采集量太少，可以用新的无菌长棉签再次操作一次，一起送检。

70 骨髓穿刺术护理

目的

（1）检查骨髓细胞形态及分类，或抽取骨髓液做细菌培养，协助诊断。

（2）经骨髓腔注射急救药，或输液、输血，紧急扩容。

（3）骨髓移植时采集骨髓液。

适应证

协助诊断各种贫血、造血系统肿瘤、血小板或粒细胞减少症、疟疾或黑热病，骨髓移植术。

禁忌证

血友病等出血性疾病。

（1）评估

1）患儿的年龄、病情、治疗情况、心理状态及合作程度。

2）穿刺处皮肤完整性及清洁度。

3）向患儿及家属解释骨髓穿刺术的目的、方法、注意事项及配合要点。

（2）准备

1）护士：仪表端庄，衣帽整洁。

2）患儿：排空大小便、取得配合。

3）环境：操作区室温舒适、光线充足、环境安静、操作台清洁干燥。

4）用物：骨髓穿刺包（含骨髓穿刺针 1 支、洞巾 1 块、纱布若干）、2ml 注射器 1 副、10ml 或 20ml 注射器若干、无菌手套 2 副、安尔碘、无菌棉签、胶带、2% 利多卡因、清洁玻片、无菌试管或培养瓶、弯盘、化验单、必要时备骨髓标本固定液。

（3）操作

1）洗手，戴口罩。

2）备齐用物。

3）核对患儿信息。

4）核对化验条码（姓名、住院号、床号、性别、年龄、项目等）。

5）再次解释配合要点。

6）陪护患儿至操作室。

7）操作中再次核对患儿信息及化验信息。

8）给患儿取正确卧位。

①髂前上棘、胸骨、胫骨穿刺时取仰卧位。

②髂后上棘或棘突穿刺时取俯卧位或侧卧位。

9）消毒穿刺部位。

10）协助医生抽取利多卡因。

11）穿刺中协助保持患儿体位。

12）协助医生留取标本。

13）拔除穿刺针后消毒局部皮肤，无菌纱布覆盖，胶布固定。

14）穿刺点压迫止血 5～10 分钟。

15）操作后再次核对患儿信息及标本信息。

16）洗手。

17）平车送患儿回病室。

18）向患儿及家属解释术后注意事项。

19）标本送检。

20）终末处理。

21）洗手。

22）记录。

指导要点

（1）告知患儿及家属骨髓穿刺术的目的及注意事项。

（2）指导患儿操作中保持正确体位。

（3）指导患儿操作后避免剧烈活动，保持伤口敷料干燥，48～72 小时后可以移除敷料。

注意事项

（1）极度不配合的患儿应给予镇静甚至麻醉后执行操作。

（2）操作中注意观察患儿神志、面色、心率、呼吸变化。

（3）操作后注意观察穿刺点有无疼痛、出血、红肿、敷料松脱等情况。

常见问题及处理

（1）对不配合的患儿协助摆放体位时不能强行按压，防止骨折或造成局部皮下出血。

（2）对穿刺后伤口疼痛的患儿做好解释是暂时的，不会对身体造成影响。

（3）对穿刺后伤口渗血的患儿及时给予更换敷料，压迫止血。

71 腰椎穿刺术护理

目的

（1）留取脑脊液进行检查，协助诊断。

（2）鞘内注入药物治疗。

（3）进行腰椎麻醉。

（4）测定脑脊液压力。

（5）做X线造影或放射性核素等辅助检查。

适应证

（1）中枢神经系统炎症性疾病的诊断与鉴别诊断：包括化脓性脑膜炎、结核性脑膜炎、病毒性脑膜炎、真菌性脑膜炎、乙型脑炎等。

（2）脑血管意外的诊断与鉴别诊断：包括脑出血、脑梗死、蛛网膜下腔出血等。

（3）肿瘤性疾病的诊断与治疗：用于诊断脑膜白血病，并通过腰椎穿刺鞘内注射化疗药物治疗脑膜白血病。

禁忌证

（1）凡疑有颅压升高者必须先做眼底检查，如有明显视乳头水肿或有脑疝先兆者禁止穿刺。

（2）凡处于休克、衰竭或濒危状态者。

（3）开放性颅脑损伤或有脑脊液漏者。

（4）颅后窝有占位性病变者。

（5）局部皮肤有炎症或有脊柱结核者。

（6）血友病等出血性疾病及血小板计数 $<50 \times 10^9/L$ 者。

操作步骤

（1）评估

1）患儿的年龄、病情、治疗情况、心理状态及合作程度。

2）穿刺处皮肤完整性及清洁度。

3）向患儿及家属解释腰椎穿刺术的目的、方法、注意事项及配合要点。

（2）准备

1）护士：仪表端庄，衣帽整洁。

2）患儿：排空大小便、取得配合。

3）环境：操作区室温舒适、光线充足、环境安静、操作台清洁干燥。

4）用物：腰椎穿刺针 1 支（7 号或 9 号）、洞巾 1 块、2ml 注射器 1 副、无菌手套 2 副、安尔碘、无菌棉签、纱布若干、胶带、2% 利多卡因、无菌试管或培养瓶、弯盘、化验单。

（3）操作

1）洗手，戴口罩。

2）备齐用物。

3）核对患儿信息。

4）核对化验条码（姓名、住院号、床号、性别、年龄、项目等）。

5）再次解释配合要点。

6）陪护患儿至操作室。

7）操作中再次核对患儿信息及化验信息。

8）给患儿取抱膝屈颈左侧卧位，助手固定好体位。

9）消毒穿刺部位。

10）和操作医生核对鞘内注射药物。

11）协助医生抽取利多卡因。

12）协助医生留取脑脊液标本。

13）拔除穿刺针后消毒局部皮肤，无菌纱布覆盖，胶布固定。

14）穿刺点压迫止血 1～2 分钟。

15）患儿取去枕仰卧位。

16）操作后再次核对患儿信息及标本信息。

17）洗手。

18）平车去枕仰卧位送患儿回病室。

19）向患儿及家属解释术后注意事项。

20）标本送检。

21）终末处理。

22）洗手。

23）记录。

指导要点

（1）告知患儿及家属腰椎穿刺术的目的及注意事项。

（2）指导患儿操作中保持正确体位。

（3）指导患儿操作后去枕平卧 4～6 小时，保持伤口敷料干燥，24 小时内不宜淋浴，48～72 小时后可以移除敷料。

注意事项

（1）极度不配合的患儿应给予镇静甚至麻醉后执行操作。

（2）操作中观察患儿神志、面色、心率、呼吸、瞳孔等变化。

（3）操作后注意患儿有无头痛、呕吐等主诉，有无神志、瞳孔、面色、心率、呼吸、血压等变化。

（4）操作后观察穿刺点有无疼痛、出血、红肿、敷料松脱等情况。

（1）对不配合的患儿协助摆放体位时不能强行按压，尤其不能按压颈部，防止骨折或造成局部皮下出血。

（2）对穿刺后伤口疼痛的患儿给予评估疼痛分值，并给予理疗或者口服药物止痛。

（3）对穿刺后伤口渗血的患儿及时给予更换敷料，压迫止血。

72 压力性损伤预防及护理

目的

（1）避免局部长期受压，避免局部理化因素的刺激。

（2）压力性损伤创面得到有效保护和治疗。

适应证

适用于危重、昏迷、瘫痪、长期卧床、营养不良、极度消瘦、水肿、疼痛、使用石膏绷带及大小便失禁的患儿。

禁忌证

无。

操作步骤

（1）评估

1）核对患儿信息。

2）对新入院或转入者做好皮肤检查并记录；根据患儿病情进行动态评估。

3）局部皮肤情况；压力性损伤危险因素（危重、长期卧床、营养不良、水肿、潮湿）等。

4）观察要点：观察骨隆突出和受压部位，皮肤弹性、温度、颜色等，受压皮肤情况，意识状态，肢体活动能力。

5）有压力性损伤判断分期：1期压力性损伤、2期压力性损伤、3期压力性损伤、4期压力性损伤、不可分期压力性损伤、深部组织损伤。

6）环境温度适宜。

（2）准备

1）护士：七部洗手法洗手，衣帽整齐，戴口罩。

2）患儿：协助患儿选择合适的体位。

3）用物：毛巾、清洁衣裤、热水、脸盆、水温计、清洁手套、Braden Q评分表、Braden评分表、尺、棉枕、透明敷料、医用护肤品。

4）环境准备：关闭门窗、调节室温。

（3）操作

1）备齐用物至患儿床边，核对患儿。

2）评估和确定压力性损伤的风险程度。

3）戴手套，用温热毛巾擦净局部皮肤。

4）根据需要选择合适的护肤品，喷涂局部保护剂或使用透明敷料。

5）更换干净的衣裤。

6）根据情况，采取适宜的工具减少局部压力（棉枕、气垫床）。

7）对于高风险的患儿，在压力性损伤好发部位贴上水胶体敷料或喷涂赛肤润。

8）创面护理：

①1 期压力性损伤：使用液体敷料、泡沫敷料和水胶体敷料保护发红区域和骨隆突处。

②2 期压力性损伤：继续上述措施外，有水疱、未破小水疱应减少摩擦，大水疱时用无菌注射器抽出水疱内液体，保留疱皮，用无菌敷料敷盖。

③3、4 期压力性损伤根据创面坏死组织特点选择合适的清创方法，加强创面护理。

④不可分期压力性损伤：根据患儿自身情况、创面特点选择清创方法，同 3、4 期压力性损伤处理，稳定的焦痂不应该清除。

⑤深部组织损伤：避免局部组织受压，使用液体敷料改善局部组织营养。

9）安置合适的体位。

10）健康教育。

11）建立翻身卡，床头设警示标识。

12）终末处理。

13）洗手，记录。

指导要点

（1）指导患儿加强营养，增加皮肤抵抗力和创面愈合能力。

（2）指导功能障碍患儿尽早开始功能锻炼。

注意事项

（1）教会患儿及家属预防压力性损伤的措施。

（2）注意保暖，房间温度适宜，操作中动作轻柔。

（3）高危患儿每班严密观察并严格交接皮肤情况，建立翻身卡，床头设警示标识。

（4）仰卧位时，检查枕骨粗隆、肩胛部、肘、脊椎体隆突处、骶尾部、足跟；侧卧位时，检查耳廓、肩峰、肘部、髋部、膝关节内外侧、内外踝；俯卧位时，检查耳、颊部、肩部、乳房、男性生殖器、髂嵴、膝部、脚趾。

常见问题及处理

（1）伤口渗液：根据伤口的愈合不同时期渗液的特点，进行渗液的管理。

1）黑色期：当黑色焦痂覆盖时，可使用水分较多的敷料，如水凝胶或离子持续交换型敷料。

2）黄色期：当伤口有较多黄色坏死组织覆盖时，伤口的渗液由少到多，可使用既具有吸收能力又具有清创作用的敷料来进行吸收渗液和清创，如可选择水胶体、藻酸盐、美盐等敷料。

3）红色期：当伤口较多红色肉芽组织生长时，渗液较多，因此可选用吸收能力强的敷料易吸收伤口内过多的渗液，如藻酸类敷料、亲水性纤维敷料、泡沫敷料等。

4）粉红色期：当伤口内肉芽组织填满伤口，部分上皮组织生长时，伤口渗液逐渐减少，可使用水胶体或薄的泡沫敷料以促进伤口的愈合。

（2）伤口潜行和窦道：仔细评估潜行的范围及窦道的深度。在肛门附近的伤口要检查是否有瘘管的存在。根据潜行和窦道深度及渗出情况选择合适的敷料填充或引流，填充敷料要接触到潜行或窦道的基底部，但填充时不要太紧而对伤口产生压力。常用的引流和填充的敷料有油纱、美盐、亲水纤维、藻酸盐等。

73 胃肠减压

目的

（1）胃肠道手术的术前准备。

（2）减轻胃肠道内压力，及时清除胃肠道气体、血液、分泌物，预防窒息，使患儿舒适。

适应证

胃肠道疾病及需要胃肠减压的患儿。

禁忌证

近期内有上消化道出血史、食管狭窄、食管梗阻、严重的食管静脉曲张、食管或胃腐蚀性损伤等。

操作步骤

（1）评估

1）核对患儿的信息和治疗信息。

2）评估患儿的病情、意识状态及合作程度。

3）评估鼻腔情况：鼻黏膜有无肿胀、炎症，有无鼻息肉及鼻中隔偏曲，有无禁忌证等。

4）解释操作目的及配合方法，获得患儿主动配合。

5）询问患儿是否需大小便。

（2）准备

1）护士：仪表端庄，衣帽整洁。

2）患儿：取坐位或半坐位，或根据病情安置体位，必要时协助排便。

3）环境：清洁、安静、安全。

4）用物：治疗盘、治疗碗内盛温开水、一次性胃管、一次性使用负压引流器、血管钳、20ml注射器、纱布数块、液状石蜡棉球、棉签、胶布、治疗巾、记号笔、胃管标识、手电筒、压舌板、听诊器、固定用物（别针、系带等），必要时备手套。治疗车下层放弯盘。

（3）操作

1）洗手，戴口罩。

2）将备齐的用物置于治疗车上，推至患儿床前。

3）核对患儿信息。

4）插胃管。

①颌下铺治疗巾，必要时弯盘置于口角旁，湿棉签清洗鼻腔。

②戴手套。

③检查胃管型号、有效期、包装有无破损。取出胃管，用注射器抽10ml空气注入胃管，检查胃管是否通畅，用生理盐水棉球润滑胃管前端。

④测量胃管插入长度（自发际至剑突的距离，或耳垂到鼻尖再到剑突的距离）。左手持胃管，右手持胃管前端测量胃管插入长度。

⑤右手持胃管前段沿一侧鼻孔缓缓插入，插到咽部时，对年长儿嘱其配合吞咽，对昏迷者应先将患儿头后仰，插入至咽喉处，托起患儿的下颌贴近胸骨（增大咽喉通道的弧度），快速插入至预定长度。

⑥检查口腔内有无胃管盘曲。

⑦验证胃管是否在胃内，三种方法：

用注射器抽吸，有胃液抽出。

注入10ml空气，用听诊器在胃部能听到气过水声。

将胃管末端放入盛水的碗中，无气体溢出。

⑧固定胃管。

⑨检查并打开一次性使用负压引流器，调节负压，连接胃管，检查引流是否通畅。

⑩用记号笔在胃管上做好记号，在管道标识上注明胃管的插入及外露长度、日期、签名，粘贴在胃管末端。

⑪固定一次性使用负压引流器。

⑫告知患儿及家长注意事项。

⑬整理床单位。

⑭清理用物，归还原位。

⑮洗手，记录。

5）拔胃管

①洗手，戴口罩。

②将备齐的用物置于治疗车上，推至患儿床前。

③核对患儿信息。

④颌下置弯盘。戴手套。

⑤撤除别针，撕胶布。

⑥一手将胃管末端折叠夹紧，纱布包裹胃管，迅速拔出。

⑦清洁鼻腔。

⑧去除胶布痕迹。

⑨检查鼻腔黏膜。

⑩安置患者。

⑪健康指导。

⑫清理用物，归还原位。

⑬洗手，记录。

指导要点

（1）指导家长患儿在翻身及活动时保护好胃管，防止脱落。

（2）胃肠减压期间禁食、禁水，保持口腔清洁。

注意事项

（1）插管时动作要轻柔避免损伤食管黏膜，尤其是通过食管三个狭窄部位（环状软骨、平气管分叉处、食管通过膈肌处）。

（2）插入胃管过程中如果出现呛咳、呼吸困难、发绀等，表明胃管误入气管，应立即拔出。

（3）胃肠减压患儿应加强口腔护理和清洁鼻腔。

（4）使用胃肠减压的患儿，密切观察引流物的色、质、量，做好记录。

（5）长期胃肠减压者，硅胶胃管每个月更换 1 次（或根据胃管使用说明书更换），从另一侧鼻孔插入。

（6）胃肠吻合术后患儿，如胃管不慎滑落，不宜重新插管，以免导致吻合口的损伤。

（7）胃肠减压期间，注意观察患儿水电解质及胃肠功能恢复情况。

常见问题及处理

（1）插入不畅：检查口腔，了解是否盘在口咽部，将胃管抽出少许再插入，或重新插入。

（2）引流不畅

1）使用前检查胃肠减压装置，如有漏气及时更换。

2）证实胃管在胃内后才可行负压吸引，压力大小合适，不可过强。

（3）妥善固定胃管，防止脱管，保持管路通畅，每班用温开水冲洗胃管一次，定期检查胃肠减压装置有无漏气。

（4）持有效负压，负压引流袋不能过满，超过 1/2 后及时倾倒。

74 胸背部叩击震动排痰

目的

（1）指导患儿掌握有效咳嗽的正确方法，有助于气道远端分泌物的排出。

（2）对不能有效咳嗽的患儿进行背部叩击，促进痰液排出，保持呼吸道通畅。

适应证

久病体弱、长期卧床、排痰无力者。

禁忌证

禁用于未经引流的气胸和脓胸、哮喘发作、肋骨骨折、有病理性骨折史、咯血、低血压及肺水肿等患儿。

操作步骤

（1）评估

1）评估患儿信息及治疗情况，听诊肺部有痰液及痰液分布部位。

2）评估患儿年龄、病情、意识、心理状态、合作程度。

3）评估患儿进餐时间。

4）评估患儿有无气胸、咯血、肋骨骨折等。

5）向患儿及家长解释操作目的及配合要点。

（2）准备

1）护士：仪表端庄，衣帽整洁，洗手，戴口罩。

2）患儿：取坐位或根据病变部位采取相应体位。

3）环境：清洁、安静、安全、温湿度适宜。

4）用物：听诊器、痰杯、漱口水、卫生纸数张、必要时备消毒口腔护理包。

（3）操作

1）洗手，戴口罩，备齐用物。

2）核对患儿信息，核对腕带。

3）协助患儿取坐位或根据病变部位采取相应体位。

4）将五指并拢弯曲成空心拳，以手腕力量，自下而上，由外向内迅速叩击，避开脊柱，频率达到 120～180 次 /min。

5）叩击时鼓励患儿做深呼吸、咳嗽、咳痰。

6）注意观察病情，发现异常及时汇报医生处理。

7）叩击时间 5~15 分钟为宜。

8）取痰杯协助痰液排出，观察痰液的颜色、性质和量，必要时吸痰。

9）听诊肺部呼吸音。

10）协助漱口或口腔护理，擦干口周。

11）再次核对患儿信息。

12）安置患儿，协助取舒适卧位。

13）终末处理。

14）洗手，记录。

指导要点

（1）拍背宜餐前 30 分钟或餐后 2 小时进行。

（2）指导患儿有效咳嗽：尽可能取坐位，缓慢呼吸 5~6 次，后深吸气至膈肌完全下降，屏气 3~5 秒，继而缩唇，缓慢地通过口腔将肺内其他呼出，再深吸一口气后屏气 3~5 秒，身体前倾，从胸腔进行 2~3 次短促而有力的咳嗽。

注意事项

（1）叩击时考虑患儿的舒适安全，有单衣保护，避免直接叩击皮肤。

（2）不要佩戴手表、手链或长指甲，以免造成损害。

（3）叩击时避开腰部、乳房、心脏、骨突部位如（脊椎、肩胛骨、胸骨等部位）。

（4）每次叩击时间以 5~15 分钟为宜，避免饭后操作，以免造成患儿呕吐。

（5）叩击力量适中，以患儿不感到疼痛为宜。

（6）体质虚弱，心功能衰竭及气道反应高的患儿易出现憋喘加重要轻拍。

常见问题及处理

（1）如出现呼吸困难及青紫等不适，立即停止并采取相应措施，如给予吸氧，监护等。

（2）应用祛痰药后，痰液较多者，尽可能采取体位引流，外加拍背助痰外排。

75 注射器洗胃法

目的

（1）将大量溶液通过胃管注入胃内以冲洗胃的方法，消除或减轻毒物的吸收。

（2）减轻胃黏膜水肿，预防感染。

适应证

（1）非腐蚀性毒物中毒，如有机磷、安眠药、重金属类及生物碱等中毒。

（2）应激性溃疡胃内出血。

（3）完全性或不完全性幽门梗阻。

（4）某些手术或检查的术前准备。

禁忌证

（1）强腐蚀性毒物（强酸、强碱）中毒。

（2）食管或胃底静脉曲张。

（3）食管或贲门狭窄或梗阻。

（4）严重心肺疾病。

操作步骤

（1）评估

1）患儿中毒的时间、途径，毒物的种类、性质、量，是否有呕吐。

2）患儿年龄、生命体征、意识状态、心理状态及合作程度、有无洗胃禁忌证。

3）患儿口鼻黏膜有无损伤及气味，有无活动性义齿，腹部体征和症状。

4）询问院前是否采取其他处理措施，既往是否有胃部疾病史及心脏病史。

（2）准备

1）护士：衣帽整洁，修剪指甲，洗手，戴口罩。

2）患儿

①为患儿摆放体位。

②尽快去除污染衣物，清洁皮肤，注意保暖。

3）环境：安静整洁、光线明亮、温度适宜。

4）用物：一次性胃管、一次性注射器（20ml或50ml）、治疗碗、治疗巾、纱布、无菌手套、胶布、弯盘、压舌板、听诊器、水溶性润滑剂或生理盐水、洗胃溶液（25～38℃，按需备量）、污物瓶。

（3）操作

1）核对患儿信息及治疗信息。

2）向患儿及家属解释，以取得配合。

3）洗手，戴口罩。

4）备齐用物，携至患儿床边。

5）患儿取平卧位、头转向一侧，治疗巾垫于颈下胸前，弯盘置于口角旁。

6）戴手套，置入胃管

①检查胃管型号、有效期、包装有无破损。取出胃管，用注射器抽10ml空气注入胃管，检查胃管是否通畅，用生理盐水纱布润滑胃管前端。

②测量胃管插入长度："鼻尖-耳垂-剑突与脐部连线中点"的距离。

③沿一侧鼻孔缓缓插入，插入咽部时，年长儿嘱其配合吞咽；昏迷者，应先将患儿头后仰，插入至咽喉处，托起患儿的下颌贴近胸骨（增大咽喉通道的弧度），快速插入至预定长度。

④检查口腔内有无胃管弯曲。

7）检查胃管插入是否正确，三种方法：

①用注射器抽吸，有胃液抽出。用 pH 试纸测量酸碱度。

②注入 10ml 空气，用听诊器在胃部能听到气过水声。

③将胃管末端放入盛水的碗中，无气体溢出。

8）固定胃管。

9）抽取胃内容物，观察胃内容物的颜色、性质、量，必要时留取送验。

10）用 50ml 注射器（婴儿或新生儿 20ml 注射器）注入洗胃液后再抽吸，每次注入量新生儿 5ml，婴幼儿 50 ~ 100ml，儿童 200ml，如此反复冲洗直至澄清、无异味为止。

11）拔除胃管，清洁口鼻腔。

12）脱手套，安置患儿，取舒适卧位并做好安慰。

13）整理用物，洗手，记录。

指导要点

（1）按体重选择合适的胃管（6F：2kg，8F：3 ~ 9kg，10F：10 ~ 20kg，12F：20 ~ 30kg，14F：30 ~ 50kg，16F：≥ 50kg）。

（2）清醒患儿能够独坐者可采取 45° 坐位。

（3）固定胃管勿将鼻腔堵塞。

（4）需要时洗胃前留取标本做毒物分析。

（5）拔胃管时，反折胃管，嘱患儿屏住呼吸，迅速将胃管拔出。

（1）毒物不明者，用温开水或生理盐水洗胃；毒物明确者用拮抗剂洗胃；强酸、强碱中毒者，严禁洗胃；胃癌、食管阻塞、胃底静脉曲张及消化性溃疡患儿慎洗胃。

（2）洗胃过程中，如呼吸心搏骤停者，应先复苏，后洗胃。

（3）洗胃前检查生命体征，如有呼吸道分泌物增多或缺氧，应先吸痰，再插胃管洗胃；对昏迷、危重患儿实施心电监护，在监护仪监测下洗胃。

（4）洗胃完毕，胃管宜保留一定时间，以利再次洗胃，尤其是有机磷中毒者，胃管应保留24小时以上，以便反复洗胃。

（5）洗胃的同时观察患儿的面色、神志、生命体征等情况，发现异常（如抽出液体呈血性或患儿感觉腹痛、血压下降等）立即停止洗胃，通知医生对症处理，并观察洗出液的颜色、性质及量。

（6）尽早开放静脉通道，遵医嘱用药。

（1）插管过程中患儿出现呛咳、呼吸困难、发绀等，表示误入气管，应立即拔出，休息片刻重插。

（2）插管不畅时，试将患儿头后仰，当胃管插入会厌部时，左手托起头部，使下颌靠近胸骨柄，加大咽部通道的弧度，便于胃管顺利通过会厌部。

（3）机械性损伤：常见的口鼻腔及食管黏膜损伤出血、牙齿脱落或歪斜。胃管选择软硬度适宜的硅胶管为好，插管过程中应动作轻柔、熟练，遇有阻碍不可强行插入。牙关紧闭时不可用压舌板或开口器强行撬开患儿的牙齿，应给予止痉剂缓解后插入。

（4）急性胃扩张：为灌入过多的洗胃液超过相应患儿年龄的胃容量所致。因此在操作过程中一次注入量不宜过多。

（5）胃管堵塞的处理

1）重新安置患儿体温，有利于引流。

2）旋转胃管，并重新放置。

3）用 20ml 生理盐水冲洗，量入为出，反复多次冲洗直到通畅。

76 电动洗胃法

目的

（1）将大量溶液通过胃管注入胃内以冲洗胃的方法，消除或减轻毒物的吸收。

（2）减轻胃黏膜水肿，预防感染。

适应证

（1）非腐蚀性毒物中毒，如有机磷、安眠药、重金属类及生物碱等中毒。

（2）应激性溃疡胃内出血。

（3）完全性或不完全性幽门梗阻。

（4）某些手术或检查的术前准备。

禁忌证

（1）强腐蚀性毒物（强酸、强碱）中毒。

（2）食管或胃底静脉曲张。

（3）食管、贲门狭窄或梗阻。

（4）严重心肺疾病。

操作步骤

（1）评估

1）患儿中毒的时间、途径，毒物的种类、性质、量、是否呕吐。

2）患儿年龄、生命体征、意识状态、心理状态及合作程度、有无洗胃禁忌证。

3）患儿口鼻黏膜有无损伤及气味，有无活动性义齿，腹部体征和症状。

4）询问院前是否采取其他处理措施、既往是否有胃部疾病史及心脏病史。

（2）准备

1）护士：衣帽整洁，修剪指甲，洗手，戴口罩。

2）患儿：摆放体位。尽快去除污染衣物，清洁皮肤，注意保暖。

3）环境：安静整洁、光线明亮、温度适宜。

4）用物：一次性胃管、20ml 或 50ml 一次性注射器、治疗碗、治疗巾、纱布、无菌手套、胶布、弯盘、压舌板、听诊器、水溶性润滑剂或生理盐水、洗胃溶液（25～38℃，按需备量）、污物桶、全自动洗胃机。

（3）操作

1）核对患儿信息及治疗信息。

2）向患儿及家属解释，以取得配合。

3）洗手、戴口罩。

4）备齐用物，携至患儿床边。

5）操作前检查：通电，检查机器性能完好，并连接各种管道。

6）患儿取平卧位、头转向一侧，治疗巾垫于颈下胸前，弯盘置于口角旁。

7）戴手套，置入胃管

①检查胃管，包括型号、有效期、包装有无破损。取出胃管，用注射器

抽 10ml 空气注入胃管，检查胃管是否通畅，用生理盐水纱布润滑胃管前端。

②测量胃管插入长度："鼻尖 - 耳垂 - 剑突与脐部连线中点"的距离。

③沿一侧鼻孔缓缓插入，插入咽部时，年长儿嘱其配合吞咽；昏迷者，应先将患儿头后仰，插入至咽喉处，托起患儿的下颌贴近胸骨（增大咽喉通道的弧度），快速插入至预定长度。

④检查口腔内有无胃管弯曲。

8）检查胃管插入是否正确，三种方法：

①用注射器抽吸，有胃液抽出。用 pH 试纸测量酸碱度。

②注入 10ml 空气，用听诊器在胃部能听到气过水声。

③将胃管末端放入盛水的碗中，无气体溢出。

9）固定胃管。

10）抽取胃内容物，观察胃内容物的颜色、性质、量，必要时留取送验。

11）连接洗胃管，进液管的一端放在洗胃液的容器内，排液管的一端接污物桶，接胃管的一端与已插好的患儿胃管相连。

12）按下开始／停止键，机器开始对胃进行自动冲洗，直到洗出液澄清无味为止。

13）拔除胃管，清洁口鼻腔。

14）脱手套，安置患儿，取舒适卧位并做好安慰。

15）自动洗胃机三管同时放入 1∶1 000PPM 的含氯消毒液中，按下开始／停止键，循环 10 次以上后继续清水循环 3 ~ 5 次。将各管同时取出，待机器内水完全排尽后，按开始／停止键关机。洗胃机外壳用 1∶250PPM 含氯消毒液的抹布擦拭消毒。

16）整理用物，洗手，记录。

指导要点

（1）按体重选择合适的胃管（6F：2kg，8F：3 ~ 9kg，10F：10 ~ 20kg，12F：20 ~ 30kg，14F：30 ~ 50kg，16F：≥ 50kg）。

（2）进液管口必须始终浸没在洗胃液的液面下。

（3）启动洗胃机后常规先"出胃"后"进胃"灯提示。

（4）如患者有腹痛、休克、洗出液呈血性，立即停止洗胃，进行相应的急救措施。

（5）拔胃管时，反折胃管，嘱患儿屏住呼吸，迅速将胃管拔出。

注意事项

（1）毒物不明者，用温开水或生理盐水洗胃；毒物明确者用拮抗剂洗胃；强酸、强碱中毒者，严禁洗胃；胃癌、食管阻塞、胃底静脉曲张及消化性溃疡患儿慎洗胃。

（2）洗胃过程中，如呼吸心搏骤停者，应先复苏，后洗胃。

（3）洗胃前检查生命体征，如有呼吸道分泌物增多或缺氧，应先吸痰，再插胃管洗胃；对昏迷、危重患儿实施心电监护，在监护仪监测下洗胃。

（4）洗胃完毕，胃管宜保留一定时间，以利再次洗胃，尤其是有机磷中毒者，胃管应保留24小时以上，以便反复洗胃。

（5）洗胃的同时观察患儿的面色、神志、生命体征等情况，发现异常（如抽出液体呈血性或患儿感觉腹痛、血压下降等）立即停止洗胃，通知医生对症处理，并观察洗出液的颜色、性质及量。

（6）尽早开放静脉通道，遵医嘱用药。

常见问题及处理

（1）插管过程中患儿出现呛咳、呼吸困难、发绀等，表示误入气管，应立即拔出，休息片刻重插。

（2）插管不畅时，试将患儿头后仰，当胃管插入会厌部时，左手托起头部，使下颌靠近胸骨柄，加大咽部通道的弧度，便于胃管顺利通过会厌部。

（3）机械性损伤：常见的口鼻腔及食管黏膜损伤出血、牙齿脱落或歪斜。胃管选择软硬度适宜的硅胶管为好，插管过程中应动作轻柔、熟练，遇有阻碍不可强行插入。牙关紧闭时不可用压舌板或开口器强行撬开患儿的牙齿，应给予止痉剂缓解后插入。

（4）急性胃扩张：在使用电动洗胃机洗胃时应事先调节好药量的大小，

并密切观察机器的性能，以防灌入过多的溶液。

（5）胃管堵塞的处理

1）重新安置患儿体温，有利于引流。

2）旋转胃管，并重新放置。

3）用 20ml 生理盐水冲洗，量以入为出，反复多次冲洗直到通畅。

77 电子鼓膜温度测量法

目的

（1）判断体温有无异常。

（2）动态监测体温变化，分析热型及伴随症状。

（3）协助诊断，为预防、治疗、康复和护理提供依据。

适应证

测量足月新生儿、儿童的体温。

禁忌证

（1）外耳道有血迹或污水。

（2）外耳道急性或慢性炎症症状。

（3）耳道畸形。

（1）评估

1）患儿的年龄、病情、意识、治疗情况、心理状态及合作程度、外耳道清洁情况（必要时清理耳道耵聍）。

2）家长及患儿了解体温测量的目的、方法、注意事项及配合要点。

3）耳温计性能完好、备用状态。

（2）准备

1）护士：着装整洁，洗手，戴口罩。

2）患儿：确保耳部没有堵塞或积累过多的耳垢，排除外部影响因素 20 分钟后。

3）环境：室温适宜，光线充足，环境安静。

4）用物：治疗盘、电子鼓膜测温计（耳温计性能完好、备用状态）、保护胶套、弯盘（内含 75% 酒精棉球）、体温记录本及笔、免洗手消毒液。

（3）操作

1）洗手。

2）备齐用物。

3）核对并向患儿及家属解释测量步骤，协助患儿取舒适体位，选择适宜的一侧测量。

4）测量耳温

①套上清洁的保护套以确保准确的读数。

②按下电源钮，启动液晶显示屏。

③当准备测量的记号显示时，可开始使用温度计。

④拉直耳道：1 周岁以下婴儿可将耳背垂直向后拉；1 周岁以上至成人，将耳背向后上方拉。

⑤将探测头轻轻插入耳道，适当旋转使探头与外耳道完全吻合，按下测

量钮，听到提示音后放开。

⑥读取显示屏上显示的温度。

⑦每次测量体温后，请退弹射器，更换保护胶套。

5）协助患儿取舒适体位。

6）清理用物。

7）检查仪器，75%酒精棉球擦拭仪器表面。

8）洗手，记录。

指导要点

（1）出生90天以内的婴儿，3岁以下免疫系统受损的幼儿：建议在同一侧耳道测3次体温，并且在读数不统一时，采用最高读数。

（2）左耳和右耳的读数可能不同，因此请在同一只耳朵测量。

（3）每次测量体温一定要等准备测量的记号显示后方可进行再次测量。

（4）停止使用1分钟后，体温计会自动关闭。

（5）用后的保护胶套按医疗垃圾处理原则。

注意事项

（1）务必保持探头窗口干净、干燥且无损，定期进行设备校验保养，以确保测量的准确性。

（2）为避免测量出错，请每次测温时都套上一个干净的新探头套。

（3）可能会影响耳温情况的外部因素

①侧卧时压住一侧耳朵、耳朵被盖住；

②暴露在过热或过冷的温度下、游泳或洗浴之后等情况。

（4）对于戴助听器或耳塞的患者，请先摘掉这些设备，等待20分钟以后再测。

（5）如一侧耳道曾使用滴耳剂或其他耳部药物，则请测量另一侧耳温。

（6）耳道内不能有阻碍物或过多的耳垢。

（1）摄氏度（℃）和华氏度（℉）之间切换：确保已关闭耳温计。按住电源按钮大约 3 秒后，显示屏会一次显示："℉""SET""℃""SET"当显示所需刻度时，松开电源按钮。再次启动是，温度会以所选的刻度显示。

（2）对于个别需要严格体温测量的患儿还是建议水银温度计作为金标准。

78 清洁灌肠

目的

（1）软化和清除去除肠内的积气。

（2）清洁肠道，为手术，检查做准备。

（3）稀释并清除肠道内有毒物质，减轻中毒。

（4）为高热患儿降温。

适应证

（1）腹胀患儿。

（2）高热患儿。

（3）肠道手术患儿。

（4）中毒患儿。

急腹症、消化道出血、严重心血管疾病、排便失禁，肛门、直肠、结肠等手术后。

操作步骤

（1）评估

1）核对患儿的信息及治疗信息。

2）评估患儿年龄、病情、生命体征、肠壁病变部位、排便情况，肛周皮肤及黏膜情况、有无灌肠禁忌证。

3）评估患儿意识、自理能力、合作及耐受程度。

4）向患儿、家长解释操作目的及方法，取得家长的配合。

（2）准备

1）护士：仪表端庄，衣帽整洁。

2）患儿：嘱患儿排尿。

3）环境：清洁、安静、安全，关闭门窗，调节室温，注意隐私保护。

4）用物：治疗盘、一次性灌肠器、血管钳、量杯（内置灌肠液）、液状石蜡棉花、一次性横单、清洁手套、水温计、便盆、卫生纸、弯盘、免洗手消毒液、记录本、输液架。

（3）操作

1）洗手，戴口罩。

2）将备齐的用物置于治疗车上，协助患儿入灌肠室。

3）再次核对患儿信息和治疗信息，将患儿采取左侧卧位或平卧位，双腿屈曲，脱至膝部，臀部移至床沿，一次性横单垫于臀下，盖被保暖。

4）灌肠液倒入一次性灌肠器，排除肛管内空气，关闭调节器。

5）再次核对患儿信息。

6）将一次性灌肠器挂于输液架上，液面距肛门 40～60cm，弯盘置于臀边，润滑肛管前端。

7）暴露肛门，嘱患儿张口呼吸，放松腹部。

8）将肛管轻轻插入直肠，插管 7～10cm，固定肛管，松开调节器，使溶液缓缓注入，随时注意患儿情况，如面色异常、腹痛、出血，应停止操作。

9）待溶液注入完毕，关闭调节器，用卫生纸包住肛管，拔出放入弯盘内，擦净肛门，脱手套，协助患儿取平卧位，尽可能保留 5～10 分钟，以软化大便。

10）不能下床的患儿，给予便盆、卫生纸、排便后，及时取出便盆；能下床者给予坐便器排便。

11）撤一次性横单，整理床单位。

12）再次核对患儿。

13）观察患儿病情，告知注意事项。

14）合理安置患儿，开窗通风。

15）终末处理。

16）洗手，记录。

指导要点

（1）告知家长清洁灌肠的目的和意义、配合方法。

（2）指导家长观察患儿排便情况。

注意事项

（1）急腹症、消化道出血的患儿禁忌灌肠；肝性脑病的患儿禁用肥皂水灌肠。直肠、结肠和肛门手术后及大便失禁的患儿不宜灌肠。如患儿肛门外括约肌失去控制功能能力，可取仰卧位，臀下垫便盆。

（2）保证灌肠溶液的浓度、剂量、温度适宜；灌肠液温度：一般为 39～41℃，高热患儿降温用 28～32℃，中暑用 4℃等渗盐水。

（3）根据患儿的年龄选择适宜的肛管；掌握肛管插入长度和灌入量。

年龄	注入量	肛管型号	插入长度
< 18 月龄	50 ~ 200ml	10 ~ 12#	3 ~ 5cm
18 月龄 ~ 5 岁	200 ~ 300ml	14 ~ 16#	5cm
5 ~ 12 岁	300 ~ 500ml	16 ~ 18#	5 ~ 7cm
> 12 岁	500 ~ 1 000ml	18 ~ 22#	7 ~ 10cm

（4）灌肠应在检查或手术前 1 小时结束。

（5）灌肠中如有腹胀或便意时，嘱患儿深呼吸；注意观察病情，发现面色苍白、出冷汗、剧烈腹痛、脉速、气急等，立即停止灌肠并与医生联系。

（6）记录灌肠的情况，包括溶液种类，保留时间，排出粪便的量、颜色及性状，腹胀的解除情况等。

常见问题及处理

（1）患儿如突然出现腹胀，腹痛，应立即停止灌肠，并使患儿平卧，同时通知医生，配合医生进行止血等抢救，建立静脉通道，吸氧、心电监护，严密观察生命体征，严重者立即手术治疗。

（2）肠道剧烈痉挛或出血：如发生脉速、面色苍白、出冷汗、剧烈腹痛、心慌气急时应立即停止，遵医嘱给予对症处理和观察疗效，建立静脉通道，根据医嘱使用止血药物或局部治疗。

79 保留灌肠

目的

灌入药液，保留在直肠或结肠内，通过肠黏膜吸收达到治疗的目的，常用于镇静、催眠、治疗肠道感染。

适应证

（1）结肠炎、慢性细菌性痢疾、阿米巴痢疾等需肠道抗感染患儿。

（2）高热、烦躁等需镇静催眠患儿。

禁忌证

急腹症、消化道出血、严重心血管疾病、排便失禁，肛门、直肠、结肠等手术后。

操作步骤

（1）评估

1）核对患儿的信息及治疗信息。

2）评估患儿年龄、病情、生命体征、肠壁病变部位、排便情况，有无腹胀，肛周皮肤及黏膜情况、无灌肠禁忌证。

3）评估患儿意识、自理能力、合作及耐受程度。

4）向患儿、家长解释操作目的及方法，取得家长的配合。

（2）准备

1）护士：着装规范，洗手，戴口罩。

2）患儿：注意保暖，必要时协助排便。

3）环境：清洁、安静、安全，温度适宜，注意隐私保护。

4）用物：治疗盘、灌肠器或注射器、肛管、水温计、清洁手套、液状石蜡棉球、量杯、棉签、温开水（39～41℃）、灌肠液、便盆、一次性横单、小枕、卫生纸、弯盘、免洗手消毒液、记录本。

（3）操作

1）洗手，戴口罩。

2）将备齐的用物置于治疗车上，推至患儿床前。

3）再次核对患儿信息和治疗信息，协助患儿摆放体位（左侧卧位使患儿腹肌放松，若无法左侧卧位可采取屈膝仰卧位），臀部略抬高10cm，垫小枕、一次性横单、弯盘至臀旁。

4）协助患儿脱裤露臀。

5）抽吸药液，连接肛管，戴手套，用液状石蜡棉球润滑肛管前端。

6）排气，夹管。

7）再次核对患儿信息和治疗信息。

8）一手持卫生纸掰开肛门肌肉，暴露肛门，另一手持肛管轻轻插入约15cm，插管时嘱患儿张口呼吸、转移患儿注意力。

9）缓慢注入药液，注意观察患儿情况：如面色、有无腹痛、出血等，如有异常应停止操作。

10）酌情注入少量温开水（5～10ml），抬高肛管尾端，使管内溶液全部注入。

11）注入完毕反折肛管并拔出，轻揉肛门。

12）再次核对患儿信息和治疗信息。

13）脱手套，撤治疗巾及小枕。

14）观察患儿情况，告知注意事项，嘱尽量保留药液20～30分钟。

15）合理安置患儿，开窗通风。

16）终末处理。

17）洗手，记录。

指导要点

（1）告知患儿家长保留灌肠的注意事项。

（2）拔管后指导患儿家长捏紧臀部，保留至少20分钟。

（3）指导家长观察患儿排便情况。

注意事项

（1）灌肠前，要了解病变部位及肠道状况，根据患儿的年龄选择适宜的肛管。

（2）肠道抗感染药物睡前灌入为宜。

（3）慢性细菌性痢疾病变部位多在直肠或乙状结肠，取左侧卧位；阿米巴痢疾病变多在回盲部，取右侧卧位。

（4）灌肠液量要适量，选择合适的肛管，应做到肛管细、插入深，注入药液速度慢、量少。插入深度：新生儿 7～10cm，婴幼儿 10～15cm，年长儿 15～20cm。

（5）灌肠中做好保暖，避免受凉，注意保护隐私。

（6）注意观察患儿情况：如面色、有无腹痛、出血等，如有异常应停止操作。

常见问题及处理

（1）肠道黏膜损伤：如有不适，暂停灌肠；轻者嘱全身放松，帮助其分散注意力，减轻痛苦；疼痛剧烈者，立即报告医生，予对症处理。

（2）肛周皮肤擦伤：暂停灌肠，立即报告医生处理，皮肤破溃时可立即用立灯照射治疗，同时以外科无菌换药法处理伤口。

80 鼻空肠管喂养

目的

（1）维持胃肠结构与功能完整。

（2）保护肠黏膜屏障。

（3）刺激免疫球蛋白与胃肠激素的分泌。

（4）减少应激状态下的高分解代谢。

（5）促进体内蛋白质合成。

（6）对不能经口进食的患儿，从鼻肠管灌入流质食物、水分和药物，以维持患儿营养和治疗的需要。

（7）提高身体素质与机体免疫力、保护肠道功能、预防肠道菌群紊乱。

适应证

（1）误吸风险高的患儿。

（2）经口摄食能力降低，饮食摄取量不足：①神经系统疾病（如昏迷、脑瘫、谵妄）或机械通气期间；②解剖异常（如头面部肿瘤）、严重畸形（如食管气管瘘）、口咽部、食管梗阻或功能障碍。

（3）经口摄入不足：①能量需要增加，如严重烧伤，多发性创伤和败血症等；②食欲减退，如肿瘤、内分泌疾病、胃食管反流和神经性厌食等；③围手术期支持。

（4）吸收障碍或代谢异常：①吸收障碍如慢性腹泻、短肠综合征、炎症性肠病等；②代谢性疾病，如苯丙酮尿症和糖原贮积病等；③其他疾病，如恶性肿瘤化疗或放疗、食物过敏、胰腺炎和乳糜症等。

禁忌证

（1）肠穿孔、完全性肠梗阻，如肠闭锁等先天性消化道畸形。

（2）坏死性小肠结肠炎。

（3）由于衰竭、严重感染、创伤及手术后消化道麻痹所致的肠功能障碍。

（4）严重的短肠综合征或高流量小肠瘘。

操作步骤

（1）评估

1）核对患儿的信息（姓名、住院号、腕带等）和治疗信息。

2）评估患儿的病情、意识状态、营养状况及合作程度。

3）评估管饲通路情况、管路位置（摄片）、输注方式，有无误吸风险。

4）解释操作目的及配合方法。

5）询问患儿是否需大小便。

（2）准备

1）护士：仪表端庄，衣帽整洁，修剪指甲。

2）患儿：取坐位或半坐位，必要时协助排便。

3）环境：清洁、安静、安全。

4）用物：治疗车上层：治疗盘内备治疗碗（内盛无菌温生理盐水）、肠内营养输注泵及输注系统一套（内装无菌肠内营养制剂）、加热器、胶布、手套、手消液。治疗车下层：放弯盘，生活垃圾桶，医用垃圾桶。

5）营养制剂（温度 38～42℃）：肠道功能部分障碍、重症胰腺炎应选择氨基酸型/短肽型肠内营养制剂。肠道功能完好时，选择整蛋白营养制剂。

（3）操作

1）洗手，戴口罩，必要时戴手套。

2）将备齐的用物置于治疗车上，推至患儿床前。

3）核对患儿信息，向患儿解释目的，获得患儿主动配合。协助患儿取坐位或半卧位，将床头抬高30°～45°，或根据病情安置体位。颌下铺好治疗巾。

4）检查并确认喂养管位置，抽吸并评估营养管内残留量，胃内容物残留大于150ml时提示有胃潴留，如有异常及时报告。

输注方式：

①间隙滴注法：24小时循环滴注，但有间隙休息期。如，输注3小时，然后休息2小时，如此循环重复。这种方法可让患儿有较大的活动度。

②整夜输注法：患者整夜输注，白天不输。用于补充口服摄入不足。但应注意避免给予过多的液体量。

③连续输注法：不间断输注肠内营养，最长可达20小时。用肠内营养

输注泵连续输注。条件不允许，也可采用重力滴注法进行连续输注。

5）输注前再次核对患儿信息。

6）用约 10ml 无菌温生理盐水冲洗喂养管，连接准备好的营养液，根据医嘱调节速度，均匀输注。

7）连接加热器。

8）再次核对。

9）每隔 6～8 小时及输注完毕注入 10ml 无菌温生理盐水，关闭管道末端防护帽，胶布 U 型固定外露管道。

10）观察并记录输注量以及输注中、输注后的反应。

11）告知患儿及家长注意事项，病情允许者输注后 1～2 小时保持半卧位，避免搬动患儿或可能引起误吸的操作。

12）整理床单位，予患儿取舒适卧位。

13）清理用物，归还原位。

14）终末处理。

15）洗手，记录。

指导要点

（1）告知家长输注方式。

（2）指导家长在翻身及活动时保护好营养管，防止脱落。

（3）指导家长输注营养液后半卧位，抬高幅度以 30°～45° 为宜。

注意事项

（1）肠内营养液配制无菌操作。

（2）输注系统（包括营养液容器、输注管道）专人专用，每 24 小时更换输注系统 1 次。

（3）开封后的瓶装及用粉剂配制的肠内营养液悬挂输注时间不应超过 8 小时，Pack 袋装营养液悬挂输注时间不应超过 24 小时。

（4）连续输注期间，每 6～8 小时冲洗喂养管 1 次。无论何种输注方式，每次输注结束时，应采用无菌温生理盐水脉冲式冲洗管道，并用手指轻揉管壁，以彻底清洗，保持管道通畅。使用加热器者每6～8小时更换加热位置，避免同一位置持续加热致营养物质变性凝固堵塞管道。

（5）长期留置鼻肠管者，每天用液状石蜡涂拭鼻腔黏膜，轻轻转动鼻胃管或鼻肠管，进行口腔护理（每日2～3次），定期（或按照说明书）更换营养管。

（6）输注过程中避免灌入空气，引起腹胀，避免注入过快引起不适。

（7）标注管路标识，与输液通路区别。

（8）妥善固定导管。每次喂养前，确认导管是否有移位、脱出。

（9）适当抬高床头有助于减少鼻饲液反流或者误吸，抬高幅度以30°～45°为宜，鼻饲过程中以及鼻饲后30～60分钟应该确保患者体位保持稳定，不可进行叩背、翻身等动作取患者左侧卧位进行鼻饲饮食可显著减少胃食管反流。

常见问题及处理

（1）胃肠道并发症：恶心、呕吐、腹泻。

注意输注速度，营养液现配现用，低温保存，一旦腹泻时降低营养液浓度，并作相应处理。

（2）代谢并发症：高血糖、低血糖、低钾或高钾。随时监测，随时纠正。

（3）鼻、咽、食管黏膜损伤和出血：选用质地软管径小的营养管，长期输注者，应每天应用液状石蜡滴鼻2次，防止鼻黏膜干燥、糜烂。

（4）营养管堵塞：发生堵塞后可用无菌温生理盐水低压冲洗。必要时借助导丝疏通管腔，疏通时注意观察患儿面色、生命体征、腹痛、腹胀、呕吐等症状。

（5）营养管脱出：置管后应妥善固定导管、加强护理与观察，严防导管脱出，一旦脱出应及时重新置管。

（6）长期留置鼻空肠管可导致鼻、咽、食管黏膜糜烂、出血及误吸所致肺炎和反流性食管炎。进食少量清水有助于润滑口腔及食管，保护食管黏膜，而不引起腹胀。

81 鼻饲

目的

供给不能经口进食的患儿足够的营养、水分和药物，以利早日康复。

适应证

昏迷、口腔疾患、食管狭窄、食管气管瘘、拒绝进食的患儿，以及早产儿、病情危重的婴幼儿和某些手术后患儿。

禁忌证

上消化道出血，食管、胃底静脉曲张、食管手术后以及食管癌和食管梗阻的患儿。

操作步骤

（1）评估

1）核对患儿的信息和治疗信息。

2）评估患儿的病情、意识状态及合作程度。

3）评估鼻腔情况：鼻黏膜有无肿胀、炎症，有无鼻息肉及鼻中隔偏曲等。

4）解释操作目的及配合方法，获得患儿主动配合。

（2）准备

1）护士：仪表端庄，衣帽整洁。

2）患儿：取坐位或半坐位，或根据病情安置体位，必要时协助排便。

3）环境：清洁、安静、安全。

4）用物：治疗盘：温开水适量、鼻饲液（38～40℃）、一次性胃管、50ml或20ml注射器、生理盐水、纱布数块、棉签、胶布、治疗巾、弯盘、记号笔、胃管标识、手电筒、压舌板、听诊器、固定用物（别针、系带等），必要时备手套。

（3）操作

1）洗手，戴口罩。

2）备齐用物，携至患儿床前。

3）核对患儿信息。

4）插胃管。

①颌下铺治疗巾，必要时弯盘置于口角旁，湿棉签清洗鼻腔。

②检查胃管：型号、有效期、包装有无破损。取出胃管，用注射器抽10ml空气注入胃管，检查胃管是否通畅，用生理盐水棉球润滑胃管前端。

③左手持纱布托住胃管，右手捏住胃管前端测量胃管插入长度：自发际至剑突的距离，或耳垂到鼻尖再到剑突的距离。

④右手捏住胃管前段沿一侧鼻孔缓缓插入，插到咽部时，年长儿嘱其配合吞咽；昏迷者，应先将患儿头后仰，插入至咽喉处，托起患儿的下颌贴近胸骨（增大咽喉通道的弧度），快速插入至预定长度。

⑤检查口腔内有无胃管盘曲。

5）验证胃管是否在胃内，三种方法：

①用注射器抽吸，有胃液抽出。

②注入10ml空气，用听诊器在胃部能听到气过水声。

③将胃管末端放入盛水的碗中，无气体溢出。

6）固定胃管于鼻翼和面颊部，胶布松紧适宜，避免压疮，并做好标识。

7）患儿取半卧位或床头抬高30°～60°。

8）打开鼻饲液和温水试温。

9）先用少量温开水冲洗胃管。

10）缓慢注入鼻饲液，鼻饲过程中观察患儿情况。

11）鼻饲后用温开水冲洗鼻饲管内剩余鼻饲液，冲净为宜。

12）盖好胃管末端，可用纱布包裹末端，包裹纱布每日更换一次，妥善固定于枕边或衣领处，防止脱落。

13）撤去用物，告知患儿及家长注意事项，终末处理，洗手记录。

14）拔除胃管

①弯盘置于口角旁，颌下铺治疗巾。

②胃管末端夹紧，轻取下胶布。

③轻稳拔出胃管过咽喉处。

④快速拔出胃管至弯盘中。

⑤以液状石蜡擦净胶布痕迹。

⑥撤去治疗巾、弯盘等。

15）协助患儿清洁口腔。

16）给予舒适卧位，整理床单位。

17）终末处理。

18）洗手，记录。

指导要点

（1）指导家长患儿在翻身及活动时保护好胃管，防止脱落。

（2）看护好患儿，防止患儿自行拔出胃管。

注意事项

（1）插管时动作要轻柔，避免损伤食管黏膜，尤其是通过食管三个狭窄部位（环状软骨、平气管分叉处、食管通过膈肌处）。

（2）昏迷患儿插管时先将头后仰，插至咽喉部后将头前倾，下颌尽量靠近胸骨，再插入胃管。

（3）插入胃管过程中如果出现呛咳、呼吸困难、发绀等，表明胃管误入气管，应立即拔出。

（4）每次鼻饲前应检查胃管是否在胃内；同时回抽确定胃内是否有潴

留，鼻饲时应减去潴留量，若潴留量超过鼻饲量的 1/4 时，应通知医生，是否酌减或暂停鼻饲。

（5）鼻饲后保持半卧位 20～30 分钟。

（6）长期鼻饲患儿每日口腔护理 2 次。

（7）长期鼻饲者，根据胃管材质按规定时间更换胃管，一般晚上最后一次鼻饲后拔除，第二天早晨再从另一侧鼻孔插入。留置超过一周的胃管应注意更换胶布，重新固定，并检查皮肤情况，避免局部皮肤压力性损伤。

（8）拔管后注意观察患儿进食情况。

常见问题及处理

（1）插入不畅：检查口腔，了解是否盘在口咽部，将胃管抽出少许再插入，或重新插入。

（2）胃潴留：鼻饲前先抽吸，了解胃排空情况，如抽出鼻饲食物，需延长鼻饲时间。

82 肠造口护理（使用造口袋）

目的

（1）收集造口排出物，保护造口周围皮肤清洁，避免发红、破溃。

（2）使家属掌握造口护理知识并能自行进行造口护理。

（3）使患儿舒适佩戴造口袋，提高生活质量。

适应证

造口患儿。

禁忌证

造口周围皮肤破溃患儿。

操作步骤

（1）评估

1）患儿的病情（一般情况、手术方式）、意识状态、营养状况及合作程度。

2）患儿造口血运情况及周围皮肤情况，有无造口及造口周围并发症。

3）造口袋的类型及有无渗漏。

4）患儿或家属对造口的认知程度及更换造口护理用品使用情况。

5）向患儿及家属耐心解释操作目的、注意事项，取得配合。

（2）准备

1）护士：仪表端庄，衣帽整洁。

2）患儿：平卧。

3）环境：光线充足，温度适宜。

4）用物：造口尺、剪刀、造口袋一套、治疗巾、弯盘、棉签、一次性手套、治疗盘、生理盐水溶液、一次性换药盒，必要时备皮肤保护膜、造口粉、防漏膏等。

（3）操作

1）洗手，戴口罩，戴手套。

2）备齐用物。

3）核对患儿信息。

4）注意遮挡。

5）根据患儿病情选择合适且舒适的体位，铺治疗巾于患儿身下，置弯盘、换药盒于治疗巾上，戴手套。

①一手固定造口周围皮肤，一手由上而下移除造口袋。

②用镊子夹取生理盐水棉球由外向内清洁造口周围皮肤，待干。

③观察造口颜色及周围皮肤情况，注意保暖，维护患儿隐私。

④测量造口大小。

⑤修剪造口底盘，开口比造口直径大 1~2mm 的小孔。

⑥粘贴：撕去粘贴纸，拉平腹部表面褶皱，由下而上粘贴底盘，按压底板各处，使之与皮肤更服帖。如皮肤较薄、嫩或发红、刺痒，可使用造口粉、皮肤保护膜；如破损较严重暂缓使用造口袋。

针对造口周围皮肤凹凸不平及造口凹陷、低平的患儿，应用防漏膏填补皮肤表面，选择凸面底板并佩戴小儿造口专用腰带；为避免底板翘起脱落，将造口底盘的外缘相隔 1~2cm 放射状剪开 1cm 的小缺口，再行粘贴或透明薄膜将造口底板外缘粘贴加固。两件式造口袋先粘贴底板，再接造口袋，从下而上将造口袋接口嵌入底板环形沟槽内并扣好。

⑦检查造口袋是否粘贴牢固，轻拉造口袋，是否和底板紧密结合。

⑧造口夹夹闭造口袋下端开口。

⑨注明造口袋粘贴时间。

6）再次核对患儿信息。

7）协助整理患儿衣物及床单位。

8）终末处理。

9）洗手，记录。

指导要点

（1）向患儿家长详细讲解使用造口袋的目的、方法、注意事项，教会其自行更换造口袋。

（2）指导家长合理喂养，少量多餐，尽可能喂养营养丰富少渣易消化、产气少的食物，冷热适宜，避免受凉腹泻，保证热量的供给。出现短肠综合征的新生儿可给予蔼儿舒等深度水解蛋白的配方奶粉喂养。

（3）指导家长衣服要宽松、舒适、柔软，以免摩擦造口而出血，避免过度增加腹压，以免造成造口旁疝。

注意事项

（1）更换造口袋时，尽可能安排在起床后，饭前等排便量较少的时间。

（2）底盘开孔大小要比造口大小大 1~2mm，若开孔过大，造口与底板之间的缝隙会积留粪液，影响粘胶的粘性，而且对皮肤造成刺激，损伤皮肤；若过小，会造成造口袋与造口黏膜摩擦，甚至引起出血和肉芽肿。粘贴造口袋时以掌心按压底盘并让患儿平躺 15~20 分钟，以增强造口底盘的粘性。

（3）密切观察患儿造口血运情况，若造口颜色发暗、发黑或有凹陷，回缩等异常情况，应及时通知医生。

（4）造口袋中排泄物满 1/3~1/2 时，必须及时倾倒，用清水冲洗即可。

（5）观察造口排气排便情况及大便的颜色、性状及量，特别是伴短肠综合征和婴幼儿回肠造口，必须严格注意造口出入量。针对腹泻、脱水和电解质紊乱，可采取术后早期造口远端（或肛门）给予近端造口排出物灌注的辅助治疗。

（6）造口袋通常 2~5 天更换一次，如有渗漏应随时更换。

常见问题及处理

（1）造口水肿

1）根据造口大小及形状裁剪底盘，开口比造口直径大 1~2mm，避免紧箍。

2）严密观察造口黏膜颜色，避免导致缺血坏死。

3）严重水肿，可用 50% 硫酸镁或 3% 氯化钠湿敷，每天三次。

（2）造口出血

1）多大于术后 72 小时内，出血少者，用纱布稍加压迫即可止血；若出现较多，可用 1 支肾上腺素溶液浸湿的纱布压迫或用云南白药粉外敷后用纱布压迫止血；严重者报告医师及时处理。

2）擦拭时动作轻柔，避免粗暴用力来回擦拭，如果黏膜摩擦出血，可以涂上造口保护粉后用棉球或纱布按压止血。

（3）造口缺血坏死

1）术后选用透明造口袋，便于观察造口的血运情况。

2）造口黏膜暗红色或紫色应解除所有压迫造口的物品，同时使用光子理疗仪局部照射造口，每天2次，每次30分钟。

3）如果黏膜完全变黑且有异常臭味时，可能需要再次进行剖腹探查术，切除坏死肠管和重建造口。

（4）造口皮肤黏膜分离

1）先用生理盐水清洗干净造口，再用棉签探查分离的深度，根据不同的分离深度选择合适的伤口敷料填塞。

2）分离部分表浅，渗液少宜使用亲水性敷料粉剂（如造口护肤粉）涂上后再用皮肤防漏膏遮挡后贴上造口袋，一般2~3天更换敷料。

3）造口皮肤黏膜分离深且渗液多的用吸收性好的敷料（如藻酸盐类）填塞后用防漏膏遮挡造口皮肤黏膜分离口，最后贴上造口袋。一般前期隔天换药一次，后期可4~5天换药一次，直至分离处完全愈合。

（5）造口狭窄

1）程度较轻者可容小指或食指通过时，则可用手指或扩张器扩宽造口，但要小心不可损伤造口。每天1次，每次停留3~5分钟，需长期进行，此法只是姑息疗法，最好还是进行手术治疗。

2）若情况严重，需外科手术治疗。

（6）造口回缩

1）情况不严重的病例可使用凸面底盘，严重病例可能需要手术治疗。

2）皮肤有损伤者，可使用造口粉或皮肤保护膜。

3）过度肥胖者宜减轻体重。

（7）造口脱垂

1）选择正确尺寸的造口袋，可容纳脱垂肠管。

2）指导家属准确测量造口大小及掌握正确的粘贴方法，尺寸恰当。

3）选用质地较软的造口底盘。

4）指导家属了解肠梗阻和肠坏死的症状和体征。

5）回纳脱垂肠管，但单腔造口则一定要予以手术治疗。

6）给予心理支持，反复回纳无效者需手术治疗。

（8）肉芽肿

1）及时拆除造口缝线。

2）正确测量造口大小。

3）较小的肉芽肿用硝酸银点灼坏死脱落；较大的肉芽肿可能需要电灼。

（9）造口黏膜移位

1）指导家属更换造口袋时动作轻柔，避免加强造口损伤。

2）重新量度造口外形及尺寸。

3）对较细小的黏膜移位可用保护粉，严重者可使用藻酸盐类敷料。

（10）造口旁疝

1）避免患儿剧烈哭闹、咳嗽等增加腹压的动作，如慢性便秘及时药物治疗，剧烈咳嗽时用手按压造口部位等。

2）控制体重，避免因体重增长过快而引起造口旁疝。

3）指导患儿家属了解肠梗阻的症状和体征。

4）解释原因，给予心理支持。

5）情况较轻，可佩戴造口腹带加以支持固定。

（11）过敏性皮炎

1）询问过敏史。

2）若过敏严重及原因不明，可能需作过敏试验。

3）更换另一系列造口用品。

4）贴袋前可外涂类固醇药物，每次清洗和擦干造口及周围皮肤后，涂药，10分钟后再用清水洗干净周围皮肤，擦干贴袋。

5）可先贴水胶体敷料保护皮肤后，再贴造口袋。

6）情况无改善，请皮肤科医生会诊。

（12）刺激性皮炎

1）检查刺激源并去除原因。

2）治疗皮肤问题。

3）重新指导家属选择造口用品。如皮炎面积大，渗液多时，可选用水胶体敷料，促进皮肤愈合。

4）指导家属正确的贴袋技术。

（13）毛囊炎

1）去除造口袋时，一手按压皮肤，一手慢慢去除造口底盘，避免撕拉。

2）不易去除时，则用湿纱布先湿敷或使用去粘胶产品去除。

3）毛囊出现脓疱，遵医嘱使用抗感染药物。

（14）机械性损伤

1）重新评估家属换袋技巧。

2）撕离造口袋或清洗造口周围皮肤时，动作轻柔。

3）使用粘性较小的底盘或全水胶体底盘。

83 肠造口护理（未用造口袋）

目的

（1）保护造口周围皮肤清洁，避免发红、破溃。

（2）了解患儿家属的心理接受程度以及对造口护理知识的掌握。

（3）教会家长能够自行进行造口护理。

适应证

造口患儿。

禁忌证

无。

操作步骤

（1）评估

1）患儿的病情（一般情况、手术方式）、意识状态、营养状况及合作程度。

2）患儿肠造口类型（如结肠造口、回肠造口）、造口的模式（如单腔造口、袢式造口、双腔造口等）和造口的位置（右上、下腹、左上、下腹、伤口正中等）。肠管血运情况：严密观察造口黏膜的颜色、形状、高度、水肿等情况。肠造口黏膜的正常情况为红色或粉红，类似正常人嘴唇的颜色，表面光滑湿润。高度为略高于皮肤1.5cm或与皮肤面持平，便于粘贴造口袋时保护肠造口周围皮肤、排气排便情况及周围皮肤情况：正常造口周围皮肤是健康完整的，与相邻的皮肤无异，若出现损伤则表现为红斑、损伤、皮疹或水疱。

3）患儿有无造口及造口周围并发症。

4）向患儿及家属耐心解释操作目的、注意事项，取得配合。

（2）准备

1）护士：仪表端庄，衣帽整洁。

2）患儿：平卧或舒适体位。

3）环境：光线充足，温度适宜。

4）用物：剪刀、治疗巾、弯盘、棉签、柔软的纸巾、一次性手套、治疗盘、生理盐水、棉球、一次性换药盒，必要时备皮肤保护膜、造口粉等。

（3）操作

1）洗手，戴口罩，戴手套。

2）备齐用物。

3）核对患儿信息。

4）根据患儿病情选择舒适的体位，铺治疗巾于患儿身下，置弯盘、换药盒于治疗巾上，戴手套。

①用镊子夹取生理盐水棉球由外向内清洁造口周围皮肤，直至擦拭干净，棉球不可过湿，动作轻柔，棉球不可重复使用或来回擦拭。

②如造口周围皮肤发红，先涂造口粉，再喷皮肤保护膜。严重者可重复三次。

③用柔软的纸巾裁剪合适大小垫在造口周围。裁剪合适，避免缝隙较大使肠液、大便浸渍皮肤。

5）再次核对患儿信息。

6）协助整理患儿衣物及床单位，注意保暖。

7）终末处理。

8）洗手，记录。

指导要点

（1）向患儿家长详细讲解操作的目的、方法，造口护理知识及注意事项，做好心理支持。

（2）指导家长合理喂养，少量多餐，尽可能喂养营养丰富易消化的食物，避免受凉腹泻，加强饮食指导及控制。如果患儿回肠造口有较稀薄的排泄物，则应该对其进行指导，进食半固体或固体食物，摄入较多的纤维素，并避免进不洁及油腻的食物。同时要求患儿严格控制自身体重，防止造口凹陷加深。此外，对患儿家长进行指导，使其督促患儿养成良好的饮食习惯。

（3）指导家长衣服要宽松、舒适、柔软，以免摩擦造口而出血，避免多度增加腹压，以免造成造口旁疝。

注意事项

（1）注意保暖，保护患儿隐私。

（2）密切观察患儿造口血运情况，若造口颜色发暗、发黑或有凹陷，回缩等异常情况，应及时通知医生。

（3）观察造口排气排便情况及大便的颜色、性状及量，每次便后用温水清洗造口保持其干燥。

同时保持其干燥清洁。

常见问题及处理

（1）造口水肿

1）严密观察造口黏膜颜色，避免导致缺血坏死。

2）严重水肿，可用50%硫酸镁或3%氯化钠湿敷，每天三次。

（2）造口出血

1）大多出现于术后72小时内，出血少者，用纱布稍加压迫即可止血；若出现较多，可用1支肾上腺素溶液浸湿的纱布压迫或用云南白药粉外敷后用纱布压迫止血；严重者报告医师及时处理。

2）擦拭时动作轻柔，避免粗暴用力来回擦拭，如果黏膜摩擦出血，可以涂上造口保护粉后用棉球或纱布按压止血。

（3）造口缺血坏死

1）术后严密观察造口的血运情况。

2）造口黏膜暗红色或紫色应解除所有压迫造口的物品，同时使用光子理疗仪局部照射造口，每天2次，每次30分钟。

3）如果黏膜完全变黑且有异常臭味时，可能需要再次进行剖腹探查术，切除坏死肠管和重建造口。

（4）造口皮肤黏膜分离

1）先用生理盐水清洗干净造口，再用棉签探查分离的深度，根据不同的分离深度选择合适的伤口敷料填塞。

2）分离部分表浅，渗液少宜使用亲水性敷料粉剂（如造口护肤粉）涂上后再用皮肤防漏膏遮挡后贴上造口袋，一般2~3天更换敷料。

3）造口皮肤黏膜分离深且渗液多的用吸收性好的敷料（如藻酸盐类）填塞后用防漏膏遮挡造口皮肤黏膜分离口，最后贴上造口袋。一般前期隔天换药一次，后期可4~5天换药一次，直至分离处完全愈合。

（5）造口狭窄

1）程度较轻者可容小指或示指通过时，则可用手指或扩张器扩宽造口，但要小心不可损伤造口。每天1次，每次停留3～5分钟，需长期进行，此法只是姑息疗法，最好还是进行手术治疗。

2）若情况严重，需外科手术治疗。

（6）造口回缩

1）情况不严重的病例可使用凸面底盘，严重病例可能需要手术治疗。

2）皮肤有损伤者，可使用造口粉或皮肤保护膜。

3）过度肥胖者宜减轻体重。

（7）造口脱垂

1）选择正确尺寸的造口袋，可容纳脱垂肠管。

2）指导家属准确测量造口大小及掌握正确的粘贴方法，尺寸恰当。

3）选用质地较软的造口底盘。

4）指导家属了解肠梗阻和肠坏死的症状和体征。

5）回纳脱垂肠管，但单腔造口则一定要予以手术治疗。

6）给予心理支持，反复回纳无效者需手术治疗。

（8）肉芽肿

1）及时拆除造口缝线。

2）正确测量造口大小。

3）较小的肉芽肿用硝酸银点灼坏死脱落，较大的肉芽肿可能需要电灼。

（9）造口黏膜移位

1）指导家属造口护理时动作轻柔，避免加强造口损伤。

2）对较细小的黏膜移位可用保护粉，严重者可使用藻酸盐类敷料。

（10）造口旁疝

1）避免患儿剧烈哭闹、咳嗽等增加腹压的动作，如慢性便秘及时药物治疗，剧烈咳嗽时用手按压造口部位等。

2）控制体重，避免因体重增长过快而引起造口旁疝。

3）指导患儿家属了解肠梗阻的症状和体征。

4）解释原因，给予心理支持。

5）情况较轻，可佩戴造口腹带加以支持固定。

（11）过敏性皮炎

1）询问过敏史。

2）若过敏严重及原因不明，可能需作过敏试验。

3）更换另一系列造口用品。

4）情况无改善，请皮肤科医生会诊。

（12）刺激性皮炎

1）检查刺激源并去除原因。

2）治疗皮肤问题。

3）重新指导家属选择造口用品。

4）指导家属正确的造口护理流程。

（13）机械性损伤

1）重新评估家属换袋技巧。

2）撕离造口袋或清洗造口周围皮肤时，动作轻柔。

3）使用粘性较小的底盘或全水胶体底盘。

84 更换引流袋

目的

（1）对引流管患者进行护理，预防感染。

（2）保持引流通畅。

留置各类引流管的患儿。

无。

（1）评估

1）核对患儿的信息和治疗信息。

2）评估患儿的年龄、病情、治疗、意识和合作能力。

3）留置引流的目的，时间及引流的位置和种类。

4）引流液的色、质、量，是否通畅。

5）伤口敷料有无渗血、渗液。

6）解释操作目的及配合方法。

7）询问患儿是否需要大小便。

（2）准备

1）护士：仪表端庄，衣帽整洁。

2）患儿：注意保暖，必要时协助排便。

3）环境：清洁、安静、安全，温度适宜，注意保护隐私。

4）用物：治疗盘、安尔碘、棉签、弯盘、血管钳2把、一次性引流袋1个、一次性无菌巾、一次性清洁手套、量杯、免洗手消毒液。

（3）操作

1）洗手，戴口罩。

2）携用物至床旁，核对患儿信息。

3）拉好床帘或准备屏风遮挡，保护患儿隐私。

4）检查切口，暴露引流管。

5）夹管，铺一次性无菌巾于引流袋接口处。夹管时用血管钳夹住引流管尾端上 3cm 处。

6）再次快速洗手，戴手套。

7）分离引流袋和引流管。

8）用无菌棉签蘸取安尔碘消毒引流管内口及外面各 2 次。

消毒管道时顺序由引流管内口旋转消毒至引流管远端 2cm 处止。

9）接新无菌引流袋。

10）放开血管钳，并观察引流管是否通畅，连接处是否紧密。

11）妥善固定引流管。

12）引流袋上记录更换时间、日期，更换者姓名。

13）整理用物，安置患儿，跟家长做好宣教。

14）观察引流液的色、质、量。

15）用物处理，洗手，记录。

指导要点

（1）告知患儿及家长更换引流袋的目的及注意事项。

（2）指导患儿及家长操作中的配合。

注意事项

（1）严格无菌操作，根据引流袋的种类要求定时更换引流袋。

（2）保持引流管通畅，定时挤压，避免扭曲、折叠。

（3）观察引流液的色、质、量，是否和病情相符，每班记录，如发现异常，及时告知医生。

（4）引流管妥善固定，严防滑脱。

（5）腹腔引流袋、胃肠减压器需每天更换，普通集尿袋 2 次 / 周，一次性防逆流集尿袋和精密集尿袋 1 次 / 周。胸腔引流瓶 48 小时更换一次。

常见问题及处理

（1）管道滑脱

1）发生管道滑脱，护士立即到床边实施紧急措施，同时通知医生。

2）根据患儿的情况给予紧急处理。

胸腔引流管：从胸腔内滑脱，立即用凡士林纱布和无菌纱布按压住引流口；协助患儿保持半卧位，不可活动；从接口处滑脱，立即用血管钳夹闭近端引流管，防止气体进入胸腔；协助医生重新置管或伤口处理；密切观察患儿生命体征，呼吸的频率、节律和 SpO_2，有无呼吸困难等。

伤口引流管：无菌纱布覆盖伤口；密切观察患儿生命体征、伤口情况；协助医生重新置管或伤口处理。

尿管：观察排尿有无异常，尿道有无受损；做好会阴部的清洁护理；协助医生重新置管。

3）安抚患儿及家长，做好心理护理。

4）严格执行上报流程。按照护理不良事件分级及管理制度要求进行上报。科室组织讨论、分析原因，确定改进措施。

（2）引流袋接口与引流管型号不符：夹闭引流管，更换合适的引流袋。

（3）异常出血：安抚患儿及家长，避免剧烈活动及哭闹。立即通知医生对症处理。

85 导尿术

目的

（1）为尿潴留患儿引出尿液，减轻痛苦。

（2）协助临床诊断和治疗，如留取尿标本做细菌培养，测量膀胱容量，压力及残余尿，进行尿道膀胱造影。

（3）昏迷、尿失禁、会阴部损伤及某些泌尿系统疾病手术者作保留导尿。

适应证

（1）各种原因引起的尿潴留。

（2）膀胱、尿道造影检查。

（3）大型手术前导尿，方便术中尿量观察，防止术中膀胱过度充盈。

（4）膀胱容量、残余尿量测定。

（5）危重患儿抢救。

禁忌证

（1）急性尿道炎。

（2）女性月经期。

（3）骨盆骨折，尿道损伤试插导尿管失败者。

操作步骤

（1）评估

1）核对患儿及病情、治疗等信息。

2）评估患儿病情、性别、年龄、合作程度、自理能力、膀胱充盈度、局部皮肤情况等。

3）向患儿及家属解释导尿的目的，注意事项，以取得配合。

4）根据评估结果，选择型号合适的导尿管。

年龄	型号	年龄	型号
0～2岁	6号	5～10岁	8～10号
2～5岁	6～8号	10～16岁	10～12号

5）环境：安静、整洁、安全、光线好、有围帘或屏风。

（2）准备

1）患儿：清洗会阴部。

2）环境：安静、整洁、安全，关闭门窗并调节室温，注意遮挡保护患儿隐私。

3）用物：治疗盘，无菌持物镊，5ml灭菌注射用水两支、卫生纸、一次性尿垫、浴巾、便盆及便盆布、导管标识、胶布、导管固定装置、免洗手消毒液、一次性无菌导尿包：第一层小方盘、橡胶手套1副、碘伏棉球1包、纱布1块、镊子1把；第二层无菌手套1副、洞巾、大弯盘、大方盘、血管钳2把、碘伏棉球1包、液状石蜡棉球1包、10ml注射器、试管1支、集尿袋1只、一次性导尿管1根、小纱布。（若导尿包内导管型号不合适，请自行准备型号合适的导尿管）

（3）操作

1）护士洗手，戴口罩，准备用物。

2）携用物至患儿床边，核对患儿信息，注意遮挡，保护患儿隐私。

3）协助患儿取仰卧屈膝位，双腿略外展，脱去对侧裤腿，盖近侧腿上，对侧大腿用被子遮盖，暴露会阴部。可以用垫枕支起患儿的腿部，从而减轻患儿腿部肌肉的紧张度，并增进舒适度。

4）必要时协助患儿清洗外阴。

5）将一次性尿垫垫于患者臀下，打开一次性导尿包，用持物镊取第一次消毒用物，将小方盘置于患儿两腿之间。

6）戴手套，打开包装袋，将碘伏棉球取出置于小方盘远患者侧，小纱布放在旁边。

7）右手持镊子夹碘伏擦洗会阴，将污染棉球放于小方盘近患者侧：

①擦洗顺序：阴阜→对侧大阴唇→近侧大阴唇→对侧小阴唇→近侧小阴唇→尿道口→阴道口→肛门。

②擦洗尿道口时，在尿道口轻轻旋转棉球。

③每个棉球只用一次。

8）脱去手套，撤去小方盘。

9）将在患儿两腿间打开导尿包内包装，导尿包的第一角向对侧上方打开，再依次打开各角，避免跨越无菌区（先远侧后近侧）。

10）戴无菌手套。

11）铺洞巾：两手捏住洞巾上两角内侧，对准外阴放下，不可拖拉，洞巾应与包布连成无菌区域，避免跨越无菌区。

12）取大方盘置于患儿两腿之间洞巾旁，大弯盘置于无菌区域远患者侧，整理导尿包内物品，便于取拿，注射器抽取 2～3ml 灭菌注射用水，检查导尿管气囊是否漏气，再用液状石蜡棉球润滑导尿管前端后待用，取碘伏棉球置于大方盘远患者端，消毒会阴部。

①检查导尿管：注入 2～3ml 灭菌注射用水，试冲气囊，确保气囊无渗漏再抽出灭菌注射用水。

②消毒顺序：以左手分开并固定小阴唇，右手持止血钳夹碘伏消毒尿道口及小阴唇。顺序为尿道口→对侧小阴唇→近侧小阴唇→尿道口。

③擦洗完毕将污物放于弯盘，弯盘撤至床尾。注意避免污染手套。

13）用另一止血钳持导尿管对准尿道口缓慢插入，见尿液流出，再插 2～3cm，用止血钳夹住导管尾端。

①不留置导尿管，导尿毕，拔除导尿管，撤洞巾。

②取标本：用无菌标本瓶接取中段尿 5ml，盖好瓶盖，放合适位置。

③需留置导尿者，向气囊中注入适量灭菌注射用水，向外轻拉导尿管以证实导尿管固定稳妥，松止血钳，去除导丝，接引流袋，撤去洞巾。

14）脱去手套，将用毕的物品置于治疗车下层，粘贴标识，记录留置时间、深度、型号、置入管，采用导管固定装置固定导管，协助患儿穿衣，安置舒适体位。

15）告知患儿及家属留置尿管的注意事项。

16）整理床铺，清理用物。

17）终末处理。

18）洗手，记录。

指导要点

（1）教会患儿如何配合操作，减少污染。

（2）指导患儿家长在翻身及活动时保护好管道，防止引流管打折、弯曲、受压、脱出等情况发生，集尿袋不得超过膀胱高度并避免挤压，防止尿液反流，导致感染发生。

（3）病情允许的情况下，指导摄取足够的水分预防泌尿道感染的机会，同时也可以预防尿结石的形成。

（4）长期留置导尿管的患者应进行膀胱功能训练及盆低肌锻炼，以增强控制排尿的能力。

注意事项

（1）严格无菌操作，预防尿路感染。

（2）操作前做好解释和沟通，以保护患儿自尊；操作时注意遮挡，保护患儿隐私。

（3）观察引流液的色、质、量，是否和病情相符，每天记录，如发现异常，及时告知医生。

（4）选择导管粗细要适宜，插入动作要轻柔，以免损伤尿道黏膜，若插入有阻力可更换方向再插，见有尿液流出再插入 2cm，勿过深或过浅，勿反复抽动导尿管。

（5）导尿过程中，若导尿管污染，应重新更换导尿管。

（6）膀胱高度膨胀者，第一次导尿量：1～3 岁不得超过 400ml，3～5

岁不得超过 500ml，5～14 岁不应超过 600ml，以防腹压突然下降引起虚脱、膀胱黏膜充血、发生血尿。

（7）保持引流装置的密闭、通畅和完整，活动或搬运时夹闭引流管，防止尿液逆流。

（8）引流袋放置在膀胱水平以下，患儿床位上→引流袋固定在床位专用悬挂处；家长抱起患儿→引流袋固定于家长身上，要低于患儿膀胱水平；患儿走路时→引流袋固定于患儿下肢衣物上。

（9）至少每班评估 1 次，检查导管固定情况，引流是否通畅，引流液是否正常等。

（10）拔管后注意观察患儿排尿情况，有无血尿、疼痛等。

（11）硅胶导尿管每月更换 1 次，非硅胶导尿管 2 周更换 1 次，普通集尿袋 1 周更换 2 次，一次性防逆流集尿袋或精密集尿袋 1 周更换 1 次。

常见问题及处理

（1）导尿管插入困难

原因：尿道狭窄、导尿管过粗、插入方向错误、润滑不够。

处理：选择合适管道，充分润滑，调整插管方向。

（2）疼痛

原因：导尿管位置过浅，气囊压迫尿道、位置过深顶住膀胱。

处理：调整导尿管位置。

（3）导尿管旁漏尿

原因：导尿管过细，排便、咳嗽等负压增大，导尿管堵塞。

处理：更换大号导尿管；保持大便通畅，减少增加负压的动作；疏通导尿管，必要时更换导尿管。

（4）尿液引流不畅

原因：打折、受压、阻塞。

处理：妥善固定，操作轻柔，预防损伤黏膜造成出血，形成血块堵塞；必要时更换导尿管。

（5）导尿管脱出

原因：气囊漏水或注入液体太少，过度牵拉暴力扯出导尿管。

处理：认真检查气囊质量，适量注入液体，意识不清、不能配合的患儿加强管道固定。

86 口鼻腔吸痰

目的

（1）清除呼吸道分泌物，保持呼吸道通畅。

（2）促进呼吸功能，改善肺通气。

（3）预防并发症发生。

适应证

咳嗽能力差、痰液较多患儿，通过口、鼻腔吸痰可以降低插管率，减少窒息的发生。

禁忌证

无绝对禁忌证，但进食 1 小时内避免吸痰（抢救除外），防止呕吐窒息。

操作步骤

（1）评估

1）患儿的年龄，生命体征，病情，意识状态，氧疗情况、SpO_2、咳嗽能力，双肺呼吸音，痰液的颜色、量、黏稠度，治疗情况，心理状态及配合程度，口腔及鼻腔有无损伤。

2）向患儿及家属耐心解释吸痰的目的、方法、注意事项及配合要点。

（2）准备

1）护士：仪表端庄，衣帽整洁，洗手，戴口罩。

2）患儿准备

①了解吸痰的目的、方法、注意事项及配合要点。

②体位舒适，情绪稳定。

3）用物准备

治疗盘内备：有盖罐两只（试吸罐和冲洗罐，内盛无菌生理盐水）、一次性无菌吸痰管数根、无菌纱布、无菌血管钳或镊子、无菌手套、弯盘。

治疗盘外备：电动吸引器或中心吸引器装置一套、听诊器，必要时备压舌板、张口器、舌钳、电插板等。

4）环境准备：室温适宜、光线充足、环境安静。

（3）操作

1）核对医嘱。

2）核对：患儿床号、姓名、住院号。

3）检查：患儿口鼻腔，取下义齿。

4）调节：接通电源，打开开关，检查吸引器性能，调节负压（儿童小于 40.0kPa，婴幼儿 13.3 ~ 26.6kPa，新生儿小于 13.3kPa）。

5）体位：患儿头部转向一侧，面向操作者，铺治疗巾于颌下。

6）试吸：选择合适的吸痰管（选择：新生儿：6 ~ 8 号，婴幼儿 8 ~ 10 号，儿童 10 ~ 14 号）试吸少量生理盐水。

7）吸痰：一手持吸痰导管末端，另一手用无菌血管钳（镊）或者戴手套持吸痰管前端，测量鼻尖至耳垂的距离以确定插入的深度，确保无负压状态插入吸痰管先吸鼻咽，再吸口咽部分泌物，边吸边旋转退出。

8）吸痰过程中注意观察患儿的反应，如面色、呼吸、心率、血压等，如出现缺氧症状应立即停止操作。

9）抽吸：吸痰管退出时，在冲洗罐中用生理盐水抽吸。

10）吸痰完毕后分离吸痰管，关闭吸引器开关，拭净脸部分泌物，撤除治疗巾，脱手套，协助取舒适体位，整理床单位。

11）听诊双肺呼吸音。

12）指导患儿少量多次饮水，以利于痰液排除，痰液黏稠时可配合翻身拍背或雾化吸入。

13）整理用物：吸痰管按一次性用物处理，吸痰的玻璃接管插入盛有消毒液的试管中浸泡。

14）洗手，记录。

指导要点

（1）进食一小时内避免吸痰，防止误吸（抢救除外）。

（2）选择粗细、长短、质地适宜的吸痰管，一人一用。

（3）型号及负压根据患儿年龄大小进行选择：新生儿常选用 6～8 号、负压小于 13.3kPa；婴幼儿多选用 8～10 号、负压 13.3～26.6kPa；儿童选择 10～14 号，负压小于 40.0kPa。

（4）每次吸痰时间年长儿 <15 秒，婴儿 <5 秒，每次吸引间隔至少 30 秒。

（5）吸痰动作轻稳，插入吸痰管时保持无负压状态，边吸边旋转退出吸痰管，防止呼吸道黏膜损伤。

注意事项

（1）吸痰前，检查电动吸引器性能是否良好，连接是否正确。

（2）严格执行无菌操作，每次吸痰应更换吸痰管。

（3）每次吸痰时间年长儿 <15 秒，婴儿 <5 秒，每次吸引间隔至少 30 秒，以免造成缺氧。

（4）吸痰动作轻稳，插入吸痰管时保持无负压状态，边吸边旋转退出吸痰管，防止呼吸道黏膜损伤。

（5）痰液黏稠时，可配合复苏拍背、雾化吸入，提高吸痰效果。

（6）吸氧患儿吸痰前后予高流量吸氧。

（7）选择合适的吸痰管，注意观察患儿痰液的颜色、性质、量。

常见问题及处理

（1）低氧血症：吸痰管口径的选择要适宜，使其既能够将痰液吸出，又不会阻塞气道。吸痰过程中患儿若有咳嗽，可暂停操作，让患儿将深部痰液咳出后再继续吸痰。吸痰不宜深入至气管处，否则易阻塞呼吸道。吸痰时密切观察患者的心率、心律、动脉血压和血氧饱和度的变化。已发生低氧血症者，立即加大吸氧流量或给予面罩加压吸氧，酌情使用阿托品、氨茶碱、地塞米松等药物，必要时进行机械通气。

（2）呼吸道黏膜损伤：使用优质、前端钝圆有多个侧孔、后端有负压调节孔的吸痰管，吸引前先蘸无菌蒸馏水或生理盐水使其润滑。选用型号适当的吸痰管：婴幼儿多选用8～10号；新生儿常选用6～8号，如从鼻腔吸引尽量用6号。吸痰管的插入长度：插入的长度为患儿有咳嗽或恶心反应即可，避免插入过深损伤黏膜；插入动作轻柔，特别是从鼻腔插入时，不要用力过猛；禁止带负压插管；抽吸时，吸痰管必须旋转向外拉，严禁提插。每次吸痰的时间不宜超过15秒。吸痰间隔时间，应视痰液黏稠度与痰量而定。每次吸痰前调节合适的吸引负压。儿童小于40.0kPa，婴幼儿13.3～26.6kPa，新生儿小于13.3kPa。鼻腔黏膜损伤者，可外涂红霉素软膏。

（3）感染：吸痰时严格遵守无菌技术操作原则，采用无菌吸痰管，使用前认真检查有无灭菌，包装有无破损等，吸痰时洗手，戴无菌手套，吸痰管一次性使用，冲洗吸痰管液用生理盐水或灭菌蒸馏水。如有气管插管则应先吸气管内的痰后吸口、鼻腔分泌物。发生局部感染者，予以对症处理，出现全身感染时，行血培养，做药物敏感试验，根据药物敏感试验结果选择抗生素静脉用药。

（4）心律失常：因吸痰所致的心律失常几乎都发生在低氧血症的基础上，所有防止低氧血症的措施适合于防止心律失常。如发生心律失常，立即停止吸引，退出吸痰管，并给予吸氧或加大氧浓度。一旦发生心搏骤停，立即施行准确有效的心肺复苏术。

（5）气道痉挛：为防止气道痉挛，对气道高度敏感的患者，可于吸引前用 1% 利多卡因少量滴入，也可给予组胺拮抗剂如扑尔敏 4mg 口服，每日三次。气道痉挛发作时，应暂停气道吸引，给予 β_2 受体激动剂吸入。

87 吸氧（中心供氧）

目的

通过吸氧，提高动脉血氧分压（PaO_2）和动脉血氧饱和度（SaO_2），增加动脉血氧含量（CaO_2）。纠正各种原因造成的缺氧状态，促进组织的新陈代谢，维持机体生命活动。

适应证

血气分析结果是用氧的指标，当患儿的动脉血氧分压低于 6.6kPa 时（正常值 10.6 ~ 13.3kPa，6.6kPa 为最低值），则应给予吸氧。如①呼吸系统疾病：哮喘、支气管肺炎、气胸；②心功能不全：心力衰竭时出现呼吸困难；③各种中毒引起的呼吸困难：巴比妥类药物中毒、一氧化碳中毒等；④昏迷：如颅脑损伤、脑血管意外；⑤其他：某些外科手术后、大出血休克等。

禁忌证

Ⅱ 型呼吸衰竭、重症法洛四联症，依赖 PDA 供血的先天性心脏病患儿应低流量（1 ~ 2L/min）给氧，维持 PaO_2 在 60mmHg，禁忌高流量给氧。

操作步骤

（1）评估

1）患儿的年龄、病情、意识、治疗情况、心理状态及合作程度、缺氧程度。

2）向患儿及家属耐心解释氧疗的目的、方法注意事项及配合要点取得配合。

3）评估鼻腔情况：有无鼻息肉、鼻中隔偏曲或分泌物阻塞等。

（2）准备

1）护士：仪表端庄，衣帽整洁，洗手、戴口罩。

2）患儿：解释氧疗的目的、方法、注意事项及配合要点。体位舒适，情绪稳定，愿意配合。

3）用物

治疗盘内备：小药杯（内盛冷开水）、纱布、弯盘、鼻氧管、棉签。

治疗盘外备：管道氧气装置、湿化瓶（内装 1/2～2/3 蒸馏水）、用氧记录单、笔、标志。

室温适宜、光线充足、环境安静、远离火源。

（3）操作

1）核对：医嘱核对无误后携用物至患儿床旁，核对患儿床号、姓名、住院号、腕带，协助患儿取舒适卧位。

2）安装：将氧气表与中心供氧装置连接并调试压力检查氧气通畅性。

3）清洁检查：用湿棉签清洁双侧鼻腔并检查。

4）连接：将鼻导管与湿化瓶的出口相连接并调节合适的氧流量（根据病情进行调节）。

5）湿润：湿润鼻导管。

6）插管：将单侧鼻导管插入患儿鼻孔（长度为鼻尖至耳垂的1/3），双侧鼻导管插入患儿鼻孔深入 1cm。

　　7）固定：将导管环绕患儿耳部向下放置并调节松紧度。

　　8）记录：给氧时间、氧流量并签名。

　　9）整理床单位，询问患者需要。将四防卡挂于适宜处，告知注意事项。

　　10）清理用物，洗手，记录（用氧时间、氧流量、用氧效果）。

　　11）观察：缺氧症状有无缓解、有无氧疗不良反应。

　　12）停止用氧：先取下鼻导管，防止操作不当引起组织损伤。

　　13）安置患者；体位舒适。

　　14）卸表；中心供氧，关闭流量开关，再卸表。

　　15）用物处理：一次性用物消毒后集中处理。

　　16）记录：停止用氧时间及效果。

指导要点

　　（1）确认患儿。

　　（2）检查鼻腔有无分泌物堵塞及异常。

　　（3）选择合理的吸氧方式：①鼻导管吸氧；②面罩吸氧；③头罩吸氧。

　　（4）氧流量根据患儿病情进行调节：①鼻导管吸氧：氧流量为 1～2L/min（氧浓度 24% 左右）；②面罩吸氧：氧流量 4～12L/min（氧浓度 24%～80%）；③头罩吸氧：氧流量 >5L/min（氧浓度 24%～80%）。

　　（5）插入鼻氧管前应先调节好流量，将鼻氧管前端放入盛冷开水的小药杯中湿润并查看是否有连续气泡冒出，确认鼻氧管通畅再插入鼻腔。在插入鼻氧管时，动作要轻柔以免引起黏膜损伤。

　　（6）插入深度：单侧鼻导管插入患儿鼻孔（长度为鼻尖至耳垂的 1/3），双侧鼻导管插入患儿鼻孔深入 1cm。

　　（7）及时评估用氧疗效，新生儿氧饱和度报警高限 <95%，早产儿氧饱和度报警高限 <93%，用氧浓度控制在 25%～40%，如缺氧情况未改善及时告知医生。

注意事项

（1）用氧前检查氧气装置有无漏气，是否通畅。

（2）严格遵守操作规程，注意用氧安全，切实做好"四防"，即防震、防火、防热、防油。氧气表及螺旋口勿上油，也不用带油的手装卸。

（3）使用氧气时，应先调节流量后应用。停用氧气时，应先拔出导管，再关闭氧流量。中途改变流量，先分离鼻氧管与湿化瓶连接处，调节好流量再接上。以免一旦开关出错，大量氧气进入呼吸道而引起肺部组织损伤。

（4）常用湿化液灭菌蒸馏水。急性肺水肿用 20%～30% 乙醇，具有降低肺泡内泡沫表面的压力，使肺泡泡沫破裂、消散，改善肺部气体交换，减轻缺氧症状的作用。

（5）中心供氧装置氧气出气口不用时需用盖子盖住，以免灰尘进入，引起堵塞。

（6）用氧过程中应注意观察患儿鼻腔有无堵塞或黏膜红肿，必要时用水溶性润滑剂保护鼻黏膜。

（7）保持管道通畅，定时更换吸氧管。

常见问题及处理

（1）呼吸道分泌物干燥：选用具有加温加湿的吸氧装置，避免张口呼吸；对病情严重者，可用湿纱布覆盖口腔，定时更换。根据患儿缺氧情况调节氧流量，1～2L/min，氧浓度控制在 45% 以下，防止气道黏膜干燥。对于气道黏膜干燥者，给予超声雾化吸入，保持室温在 20℃，湿度 60%。

（2）氧中毒：严格掌握吸氧指征、停氧指征。选择恰当的给氧方式，严格控制吸氧浓度，鼻导管吸氧年长儿流量控制 1～3L/min，婴幼儿 0.5～2L/min，吸氧浓度不超过 45%。吸氧过程中，监测指脉氧，检测血气分析，动态观察氧疗效果，及时评估用氧疗效，及时调节氧流量、浓度和时间，避免长时间高流量吸氧。一旦发现患儿出现氧中毒症状（如呼吸困难、呼吸急促、胸闷、咳嗽等），立即降低吸氧流量，并报告医生，对症处理。

（3）晶体后纤维组织增生：对新生儿，尤其是早产低体重儿勿长时间、高浓度吸氧，吸氧浓度小于 40%，监测暖箱内氧浓度。新生儿氧饱和度报警高限 <95%，早产儿氧饱和度报警高限 <93%。对于长时间吸氧患儿应定期行眼底检查。已发生晶体后纤维组织增生者，应尽早行手术治疗。

（4）鼻出血：正确掌握插管技术，插管时动作轻柔。如有阻力，要排除鼻中隔畸形的可能，切勿强行插管。必要时改用鼻塞法吸氧或面罩法吸氧。选择质地柔软、粗细合适的吸氧管。长时间吸氧者，注意保持室内湿度，做好鼻腔湿化工作，防止鼻腔黏膜干燥。拔除鼻导管前，如发现鼻导管与鼻黏膜粘连，应先用湿棉签或液状石蜡湿润，再轻摇鼻导管，等结痂物松脱后才拔管。如发生鼻出血，及时报告医生，进行局部止血处理。如使用血管收缩剂或局部压迫止血。对出血较多者，上述处理无效时，请耳鼻喉科医生行后鼻孔填塞。

（5）烧伤：注意安全用氧，严禁烟火。为患儿吸氧时要妥善固定吸氧装置，减少氧气外漏。患儿吸氧时要着棉质外衣。勿穿用腈纶材料做的枕巾和衣服，避免由衣服或头发与枕巾摩擦产生静电火花而引起火灾。一旦发生火灾，要保持冷静，及时关闭氧气来源。并用床单保护患儿，撤离火场，打电话报警同时将火扑灭。如患儿烧伤，按烧伤处理。

（6）二氧化碳麻醉：对缺氧和二氧化碳潴留并存者，应以低流量、低浓度持续给氧为宜。氧流量控制在 $1 \sim 3L/min$。在血气分析动态监测下调整用氧浓度，以纠正低氧血症，不升高 $PaCO_2$ 为原则，一旦发生高浓度吸氧后病情恶化，不能立即停止吸氧，应调节氧流量为 $1 \sim 2L/min$ 后继续给氧，同时应用呼吸兴奋剂。加强呼吸道管理，保持呼吸道通畅，促进二氧化碳排出。经上述处理无效者应建立人工气道进行人工通气。

88 鼻导管氧气吸入（氧气筒）

目的

通过吸氧，提高动脉血氧分压（PaO_2）和动脉血氧饱和度（SaO_2），增加动脉血氧含量（CaO_2）。纠正各种原因造成的缺氧状态，促进组织的新陈代谢，维持机体生命活动。

适应证

血气分析结果是用氧的指标，当患儿的动脉血氧分压低于 6.6kPa 时（正常值 10.6 ~ 13.3kPa，6.6kPa 为最低值），则应给予吸氧。如①肺活量减少：哮喘、支气管肺炎、气胸；②心功能不全：心力衰竭时出现呼吸困难；③各种中毒引起的呼吸困难：巴比妥类药物中毒、一氧化碳中毒等；④昏迷：如颅脑损伤、脑血管意外；⑤其他：某些外科手术后、大出血休克等。

禁忌证

Ⅱ型呼吸衰竭、重症法洛四联症，依赖 PDA 供血的先天性心脏病患儿应低流量（1 ~ 2L/min）给氧，维持 PaO_2 在 60mmHg，禁忌高流量给氧。

操作步骤

（1）评估

1）患儿的年龄、病情、意识、治疗情况，心理状态及合作程度及缺氧程度，选择合适的吸氧方式。

2）向患儿及家属耐心解释氧疗的目的、方法、注意事项及配合要点取得配合。

3）评估鼻腔情况：有无鼻黏膜损伤、鼻息肉、鼻中隔偏曲或分泌物阻塞等。

（2）准备

1）护士：仪表端庄，衣帽整洁，洗手，戴口罩。

2）患者：解释氧疗的目的、方法、注意事项及配合要点。体位舒适，情绪稳定，愿意配合。

3）用物：治疗盘内备：小药杯（内盛冷开水）、纱布、弯盘、鼻氧管、棉签、扳手。治疗盘外备：氧气筒及氧气压力表装置一套、湿化瓶（内装1/2～2/3蒸馏水）、用氧记录单、笔、管道标识、扳手。室温适宜、光线充足、环境安静、远离火源。

（3）操作

1）核对医嘱。

2）携用物至患者床旁，核对患者床号、姓名、住院号、腕带，协助患者取舒适卧位。

3）检查氧气筒是否处于备用状态（有"四防"及"满"标记），氧气架是否牢靠。

4）先打开氧气筒上总开关，放出少量余气，以冲掉气门上的灰尘，立即关好，接上氧气表，旋紧（先用手，再用扳手拧紧），使氧气表直立于氧气筒旁。

5）接湿化瓶，湿化瓶内放1/2～2/3的蒸馏水，检查流量开关是否关闭，打开总阀检查有无漏气，开流量开关，检查氧气流出是否通畅，关闭流量开关，备用。

6）用湿棉签清洁双侧鼻腔。

7）连接：将鼻导管与湿化瓶的出口相连接，检查吸氧管有无漏气。

8）调节：调节氧流量（根据病情调节）。

9）湿润：用蒸馏水或生理盐水湿润鼻导管，并检查气泡是否连续，检查氧气通畅性。

10）插管：将单侧鼻导管插入患者鼻孔（长度为鼻尖至耳垂的1/3），双侧鼻导管插入患者鼻孔深入 1cm。

11）固定：将导管环绕患者耳部向下放置并调节松紧度。

12）再次核对患者床号、姓名、住院号。

13）记录给氧时间、氧流量并签名。

14）观察：缺氧症状是否缓解，有无氧疗不良反应（呼吸道分泌物干燥、氧中毒、晶体后纤维组织增生、鼻出血、烧伤、二氧化碳麻醉等）。

15）停止用氧：先取下鼻导管，关闭流量表防止操作不当引起组织损伤。

16）安置患者；体位舒适。

17）卸表：关闭筒总开关，打开流量表放出余气后，关闭流量开关，再卸表。

18）用物处理：一次性用物消毒后集中处理；氧气筒上悬挂空或满标志。

19）记录：停止用氧时间及效果。

指导要点

（1）核对并确认患儿。

（2）检查鼻腔有无分泌物堵塞及异常。

（3）选择合理的吸氧方式：鼻导管吸氧、面罩吸氧、头罩吸氧。

（4）氧流量根据患儿病情进行调节：①鼻导管吸氧：氧流量为 1～2L/min（氧浓度 24% 左右）；②面罩吸氧：氧流量 4～12L/min（氧浓度 24%～80%）；③头罩吸氧：氧流量 >5L/min（氧浓度 24%～80%）。

（5）插入鼻氧管前应先调节好流量，将鼻氧管前端放入盛冷开水的小药杯中湿润并查看是否有连续气泡冒出，确认鼻氧管通畅再插入鼻腔。在插入鼻氧管时，动作要轻柔以免引起黏膜损伤。

（6）插入深度：单侧鼻导管插入患者鼻孔（长度为鼻尖至耳垂的 1/3），双侧鼻导管插入患者鼻孔深入 1cm。

（7）及时评估用氧疗效，新生儿氧饱和度报警高限 <95%，早产儿氧饱和度报警高限 <93%，用氧浓度控制在 25%～40%，如缺氧情况未改善及时告知医生。

注意事项

（1）用氧前检查氧气装置有无漏气，是否通畅。

（2）严格遵守操作规程，注意用氧安全，切实做好"四防"，即防震、防火、防热、防油。氧气瓶搬运时要避免倾倒撞击。氧气筒应放阴凉处，周围严禁烟火及易燃品，距明火至少 5cm，距暖气至少 1m，以防引起燃烧。氧气表及螺旋口勿上油，也不用带油的手装卸。

（3）使用氧气时，应先调节流量后应用。停用氧气时，应先拔出导管，再关闭氧流量开关。中途改变流量，先分离鼻氧管与湿化瓶连接处，调节好流量再接上。以免一旦开关出错，大量氧气进入呼吸道而引起肺部组织损伤。

（4）常用湿化液灭菌蒸馏水。急性肺水肿用 20%～30% 乙醇，具有降低肺泡内泡沫表面的压力，使肺泡泡沫破裂、消散，改善肺部气体交换，减轻缺氧症状的作用。

（5）氧气筒内氧勿用尽，压力表至少要保留 0.5kPa（5kg/cm²），以免灰尘进入桶内，再充气时引起爆炸。

（6）对未用完或已用尽的氧气筒，应分别悬挂"满"或"空"的标志，以便于及时调换，也便于急用时搬运，提高抢救速度。

（7）保持呼吸道通畅、注意气道湿化。

（8）保持管道通畅，定时更换吸氧管。

（9）观察、评估吸氧效果。

常见问题及处理

（1）呼吸道分泌物干燥：选用具有加温加湿的吸氧装置，避免张口呼吸；对病情严重者，可用湿纱布覆盖口腔，定时更换。根据患儿缺氧情况调节氧流量，1～2L/min，氧浓度控制在 45% 以下，防止气道黏膜干燥。对于气道黏膜干燥者，给予超声雾化吸入，保持室温在 20℃，湿度 60%。

（2）氧中毒：严格掌握吸氧指征、停氧指征。选择恰当的给氧方式，严格控制吸氧浓度，鼻导管吸氧年长儿流量控制 1～3L/min，婴幼儿 0.5～

2L/min，吸氧浓度不超过45%。吸氧过程中，监测指脉氧，检测血气分析，动态观察氧疗效果，及时评估用氧疗效，及时调节氧流量、浓度和时间，避免长时间高流量吸氧。一旦发现患儿出现氧中毒症状（如呼吸困难、呼吸急促、胸闷、咳嗽等），立即降低吸氧流量，并报告医生，对症处理。

（3）晶体后纤维组织增生：对新生儿，尤其是早产低体重儿勿长时间、高浓度吸氧，吸氧浓度小于40%，监测暖箱内氧浓度。新生儿氧饱和度报警高限<95%，早产儿氧饱和度报警高限<93%。对于长时间吸氧患儿应定期行眼底检查。已发生晶体后纤维组织增生者，应尽早行手术治疗。

（4）鼻出血：正确掌握插管技术，插管时动作轻柔。如有阻力，要排除鼻中隔畸形的可能，切勿强行插管。必要时改用鼻塞法吸氧或面罩法吸氧。选择质地柔软、粗细合适的吸氧管。长时间吸氧者，注意保持室内湿度，做好鼻腔湿化工作，防止鼻腔黏膜干燥。拔除鼻导管前，如发现鼻导管与鼻黏膜粘连，应先用湿棉签或液状石蜡湿润，再轻摇鼻导管，等结痂物松脱后再拔管。如发生鼻出血，及时报告医生，进行局部止血处理。如使用血管收缩剂或局部压迫止血。对出血较多者，上述处理无效时，请耳鼻喉科医生行后鼻孔填塞。

（5）烧伤：注意安全用氧，严禁烟火。为患儿吸氧时要妥善固定吸氧装置，减少氧气外漏。患儿吸氧时要着棉质外衣。勿穿用腈纶材料做的枕巾和衣服，避免由衣服或头发与枕巾摩擦产生静电火花而引起火灾。一旦发生火灾，要保持冷静，及时关闭氧气来源。并用床单保护患儿，撤离火场，打电话报警同时将火扑灭。如患儿烧伤，按烧伤处理。

（6）二氧化碳麻醉：对缺氧和二氧化碳潴留并存者，应以低流量、低浓度持续给氧为宜。氧流量控制在1～3L/min。在血气分析动态监测下调整用氧浓度，以纠正低氧血症，不升高$PaCO_2$为原则，一旦发生高浓度吸氧后病情恶化，不能立即停止吸氧，应调节氧流量为1～2L/min后继续给氧，同时应用呼吸兴奋剂。加强呼吸道管理，保持呼吸道通畅，促进二氧化碳排出。经上述处理无效者应建立人工气道进行人工通气。

89 气管插管内吸痰（开放式）

目的

协助建立人工气道中的患儿排痰，以防止呼吸道阻塞及感染。

适应证

建立人工气道的患儿。

禁忌证

无绝对禁忌证。

操作步骤

（1）评估

1）评估患儿的生命体征，病情，意识，合作程度，口鼻腔情况，呼吸机的参数。

2）吸痰指征

①P-V 曲线环有锯齿状改变和 / 或听诊气道内有明显的大水泡音；

②容量控制模式时气道峰压，增加或压力控制模式时潮气量减少；

③氧合和 / 或动脉血气值恶化；

④气道内明显有分泌物；

⑤患者无有效的自主咳嗽能力；

⑥急性呼吸窘迫；

⑦怀疑胃内容物或上呼吸道分泌物的误吸时。

3）评估气管插管的刻度，吸痰管的型号，吸氧装置，吸痰装置，呼吸气囊的性能。

4）对清醒患儿做好解释工作。

（2）准备

1）护士：仪表端庄，衣帽整洁。

2）患儿：体位舒适。

3）环境：清洁、安静、安全。

4）用物

①治疗盘：吸痰管包，生理盐水，弯盘、压舌板。

②吸痰装置，吸氧装置。

③呼吸气囊，听诊器。

（3）操作

1）备齐用物至床边。

2）核对患儿信息。

3）向患儿解释。

4）洗手，戴口罩，帽子。

5）根据听诊情况，翻身拍背后置合适的卧位。

6）调节呼吸机为吸痰模式。

7）打开吸引器，调节压力，连接吸痰管，戴手套，润湿吸痰管试吸。

8）阻断负压插入气管插管内，遇到阻力时停止，负压捻转向上提出，时间 <15 秒，吸水冲洗吸痰管，吸痰过程中密切观察生命体征、面色及脉氧变化。

9）吸完气管插管内再吸口鼻腔内分泌物。

10）听诊肺部呼吸音，评价吸痰效果，检查气管插管有无移位及固定情况。

11）妥善固定呼吸机管道，倾倒冷凝水。

12）查看口鼻腔黏膜情况。

13）擦净面部分泌物。

14）再次听诊，评估，安置体位。

15）终末处理，洗手，记录。

指导要点

清醒患儿告知配合事项，以取得合作。

注意事项

（1）进食1小时内禁止吸痰，以防呕吐引起窒息（抢救除外）。

（2）吸引压力

1）新生儿：8～10.7kPa（60～80mmHg）。

2）婴儿：8～13.3kPa（80～100mmHg）。

3）儿童：13.3～20kPa（100～150mmHg）。

4）痰液黏稠时：20～26.7kPa（150～200mmHg）。

（3）吸痰过程中持续评估患儿的面色，氧饱和度，生命体征等参数，如发现患儿有明显缺氧症状，调升吸氧浓度，缺氧症状缓解后再吸。

（4）吸痰时间<15秒，避免反复抽吸，注意无菌操作，评估痰液的量，性状及颜色。

（5）按需吸痰、浅度吸痰。

常见问题及处理

（1）低氧血症

原因分析：低氧血症与吸引时供氧中断，吸引时间过长，吸引管与气管导管比例增大，负压过大及患者本身因素等有关。

对策：

1）吸痰管的外径应小于气管插管内径的1/2。

2）吸痰前后充纯氧或提高氧流量1～2分钟。

3）吸痰时采用吸痰模式，尽量采用密闭式吸痰管，每次吸痰时间小于15秒，待血氧饱和度回升后再吸痰，反复吸引不超过两次。

（2）呼吸道黏膜损伤

原因分析：可能与吸引时负压过高，频繁吸引，在同一部位长时间吸引，插管动作粗暴，吸痰管选择不当有关。

对策：选择合适的吸痰负压，采用正确的吸痰手法，避免粗暴插管，尽量一次吸尽。

（3）心律失常

原因分析：吸痰不及时，导致通气量降低甚至窒息，吸引负压过大，吸痰管插入过深。患者本身有严重心脏病或心律失常。

对策：采用适时吸痰技术，控制吸引负压及插入深度。有病史者可请医生在旁观察指导。

（4）误吸

原因分析：吸痰时对气管黏膜的刺激，可引起呛咳，呕逆甚至呕吐引起窒息。

对策：餐后一小时内尽量避免吸痰操作，吸痰时动作应轻柔，避免插入过深。

90　气管插管内吸痰（密闭式）

目的

（1）清除建立人工气道患者呼吸道分泌物，保持呼吸道通畅。

（2）减少开放式吸痰造成的供氧中断。

（3）减少不必要的院内感染，医务人员感染。

建立人工气道的患儿。

禁忌证

无绝对禁忌证。

操作步骤

（1）评估

1）评估患儿的生命体征，病情，意识，合作程度，口鼻腔情况，呼吸机的参数、肺部听诊有无痰鸣。

2）吸痰指征

①P-V曲线环有锯齿状改变和/或听诊气道内有明显的大水泡音；

②容量控制模式时气道峰压增加或压力控制模式时潮气量减少；

③氧合和/或动脉血气值恶化；

④气道内明显有分泌物；

⑤患者无有效的自主咳嗽能力；

⑥急性呼吸窘迫；

⑦怀疑胃内容物或上呼吸道分泌物的误吸时。

3）评估气管插管的刻度，密闭式吸痰管的型号，吸氧装置，吸痰装置，呼吸气囊的性能。

4）对清醒患儿做好解释工作。

（2）准备

1）护士：仪表端庄，衣帽整洁。

2）患儿：体位舒适。

3）环境：清洁、安静、安全。

4）用物

治疗盘：吸痰管包，生理盐水，5ml 注射器、弯盘、压舌板。吸痰装置，吸氧装置。复苏囊，听诊器。

（3）操作

1）备齐用物至床边。

2）核对患儿信息。

3）向患儿解释。

4）洗手，戴口罩，帽子。

5）根据听诊情况，翻身拍背后置合适的卧位。

6）充氧或提高氧流量 1～2 分钟。

7）打开吸引器，调节压力，连接密闭式吸痰管。

8）将患儿头部转向操作者，妥善固定气管插管导管。

9）将密闭式吸痰管阀门旋转打开。

10）观察患儿面色，将外护套内吸痰管送入气管插管内。建议浅度吸引，密闭式吸痰管插入刻度与气管插管刻度一致。

11）按下阀门，缓慢抽回吸痰管，边旋转边吸引边向上提吸痰管，退管至黑色指示线以上，同法吸引数次，观察患儿面色、呼吸、痰液性质和量。

12）5ml 空针抽取 2～3ml 生理盐水，并与冲洗液口连接，注入少量液体（以不流入气管插管为准），冲洗吸痰管。

13）关闭阀门。

14）给予患儿至少 1 分钟的高浓度氧，安抚患儿。

15）听诊肺部呼吸音，评价吸痰效果，检查气管插管有无移位及固定情况。

16）妥善固定呼吸机管道，倾倒冷凝水。

17）再次听诊、评估、安置患儿。

18）终末处理。

19）洗手，记录。

指导要点

清醒患儿告知配合事项，以取得合作。

注意事项

（1）进食一小时内禁止吸痰，以防呕吐引起窒息（抢救除外）。

（2）吸引压力

1）新生儿：8～10.7kPa（60～80mmHg）。

2）婴儿：8～13.3kPa（80～100mmHg）。

3）儿童：13.3～20kPa（100～150mmHg）。

4）痰液黏稠时：20～26.7kPa（150～200mmHg）。

（3）吸痰过程中持续评估患儿的面色，氧饱和度，生命体征等参数，如发现患儿明显缺氧症状，调升吸氧浓度，缺氧症状缓解后再吸。

（4）吸痰时间<15秒，避免反复抽吸，注意无菌操作，评估痰液的量，性状及颜色。

（5）按需吸痰，浅度吸痰。

（6）不可从密闭式吸痰管吸取痰培养标本。

（7）必须掌握正确的吸痰管冲洗方法；冲洗前先按下负压阀，再开放生理盐水。冲洗完毕，先关闭生理盐水，待充分将吸痰管内冲洗液洗净后再放松负压阀，避免液体进入气道。

常见问题及处理

（1）低氧血症预防和处理

1）吸痰管口径的选择要适当。

2）不宜反复刺激气管隆突处。

3）吸痰不宜深入至支气管处。

4）使用呼吸机的患者，吸痰过程一般应少于15秒。

5）吸痰前后给予高浓度吸氧，可给予100%纯氧1～2分钟。

6）吸痰时密切观察患者心率、心律、动脉血压和血氧饱和度的变化。

7）已发生低氧血症者，立即加大吸氧流量或给予面罩加压吸氧，必要时进行机械通气。

（2）呼吸道黏膜损伤预防和处理

1）使用优质、前端钝圆有多个侧孔、后端有负压调节孔的吸痰管。

2）吸引前先蘸生理盐水使其润滑。

3）选择型号适当的吸痰管；新生儿6号，婴幼儿8号，儿童8～10号。儿童应小于气管内径的50%～66%，婴儿小于70%

4）插入长度为患儿有咳嗽或恶心反应即可，有气管插管者，建议浅度吸痰法，是指将吸痰管插入预先设定的深度，通常是人工气道和转接器的长度；插入动作应轻柔，不可用力过猛；禁止带负压插管；抽吸时，必须旋转向外拉，严禁提插。

5）每次吸痰时间不宜超过15秒，痰未洗净，可暂停3～5分钟再次抽吸。

6）每次吸痰前须测试导管是否通畅和吸痰负压是否适宜。

7）对不配合患儿，一人固定患儿头部，另一人吸痰，避免摇摆，烦躁不安和极度不合作者，吸痰前可酌情予以镇静。

8）仔细观察口腔黏膜有无损伤，牙齿有无松脱，如发现口腔黏膜糜烂、渗血等，可遵医嘱选择合适的口腔护理溶液；有松动牙齿的患儿应及时提醒医生处理，以防脱落引起误吸。

9）鼻腔黏膜损伤者，可外涂金霉素软膏。

（3）感染预防和处理

1）吸痰时严格遵守无菌技术操作原则，采用无菌吸痰管，使用前确认检查有效期，以及外包装有无破损等。

2）痰液黏稠者，给予超声雾化吸入化痰治疗。

3）加强口腔护理。

4）所有防止呼吸道黏膜损伤的措施均适合于防止感染。

5）发生局部感染者，予以对症处理；出现全身感染时，行血培养加药物敏感试验，根据药敏试验结果选择抗生素静脉用药。

（4）心律失常预防和处理

1）所有防止低氧血症的措施均适合于防止心律失常。

2）如发生心律失常，立即停止吸引，退出吸痰管，并给予吸氧或加大吸氧浓度。

3）一旦发生心搏骤停，立即施行准确有效的胸外心脏按压，进行抢救。

（5）气道痉挛预防和处理

1）气道痉挛发作时，应暂停气道吸引。

2）给予β受体兴奋剂吸入。

（6）阻塞性肺不张预防和处理

1）选择型号使用吸痰管。

2）采用间歇吸引的办法，将拇指交替按压和放松吸引管的控制口。

3）每次操作最多吸引 3 次，每次持续不超过 15 秒，避免压力过高，吸引管拔出应边旋边退。

4）插入吸痰管前、吸痰过程中必须观察吸引管是否通畅，防止无效吸引。

5）加强肺部理疗，每 1 ~ 2 小时协助患儿翻身、叩背体疗，翻身时可以仰卧——左侧卧——仰卧——右侧卧，交替进行，还可利用超声雾化湿化气道，稀释痰液。

6）吸痰前后听诊肺部呼吸音，密切观察呼吸频率及深度、血氧饱和度、血气分析结果及心率的变化。

7）及时行气管切开，有条件的借助支纤镜对肺不张的部位进行充分吸引、冲洗，以排出气道阻塞，并嘱患者深呼吸以促进肺复张。

8）阻塞性肺不张常合并感染，需酌情应用抗生素。

91 氧化（或空气压缩泵）雾化吸入

目的

（1）湿化气道：常用于呼吸道湿化不足、痰液黏稠、气道不畅者，也可作为气管切开术后常规治疗手段。

（2）控制呼吸道感染：消除炎症，减轻呼吸道黏膜水肿，稀释痰液，帮助祛痰。常用于咽喉炎、支气管扩张、肺炎、肺脓肿、肺结核等患儿。

（3）改善通气功能：解除支气管痉挛，保持呼吸道通畅。常用于支气管哮喘等患儿。

（4）预防呼吸道感染：常用于胸部手术前后的患儿。

适应证

呼吸道、气道、支气管感染，肺部感染，支气管哮喘，湿化气道，支气管麻醉。

禁忌证

自发性气胸及肺大疱患儿。

操作步骤

（1）评估

1）患儿的病情、治疗情况、用药史、所用药物的药理作用。

2）意识状态、心理状态及合作程度。

3）对治疗计划的了解程度。

4）呼吸道是否感染、通畅，有无支气管痉挛、呼吸道黏膜水肿、痰液等。

5）面部及口腔黏膜有无感染、溃疡等。

6）向患儿及家属解释雾化吸入法的目的、方法、注意事项及配合要点。

（2）准备

1）患儿准备：让患儿了解氧化雾化吸入法的目的、方法、注意事项及配合要点。将一次性治疗巾铺于患者颈前。取半卧位或坐位接受雾化治疗。

2）护士准备：衣帽整洁，修剪指甲，洗手，戴口罩。

3）环境准备：清洁、安静、光线适宜，必要时用屏风遮挡患儿。

4）用物准备：氧化雾化吸入器一套、弯盘、生理盐水、药液。

（3）操作

1）检查雾化器：使用前检查雾化器是否完好，有无松动、脱落等异常情况。

2）连接雾化器主件与附件。检查氧气流量表是否完好。

3）核对医嘱。遵医嘱准备雾化药物，双人核对药名、浓度、剂量及有效期。

4）铺无菌盘，遵医嘱配制雾化液，再次双人核对无误后，将药液置于无菌盘内。

5）携用物至患儿处，核对患儿床号、姓名、住院号（反问式提问、床头卡、腕带）。

6）开始雾化

①协助患儿取舒适卧位。

②接通电源，打开电源开关（指示灯亮），氧气驱动雾化调节氧流量至6～8L/min。

③将药液注入雾化器储药罐中。

④将连接管把雾化罐与氧气或空气压缩泵连接。

⑤打开雾化开关。

⑥将口含嘴放入患儿口中（也可用面罩），指导患儿做深呼吸，患儿烦躁不配合可以等患儿安静时进行。

⑦雾化过程中注意观察患儿面色、呼吸、心率等，发现异常，立即停止。

7）结束雾化：治疗毕，取下口含嘴。关闭氧气流量开关或再关闭电源开关。

8）操作后处理

①擦干患儿面部，协助其取舒适卧位，整理床单位。

②再次核对患儿信息。

③清理用物，将口含嘴、雾化罐、连接管用清水清洗，晾干备用，专人专用。

④洗手，记录。

指导要点

（1）核对医嘱、床号、住院号、姓名、药物名称、剂量、浓度、时间、用法。

（2）婴儿喂奶后慎雾化，避免呛咳引起窒息。

（3）取坐位或半卧位，避免仰卧位。

（4）氧化雾化氧流量调节建议 6~8L/min，避免压力过大，导致导管脱落。

（5）雾化器宜垂直，防止药液外漏，避免将雾化气体喷及眼部。

（6）必要时帮助拍背，鼓励咳嗽、吸痰，保持呼吸道通畅，避免窒息。

注意事项

（1）氧气驱动：建议氧流量 6~8L/min，避免压力过大，导致导管脱落。

（2）雾化罐需垂直放置，防止药液外漏。

（3）雾化前患儿脸部不宜涂擦油性护肤产品。

（4）雾化气体避免喷及眼部。

（5）雾化过程中注意观察患儿面色，假如有缺氧立即停止。

（6）雾化结束及时洗脸，漱口或喂温开水。

（7）避免奶后雾化，防止呛咳引起呕吐窒息。

（8）观察患儿痰液排出是否困难，若因黏稠的分泌物经湿化后膨胀致痰液不易咳出时，应予以拍背以协助痰排出，必要时吸痰。

常见问题及处理

（1）过敏反应：在行雾化吸入前，询问患儿有无药敏过敏史，患儿出现临床症状时（如口周皮肤皮疹、红肿，喉头水肿，甚至休克），马上终止雾化吸入，观察生命体征，建立静脉通路，协助医生进行治疗，应用抗过敏药物，如地塞米松、氯雷他定等。

（2）呼吸困难：选择合适的体位，让患儿取半卧位，以使膈肌下降，静脉血流量减少，肺淤血减轻，增加肺活量，以利于呼吸。持续吸氧，以免雾化吸入过程中血氧分压下降。选择合适的雾化吸入器，严重阻塞性肺疾病患儿不宜用超声雾化吸入，可选择射流式雾化吸入，吸入时间应控制在 5~10 分钟，保持呼吸道通畅，帮助患儿拍背，鼓励其咳嗽，必要时吸痰，促进痰液排出，以免阻塞呼吸道，引起窒息。

（3）呃逆：雾化时雾量可适当放小，发生呃逆时，可在患儿胸锁乳突肌上端压迫膈神经或饮温开水，亦可颈部冷敷，或捏患儿耳垂。

（4）哮喘发作和加重：哮喘持续状态的患儿，湿化雾量不宜过大，一般氧气雾量 1~1.5L；雾化的时间不宜过长，以 5 分钟为宜。湿化液的温度以 30~40℃为宜。一旦发生哮喘加重应立即停止雾化，予以半坐卧位并吸氧，严密观察病情变化；有痰液堵塞立即清理，保持呼吸道通畅。经上述处理病情不能缓解、缺氧严重者，应予气管插管，人工气道。

（5）呼吸道痰堵、窒息：雾化前半小时患儿停止进食。雾化前、后均需给患儿拍背排痰，必要时吸痰，雾化时观察患儿面色、呼吸，如发现面色苍白或青紫、呼吸急促或停止，应立即停止雾化，立即拍背排痰或吸痰，通知医生抢救，必要时气管插管。

（6）感染：使用一次性雾化器，专人专用，用后清洗。加强营养，增强患者免疫力。

（7）缺氧及二氧化碳潴留：正确掌握超声雾化吸入的操作规程。雾化吸入前教会患儿及家属正确使用雾化器，雾化前机器预热 3 分钟，避免低温气体刺激引起呼吸道痉挛。尽可能用氧气为气源的雾化吸入，对于存在缺氧又必须使用超声雾化吸入时，雾化的同时给予吸氧，并加强病情观察。雾化吸入时避免雾量过大，时间过长。婴幼儿、严重阻塞性肺气肿、哮喘持续状态的患儿雾化吸入时，应严格控制雾化量。

92 超声雾化吸入

目的

（1）湿化气道：常用于呼吸道湿化不足、痰液黏稠、气道不畅者，也可作为气管切开术后常规治疗手段。

（2）控制呼吸道感染：消除炎症，减轻呼吸道黏膜水肿，稀释痰液，帮助祛痰。常用于咽喉炎、支气管扩张、肺炎、肺脓肿、肺结核等患者。

（3）改善通气功能：解除支气管痉挛，保持呼吸道通畅。常用于支气管哮喘等患者。

（4）预防呼吸道感染：常用于胸部手术前后的患儿。

适应证

呼吸道、气道、支气管感染，肺部感染，支气管哮喘，湿化气道，支气管麻醉。

禁忌证

自发性气胸及肺大疱患儿。

（1）评估

1）患儿的病情、治疗情况、用药史、所用药物的药理作用。

2）意识状态、心理状态及合作程度。

3）对治疗计划的了解程度。

4）呼吸道是否感染、通畅，有无支气管痉挛、呼吸道黏膜水肿、痰液等。

5）面部及口腔黏膜有无感染、溃疡等。

6）向患儿及家属解释超声波雾化吸入法的目的、方法、注意事项及配合要点。

（2）准备

1）患儿准备：患儿及家属了解超声波雾化吸入法的目的、方法、注意事项及配合要点。将一次性治疗巾铺于患儿颈前。取卧位或坐位接受雾化治疗。

2）护士准备：衣帽整洁，修剪指甲，洗手，戴口罩。

3）环境准备：清洁、安静、光线适宜，必要时用屏风遮挡患者。

4）用物准备：超声雾化吸入器一套、水温计、弯盘、冷蒸馏水、生理盐水、药液。

（3）操作

1）核对医嘱。

2）检查雾化器：使用前检查雾化器是否完好，有无松动、脱落等异常情况。

3）连接雾化器主件与附件。

4）水槽内加入蒸馏水 250ml，浸没雾化罐底透声膜。

5）加药：将药液用生理盐水稀释至 30～50ml 倒入雾化罐中，检查无漏水后，将雾化罐放入水槽，盖紧水槽盖。

6）携用物至患儿处，核对患儿床号、姓名、住院号。

7）开始雾化

①协助患儿取舒适卧位。

②接通电源，打开电源开关（指示灯亮），预热3～5分钟（超声雾化器）。

③调整定时开关至所需时间。

④打开雾化开关，调节雾量。

⑤将口含嘴放入患儿口中（也可用面罩），指导患儿做深呼吸，患儿烦躁不配合可以等患儿安静时进行。

⑥雾化过程中注意观察患儿面色、呼吸、心率等，发现异常，立即停止。

8）结束雾化：治疗毕，取下口含嘴。关雾化开关，再关电源开关。

9）操作后处理

①帮助患儿漱口，擦净面部，取下治疗巾，协助其取舒适卧位。

②清理用物，放掉水槽内的水，擦干水槽。将口含嘴、雾化罐、螺纹管浸泡于消毒液内1小时，再洗净晾干备用。

③洗手，记录。

指导要点

（1）核对医嘱、床号、住院号、姓名、药物名称、剂量、浓度、时间、用法。

（2）婴儿喂奶后不宜进行雾化，避免呛咳。

（3）取坐位或半卧位，避免仰卧位。

（4）必要时协助拍背，鼓励咳嗽、咳痰，保持呼吸道通畅，避免窒息。

注意事项

（1）护士熟悉雾化器性能，水槽内应保持足够的水量（虽有缺水保护装置，但不可在缺水状态下长时间开机），水温不宜超过50℃。

（2）注意保护药杯及水槽底部晶体换能器，因药杯及晶体换能器质脆易破碎，在操作及清洗过程中，动作要轻，防止损坏。

（3）观察患儿痰液排出是否困难，若因黏稠的分泌物经湿化后膨胀致痰液不易咳出时，应予以拍背以协助痰排出，必要时吸痰。

（4）使用激素类药物雾化后及时清洁口腔及面部。

（5）更换药液前要清洗雾化罐，以免药液混淆。

常见问题及处理

（1）过敏反应：在行雾化吸入前，询问患儿有无药敏过敏史，患儿出现临床症状时（如口周皮肤出现皮疹、红肿，喉头水肿甚至休克），马上终止雾化吸入，观察生命体征，建立静脉通路，协助医生进行抢救治疗等。

（2）呼吸困难：选择合适的体位，让患儿取半卧位，以使膈肌下降，静脉血流量减少，肺淤血减轻，增加肺活量，以利于呼吸。持续吸氧，以免雾化吸入过程中血氧分压下降。选择合适的雾化吸入器，严重阻塞性肺疾病患儿不宜用超声雾化吸入，可选择射流式雾化吸入，吸入时间应控制在 5 ~ 10 分钟，保持呼吸道通畅，帮助患儿拍背，鼓励其咳嗽，必要时吸痰，促进痰液排出，以免阻塞呼吸道，引起窒息。

（3）呃逆：雾化时雾量可适当放小，发生呃逆时，可在患儿胸锁乳突肌上端压迫膈神经或饮温开水，亦可颈部冷敷，或捏患儿耳垂。

（4）哮喘发作和加重：哮喘持续状态的患儿，湿化雾量不宜过大，一般氧气雾量 1 ~ 1.5L；雾化的时间不宜过长，以 5 分钟为宜。湿化液的温度以 30 ~ 40℃为宜。一旦发生哮喘加重应立即停止雾化，予以半坐卧位并吸氧，严密观察病情变化：有痰液堵塞立即清理，保持呼吸道通畅。经上述处理病情不能缓解、缺氧严重者，应予气管插管，人工气道。

（5）呼吸道痰堵、窒息：雾化前半小时患儿停止进食。雾化前、后均需给患儿拍背排痰，必要时吸痰，雾化时观察患儿面色、呼吸，如发现面色苍白或青紫、呼吸急促或停止，应立即停止雾化，立即叩背排痰或吸痰，通知医生抢救，必要时气管插管。

（6）感染：雾化治疗结束后，清洗雾化罐、口含嘴及管道，再用 500mg/L 的含氯消毒液浸泡消毒，再洗净、晾干备用。使用一次性口含嘴；氧气雾化治疗时，雾化器专人专用，用后清洗。加强营养，增强患者免疫力。

（7）缺氧及二氧化碳潴留：正确掌握超声雾化吸入的操作规程。雾化吸入前教会患者正确使用雾化器，雾化前机器预热3分钟，避免低温气体刺激引起呼吸道痉挛。尽可能用氧气为气源的雾化吸入，对于存在缺氧又必须使用超声雾化吸入时，雾化的同时给予吸氧，并加强病情观察。雾化吸入时避免雾量过大，时间过长。婴幼儿、严重阻塞性肺气肿、哮喘持续状态的患者雾化吸入时，应严格控制雾化量。

93 尸体护理

目的

（1）使尸体清洁、干净、姿态端正，维持良好的尸体外观。

（2）安慰家长，减轻哀痛。

适应证

死亡患儿。

禁忌证

无。

操作步骤

（1）评估

1）患儿诊断、死亡原因、死亡时间。

2）皮肤情况，有无伤口、引流管。

3）患儿是否患有传染病。

4）死者及家长的宗教信仰、死者家属的要求及对死亡的态度。

（2）准备

1）护士：仪表端庄，衣帽整洁，洗手，戴口罩。

2）环境：清洁、安静、安全。

3）用物：死亡通知单3张、火化委托书，居民死亡医学证明书及居民死亡殡葬证四联单、隔离衣、一次性尸单，患儿自备的衣物；擦洗用物（温水、一次性小巾单）、平车、手套、血管钳、干棉球、棉签、液状石蜡、绷带；有伤口者准备换药用具及敷料，必要时备屏风。

（3）操作

1）核对患儿信息。

2）由医生填写死亡通知单、火化委托书、居民死亡医学证明书及居民死亡殡葬证四联单并核对签名。

3）洗手，戴口罩。

4）备齐用物至患儿床旁。

5）再次核对患儿身份信息，做好家长安慰工作。

6）关门，围床帘或遮挡屏风。

7）穿隔离衣，戴手套。

8）患儿仰卧位，头下垫枕。

9）撤去治疗用物。

10）洗脸，闭合眼睑。

11）用棉花填塞口、鼻、耳、肛门、阴道。

12）擦净胶布痕迹，并按顺序擦净全身，更衣梳发。

13）右手腕系死亡通知单。

14）用尸单包裹尸体，用绷带固定颈、腰、踝部。

15）死亡通知单系尸体胸前尸单上。

16）搬移尸体于平车上。

17）将第三张死亡通知单、火化委托书及居民死亡殡葬证交太平间工人，放于尸屉外。

18）清理床单位。

19）脱隔离衣，丢于医疗垃圾箱。

20）洗手。

21）将遗物清点，归还家属。

22）办理出院，整理病历。

23）将居民死亡医学证明书第二联、第三联交予家长，送至当地公安机关。

指导要点

指导家长持居民死亡医学证明书至当地派出所登记及注销户口。

注意事项

（1）患儿死亡后，尽快料理，以防尸体变硬。

（2）有引流管则拔出、缝合，更换敷料，有伤口则更换敷料。

（3）传染病患儿的尸体应用消毒液擦拭，按院感规定处理。

（4）应将死亡通知单、居民死亡医学证明书及居民死亡殡葬证四联单和患儿家长核对信息。

（5）应将死亡通知单、火化委托书、居民死亡殡葬证与太平间工人核对死亡患儿信息。

（6）出院手续办理后，给家属居民死亡医学证明书。

94 会阴护理

目的

（1）保持局部清洁，使患儿舒适。

（2）促进会阴部伤口愈合，预防泌尿道和生殖道感染。

适应证

（1）会阴部外伤的患儿。

（2）留置导尿的患儿。

（3）长期卧床的重症患儿。

禁忌证

无。

操作步骤

（1）评估

1）核对患儿的信息和治疗信息。

2）评估患儿的病情、意识状态及合作程度、会阴部清洁程度、皮肤黏膜情况、有无伤口、阴道流血、流液，有无大小便失禁。

3）评估尿管位置、是否有效引流及引流液的色、质、量。

4）解释操作目的及配合方法。

5）询问患儿是否需要大小便。

（2）准备

1）护士：仪表端庄，衣帽整洁。

2）患儿：注意保暖，必要时协助排便。

3）环境：清洁、安静、安全，温度适宜，注意保护隐私。

4）用物：治疗盘、无菌持物钳、无菌镊子2把、0.5%碘伏棉球若干、治疗碗、一次性弯盘、一次性巾单、免洗手消毒液、手套，必要时备浴巾。

（3）操作

1）洗手，戴口罩，戴手套。

2）核对患儿信息。

3）保护隐私。

4）协助患儿取仰卧屈膝位，双腿略向外展，脱去对侧裤腿，盖在近侧腿上，对侧大腿用被遮盖，暴露会阴。

5）将一次性巾单垫于患儿臀下，弯盘置于近会阴处，盛碘伏棉球的换药碗，置于两腿之间。

6）两手各持一把镊子，其中左手夹取传递碘伏棉球，右手夹取棉球进行擦洗（左手在上，右手在下，两镊子尖端严禁触碰），污染棉球放入弯盘内。

女患儿：擦洗顺序：会阴伤口、尿道口和阴道口、小阴唇、大阴唇、阴阜、大腿内侧1/3、会阴体至肛门，由内向外、自上而下。

男患儿：将包皮往上推，用小毛巾蘸清水，轻轻将污物洗净，再将包皮推回。

留置导尿患儿：由尿道口向远端依次用碘伏棉球擦洗。

7）协助患儿穿裤，安置舒适卧位，留置导尿患儿观察导尿管是否通畅在位。

8）整理床铺，清理用物。

9）终末处置。

10）洗手，记录。

指导要点

（1）告知患儿及家长会阴护理的目的及注意事项。

（2）指导患儿和家长操作中的配合。

（3）指导患儿和家长在翻身及活动时保护好导尿管，防止打折及脱落。

（4）对长期卧床的重症患儿进行会阴护理，不需要碘伏棉球，改用温水及小毛巾进行清洗。

注意事项

（1）操作过程中应具有爱伤观念，动作轻柔、熟练，注意保暖。

（2）擦洗时两镊子尖端严禁触碰和混用。

（3）注意观察会阴部及伤口周围组织有无红肿、炎性分泌物及伤口的愈合情况。

（4）如果不需要继续留置导尿管，应尽快拔出导尿管以降低导尿管伴随无症状菌尿或尿路感染的风险。

常见问题及处理

（1）出血：安抚患儿及家长，避免剧烈活动及哭闹，立即通知医生对症处理。

（2）分泌物异常增多：立即通知医生，查找原因予对症处理。

（3）管道滑脱

1）发生管道滑脱，护士立即到床边，同时通知医生，根据情况给予紧急处理。

2）观察排尿有无异常，尿道有无受损，做好会阴部的清洁护理，协助医生重新置管。

3）安抚患儿及家长，做好心理护理。

4）严格执行上报流程。按照护理不良事件分级及管理制度要求进行上报。科室组织讨论、分析原因，确定改进措施。

（4）尿液外溢：立即通知医生，协助医生调整导尿管位置。指导家长避免患儿剧烈哭闹及引起腹压增高的行为。

95 约束法

目的

（1）限制患儿身体或肢体活动，确保患儿安全。

（2）保证各种治疗、护理操作顺利进行。

适应证

（1）患儿干扰治疗。

（2）存在拔管、跌倒、坠床高风险的患儿。

（3）激惹或躁动的患儿。

（4）有出走或乱跑行为的患儿。

（5）认知障碍的患儿。

禁忌证

无。

操作步骤

（1）评估

1）核对患儿及治疗信息。

2）向患儿及家长解释操作目的，请家长签署知情同意书。

3）患儿评估：使用谵妄评估量表、认知功能评估量表、跌倒危险评估量表等工具。评估患儿是否存在谵妄、认知功能低下以及具有跌倒风险等。根据评估结果来判断是否该使用身体约束。

①病情、意识状态、生命体征、合作程度、有无各种导管、引流管及伤口情况。

②肢体活动情况，有无皮肤损伤或血液循环障碍等情况。

③心理状态：情绪反应、心理反应、合作程度。

④操作部位、时间、需要使用约束带的种类和数量。

（2）准备

1）护士：仪表端庄，衣帽整洁。

2）患儿：安全。

3）环境：清洁、安静、安全。

4）用物：知情同意书、特制约束带、大毛巾或斗篷。

（3）操作

1）洗手，戴口罩，必要时戴手套。

2）备齐用物至床旁。

3）核对患儿信息。

4）关闭门窗，调节室温。

①全身约束法

协助患儿采取舒适体位，暴露约束部位，向患儿家长讲解配合方法。

患儿平卧于床头，将大毛巾横铺于床上。

折叠大毛巾，达到能盖住患儿由肩至脚跟的宽度。

将患儿放在大毛巾中间，将大毛巾一边紧裹患儿一侧上肢、躯干和下肢，经胸、腹部至对侧腋窝处，再将大毛巾整齐地压于患儿身下。

大毛巾另一边紧裹患儿另一侧手臂，经胸压于背下。

②四肢约束法

约束带包裹于手腕、脚踝部。

保护带之带子在保护带外扎紧。

调节松紧度（一指为宜）。

带子系于床沿。

约束时应注意患儿的肢体处于功能位。

5）再次核对患儿。

6）讲解使用约束带的注意事项。

7）约束过程中加强巡视，注重理解患者感受。

8）终末处理。

9）护士洗手，记录使用约束带的时间、约束部位并签名。

指导要点

（1）使用约束带期间，注意观察约束部位的血液循环及皮肤情况，包括皮肤的颜色、温度、活动及感觉等。

（2）每2小时松解约束带5～10分钟，改变患儿的姿势，活动约束肢体，必要时进行局部按摩，促进血液循环。

注意事项

（1）操作前全面评估，严格掌握约束带的应用指征，要有约束医嘱及家长签署的知情同意书。

（2）使用约束带期间做好护理记录，详细记录约束开始和终止时间，松解时间及松解期间的活动也要记录。

（3）实施约束时应尊重患儿，保护患儿隐私，取得家长理解，消除其心理障碍。

（4）约束带的质地应松软，在使用过程中，严格做好床头交接班，定期检查约束部位血液循环情况并记录，防止不必要的损伤。

（5）每班评估患儿是否需要约束，以减少不必要的约束或避免不及时的约束而引起不良事件。患儿相关行为消失后，应该尽快解除约束（解除标准：精神状态已改善、具有自我行为的能力、有床旁陪护人员、管道已拔除）。

常见问题及处理

（1）患儿及家长焦虑、紧张、恐惧：评估患儿及家长的心理及合作程度，及时予以解释，争取患儿与家长配合。

（2）直接损伤：如患儿约束部位皮肤颜色苍白、发绀、麻木、刺痛、冰冷，出现上述情况时立即松解约束带，必要时局部按摩。

96 静脉输液泵使用

目的

准确控制输液速度，使药物速度均匀、用量准确、安全地进入患儿体内。

适应证

需严格控制药物用量及控制滴速的患儿。

禁忌证

无。

操作步骤

（1）评估

1）患儿病情、年龄、体重、心理状态、自理及合作程度、心肺功能、穿刺部位皮肤情况、静脉及留置针情况。

2）输入药物的性质及对血管的影响。

3）静脉输液泵的性能、电源插头是否与室内电源插座吻合。

4）向患儿、家长解释操作目的及方法，取得家长的配合。

（2）准备

1）护士：仪表端庄，衣帽整洁。

2）患儿：取舒适卧位，必要时协助排便。

3）环境：整洁、舒适、安静、安全，有电源及插座。

4）用物：静脉输液泵及电源线并检查其性能、专用输液器、复合碘消毒液、棉签、输液标签、拟输入药物（遵医嘱）、胶布、弯盘、输液巡视卡、笔、手表、输液架。治疗车下层：污物桶两个、锐器盒。

（3）操作

1）洗手，戴口罩。

2）在治疗室检查静脉输液泵性能，输入溶液，输液器。

3）备齐用物，携至患儿床边。

4）核对患儿信息，药物信息。

5）协助采取舒适体位。

6）固定输液泵位置，连接电源，打开开关。

7）排气，检查有无气泡，关闭输液器调节器，打开输液泵门，装入输液器，关闭输液泵门。

8）设定输入容量、速度等参数，再次检查气泡。

9）消毒留置针接头两遍待干，连接输液器，固定针头连接处，打开输液调节器。

10）按下输液泵启动键，观察输液通畅情况及患儿输液局部情况、生命体征、有无不良反应。

11）再次核对患儿信息和药物信息，安置患儿，交代注意事项。

12）终末处理。

13）洗手，记录。

14）停用静脉输液泵

①核对患儿信息，解释。

②输液结束后依次按暂停键、电源键，关机。

③进行封管，必要时拔针。

15）安置患儿。

16）终末处理。

17）洗手，记录。

指导要点

（1）告知家长不要随意搬动或调节输液泵，以保证输液安全。

（2）告知患儿及家属输液肢体不要进行剧烈活动。

（3）告知家长出现异常情况及时通知护士。

注意事项

（1）输液泵使用时，尽可能直接连接电源使用，避免缩短电池使用寿命。

（2）及时更换药液，保持使用药物的连续性。每次调整输液速率后，勿忘再按启动键。

（3）持续使用时，每24小时更换专用输液器、头皮针。

（4）熟悉报警信号，并能正确处理报警。

（5）输注时应加强巡视，密切观察生命体征及注射部位，及时排除异常情况。

（6）静脉输液泵保持清洁干燥。使用中的输液泵每日用酸化水消毒毛巾擦拭，输液泵用毕进行终末消毒。

（7）静脉泵备用状态时每月充电一次（每次充电16小时）。

常见问题及处理

（1）静脉回血

1）输液袋位置必须高于输液部位，减少回血。

2）发现静脉回血时，应根据所需药物性质和回血量采取不同的措施。

对给药速度要求不严、回血量极少的药物，可直接按快进键。如回血较多至输液器时，需要更换输液器。

（2）导管堵塞

1）查找输液泵、输液皮条、留置针三方面原因，排除故障。

2）针头阻塞时，重新选择静脉进行穿刺。

97 微量输液泵使用

目的

准确控制输液速度，使药物速度均匀、用量准确、安全地进入患儿体内发生作用。

适应证

需严格控制药物用量及控制速度的患儿。

禁忌证

无。

操作步骤

（1）评估

1）患儿病情、年龄、体重、心理状态、自理及合作程度、心肺功能、穿刺部位皮肤情况、静脉及留置针情况。

2）输入药物的性质及对血管的影响。

3）微量注射泵的性能、电源插头是否与室内电源插座吻合。

4）向患儿、家长解释操作目的及方法，取得家长的配合。

（2）准备

1）护士：仪表端庄，衣帽整洁。

2）患儿：取舒适卧位，必要时协助排便。

3）环境：整洁、舒适、安静、安全，有电源及插座。

4）用物：微量注射泵及电源线并检查其性能、专用延长管、注射器（与注射泵相匹配）、复合碘消毒液、棉签、输液标签、拟输入药物（遵医嘱）、头皮针、胶布、弯盘、输液巡视卡、笔、手表、输液架。治疗车下层：污物桶两个、锐器盒。

（3）操作

1）洗手，戴口罩。

2）根据输液卡核对、检查药物、注射器质量。

3）抽取所需药物，贴上输液标签，双人核对无误后放入无菌盘内备用。

4）备齐用物，携至患儿床边。

5）核对患儿信息、药物信息，协助采取舒适体位。

6）固定注射泵，连接电源，打开开关。

7）取出注射器，连接延长管、针头，排气、检查有无气泡。

8）将注射器正确安装在注射泵的注射器卡槽及推头槽中。

9）根据医嘱或患儿病情、体重设定输注速率等参数。

10）消毒肝素帽待干。

11）按快进键再次排气，确认无气泡。

12）核对患儿信息和药物信息，将延长管与患儿静脉通路连接（如无静脉输液通路，则依照静脉输液法重新建立）。

13）按微量输液泵"开始"键，注射泵开始运作，观察通畅情况及患儿输液局部情况、生命体征、有无不良反应，必要时重新调整输液速率。

14）若出现报警声，针对原因处理后，再按启动键。

15）再次核对患儿信息和药物信息，安置患儿，交代注意事项。

16）终末处理。

17）洗手，记录。

18）停用微量输液泵

①核对患儿信息，解释。

②输液结束后依次按暂停键、电源键，关机。

③进行封管，必要时拔针。

19）安置患儿。

20）终末处理。

21）洗手，记录。

指导要点

（1）告知家长不要随意搬动或调节注射泵，以保证输液安全。

（2）告知患儿及家属输液肢体不要进行剧烈活动。

（3）告知家长出现异常情况及时通知护士。

注意事项

（1）微量输液泵使用时，尽可能直接连接电源使用，避免缩短电池使用寿命。

（2）放置注射器时乳头在下，注射器圈边必须插入注射器卡槽内，注射器的推片必须卡入推头槽中。

（3）及时更换药液，保持使用药物的连续性。每次调整输液速率后，勿忘再按启动键。

（4）持续使用时，每24小时更换延长管、头皮针及注射器。

（5）熟悉报警信号，并能正确处理报警。

（6）输注时应加强巡视，密切观察患儿生命体征及注射部位，及时排除异常情况。

（7）微量输液泵保持清洁干燥。使用中的微量输液泵每日用酸化水消毒毛巾擦拭，用毕进行终末消毒。

（8）备用状态时每月充电一次（每次充电 16 小时）。

常见问题及处理

（1）静脉回血

1）微量泵放置必须高于注射部位，减少回血。

2）发现静脉回血时，应根据所用药物性质和回血量采取不同的措施。

对给药速度要求不严、回血量极少的药物，可直接按快进键。

对多巴胺、米力农等血管活性药物，应将装有生理盐水的注射器接上针头，将回血缓慢推入。

如回血较多至延长管时，需要更换延长管。

（2）导管堵塞

1）查找注射泵、延长管、留置针三方面原因，排除故障。

2）延长管或针头阻塞时，重新选择静脉进行穿刺。

98 先天性巨结肠灌肠

目的

（1）帮助患儿排便，解除梗阻，促进肠蠕动，减轻腹胀。

（2）缓解患儿肠管张力，改善血液循环，促进肠管炎性反应的恢复，使肠管缩瘪，为手术创造条件，降低并发症的发生。

（3）清除患儿结肠内积存的大便，利于肠道特殊检查，同时为胃肠道手术做准备。

适应证

巨结肠患儿。

禁忌证

肛门、直肠、结肠等手术后，急腹症、消化道出血、严重心血管疾病的患儿。

操作步骤

（1）评估

1）核对患儿的信息及治疗信息，进食情况。

2）评估患儿年龄、意识、生命体征、自理能力、合作及耐受程度，病情、腹胀程度、肠壁病变部位、排便情况，肛周皮肤及黏膜情况、有无灌肠禁忌证。

3）向患儿、家长解释操作目的及方法，取得家长的配合。

（2）准备

1）护士：仪表端庄，衣帽整洁。

2）患儿：排便，肛周清洁，协助患儿取适宜的体位。

3）环境：清洁、安静，关闭门窗，调节室温，遮挡患儿。

4）用物：治疗盘、灌肠器、肛管（其粗细根据患儿年龄选择）、水温计、无菌手套、液状石蜡、纱布，生理盐水（39~41℃）灌肠液、量杯、便盆、一次性横单、隔离衣、卫生纸、绒毯、弯盘、剪刀。

（3）操作

1）洗手，戴口罩，穿隔离衣。

2）再次核对患儿信息和治疗情况。

3）双人核对灌肠溶液。撬开铝盖，倒入量杯，用水温计测量水温，保持在 39～41℃。

4）帮助患儿脱去右裤腿，覆盖到左腿，将绒毯盖好右腿。

5）患儿采取截石位，臀部略抬高，将一次性横单垫在臀下，便盆置于床边。

6）戴手套，用液状石蜡润滑肛管前端 10cm 及肛门处。

7）左手暴露肛门，右手持肛管轻轻插入，直至穿过狭窄段，到达扩张段。

8）左手固定肛管的位置，右手用灌肠器缓慢注入灌肠溶液，然后断开肛管与灌肠器连接部，让粪便从肛管自然流出至便盆中。

9）按顺时针方向按摩腹部，以促进粪便排出。

10）灌肠过程中可以移动肛管（前或后），反复灌洗至水清，使患儿腹部由膨胀而变软。若灌肠液注入受阻，或流出不畅，应拔管检查肛管是否被粪块堵塞，是否打折等。为避免肛管堵塞，可缓慢移动肛管位置。在灌肠过程中，应随时注意患儿情况，如面色异常、腹痛、出血，应停止操作。

11）注意排出粪便的颜色、量、性质。腹胀未改善者遵医嘱保留肛管。

12）拔肛管前，充分按摩腹部以确保无液体留在扩张段肠腔内。如肠腔内有粪石，可以注入液状石蜡 20ml 左右软化大便。

13）脱手套，合理安置患儿。

14）处理用物。

15）洗手，记录。

指导要点

（1）告知家长喂奶后半小时内避免灌肠，以免引起呕吐。

（2）告知家长灌肠期间，应给予患儿进食少渣饮食。

注意事项

（1）在灌肠过程中，应随时注意患儿情况，如面色异常、腹痛、出血，应停止操作。

（2）注意患儿保暖及保护患儿隐私。

（3）注意灌肠液的保温。注入灌肠液时严禁按摩腹部。

（4）液体灌入时速度适中，一次性注入灌肠液不宜过多、过快；排出的水量应不少于注入的水量，避免气体灌入。灌肠量具体根据灌肠中大便情况而定，以排出液清亮为标准。

（5）插入肛管时如遇到阻力，应轻轻旋转向内移动或拔出，勿强行插入。

常见问题及处理

（1）肠道痉挛或出血

1）插管前充分润滑肛管，插管时动作轻柔，避免反复插管。

2）如发生速脉、面色苍白、出冷汗、剧烈腹痛、心慌气急时应立即停止，遵医嘱给予对症处理和观察疗效。

3）建立静脉通道，根据医嘱使用止血药物或局部治疗。

（2）肠穿孔

1）如有面色异常、腹痛、出血，立即停止操作通知医生，配合医生进行检查，止血等抢救。

2）严重者立即手术治疗。

（3）腹部不适

1）掌握灌肠液的温度。

2）在灌肠过程中，观察患儿的病情变化。如患儿腹部不适难以忍受，应立即停止操作，及时联系医生，对症处理。

（4）肛周红：保持肛周清洁、干燥，有大便时，及时清洗。

99 鼻腔滴药法

目的

由鼻给药，达到局部清洁、消炎、消肿、抗过敏、治疗鼻出血等目的。

适应证

需要鼻部用药的患儿。

禁忌证

鼻腔黏膜破损严重者。

操作步骤

（1）评估

1）患儿信息及治疗情况。

2）患儿病情、年龄、体重、心理状态、自理及合作程度，用药史、过敏史、药物性质。

3）患儿鼻腔情况：鼻黏膜有无破损，鼻中隔有无弯曲，鼻腔有无堵塞、感染、出血等情况。

4）向患儿及家属解释用药目的和注意事项，取得配合。

（2）准备

1）护士：仪表端庄，衣帽整洁。

2）患儿：了解操作目的、方法及配合技巧，并做好准备。

3）环境：整洁、舒适、安静，光线充足。

4）用物：治疗盘、药物、棉签、弯盘、生理盐水或温水、小药杯、无菌纱布。

（3）操作

1）洗手，戴口罩，必要时戴手套。

2）携带用物至床旁。

3）核对患儿信息及治疗信息。

4）用棉签蘸取少量生理盐水或温水清洗患儿鼻腔。

5）再次核对患儿信息。

6）协助患儿取适宜姿势。若坐姿头后仰，卧姿取平卧或患侧卧位，肩部垫高，使鼻腔朝上。

7）打开药液，一手将鼻尖向上轻推，使鼻孔打开，另一手将药液对准鼻孔上方1cm，挤压药瓶使药液向筛骨中线方向滴入。

8）再次核对患儿信息。

9）嘱患儿或协助患儿保持姿势约5分钟。

10）用无菌纱布将鼻孔外部多余药液擦净。

11）协助患儿恢复舒适体位。

12）整理患儿床单位及处理用物。

13）处理用物，洗手。

14）记录护理记录单，临时医嘱单签名。

指导要点

（1）滴药后嘱其张口呼吸，预防患儿将药液吸入气道。

（2）滴药后几分钟内不要擤鼻涕。

注意事项

（1）药液打开后，瓶盖向上放置，防止瓶盖污染。

（2）瓶口勿接触鼻孔，如用鼻滴管，插入约1.5cm。

（3）用药后注意观察有无用药反应。

常见问题及处理

药液外漏。对于不配合患儿，指导家长配合固定好患儿正确姿势。滴药时手法正确，熟练。

100 物理降温

目的

安全地为患者实施物理降温，减轻患者不适。

适应证

高热患儿，体温持续升高不降者。

禁忌证

应避开心前区、耳廓、阴囊、枕后、腹部及足底部位。

操作步骤

（1）评估

1）患儿的年龄、意识状态及配合度。

2）患儿的病情、意识、局部组织灌注情况、皮肤情况。

3）告知患儿物理降温的目的及注意事项，做好准备。

（2）准备

1）护士：仪表端庄，衣帽整洁。

2）患儿：体位舒适，情绪稳定，理解并能配合。

3）环境：必要时予遮挡，以保护隐私。减少盖被及衣物，忌厚被包裹。

4）用物：大毛巾、小毛巾两条或纱布若干、清洁的衣裤。脸盆内盛32～34℃温水。

热水袋及套、冰袋及套。

（3）操作

1）洗手，戴口罩。

2）备齐用物，携至患儿床边。

3）核对患儿信息。

4）实施物理降温。

①冰袋置于前额，热水袋放于足心处。

②温水擦浴：把毛巾浸入温水，在毛巾浸润之后拧成半干，手套式缠在护理人员手掌上。以离心方向用毛巾擦拭患儿。上半身擦拭顺序：颈部侧面、上臂外侧、手背。下肢擦拭顺序：髂前上棘、大腿外侧、脚背；腹股沟、大腿内侧、内脚跟；腰部、大腿后侧、足跟。后背擦拭顺序：颈下、背部、臀部。

③擦浴时间：全身时间保持在15～20分钟，背部及四肢分别进行3～5分钟。最后用大毛巾将患儿皮肤擦干，注意防寒保暖，穿好衣物。

5）擦浴后撤热水袋，整理用物，放置合适体位。

6）处理用物，洗手。

7）半小时后复测体温，并及时记录。

指导要点

（1）冰袋或热水袋用套或清洁棉布包裹，勿直接接触皮肤。

（2）擦拭过程中，对大血管丰富部位进行重点擦拭，以促进血管扩张，更好的发挥散热。

注意事项

（1）热水袋放置应根据季节与病情而定。

（2）热水袋的温度一般为60~70℃，但对意识不清者、婴幼儿、麻醉未醒及周围循环不佳者，可选50℃水温较安全。

（3）实施物理降温时，应观察局部的血液循环和体温变化情况，如患儿发生局部皮肤苍白、青紫，或者患儿有麻木感时，应立即停止使用，防止发生冻伤。

（4）物理降温时，应当避开患儿的心前区、耳廓、阴囊、枕后、腹部及足底部位。

（5）患儿的体温和病情变化，及时与医师沟通，严格交接班。

（6）对冷敏感的患者不易用任何方法的物理降温，因各种冷刺激都会使患者出现寒战，使横纹肌产热增加而影响降温效果。

（7）温水擦浴要选好时机，温水擦浴适用于高热循环好的患儿，如在发热早期，肌肉寒战，血管收缩，此时采用温水擦浴将进一步刺激血管收缩，加速体温上升。

常见问题及处理

（1）擦浴时患儿出现皮肤苍白。寒战等不良反应，是由于32~34℃温水对于高热患儿仍属冷刺激，血管、肌肉受刺激收缩痉挛所致。水蒸发带走体表热量，血管肌肉收缩使体内大量热无法散出，降温效果不明显或降温后体温很快回升。此时可采用高于体温1℃的水行物理降温或泡浴。

（2）患儿有麻木感时，应立即停止操作，防止发生冻伤，注意保暖。

（3）操作中容易忽视与患者的交流，病情的观察。操作过程中及时评估患者呼吸、脉搏情况，询问患者的舒适度，操作后对终末效果进行评价。

101 鼻出血护理

目的

（1）止血。

（2）减轻患儿紧张情绪。

适应证

凡鼻腔出血均应进行处理。

禁忌证

遇有休克时先抢救休克，情况好转后再进行鼻出血处理。

操作步骤

（1）评估

1）患儿的年龄、意识状态及配合程度。

2）了解出血的原因及有无原发病。

3）评估出血的量和出血速度。

4）观察患儿面色等生命体征。

（2）准备

1）护士：仪表端庄，衣帽整洁，洗手，戴口罩。

2）患儿：取坐位或半坐位，头部略前倾，疑有休克者取平卧头低位。

3）环境：清洁、安静、安全。

4）用物

①治疗盘：干棉球若干，肾上腺素一支，明胶海绵若干，膨胀海绵，压舌板，清洁手套。

②五官科治疗盘：纱条，耳鼻喉科喷雾瓶。

③插灯或手电筒。

（3）操作

1）发现患儿鼻出血，立即通知医生。

2）协助患儿取坐位或半坐位休息，头部略前倾。

3）用食指和拇指紧紧捏住两侧鼻翼5分钟。

4）安慰患儿和家属，戴清洁手套。

5）根据出血程度协助医生进行加压止血

①少量出血，用干棉球填塞鼻腔。

②多量出血用0.1%肾上腺素棉球或明胶海绵填塞鼻腔。

③上述方法处理后出血仍不止，请五官科会诊，以油纱条或膨胀海绵行前后鼻腔填塞。

6）前鼻孔填塞法：准备好五官科治疗盘，压舌板、插灯和手电筒，24～48小时填塞物取出前用液状石蜡滴鼻。

7）后鼻孔填塞法：对于出血部位在鼻腔后部，前鼻孔填塞无效者，可使用后鼻孔填塞法，48～72小时后撤出填塞物。

8）指压鼻根处，协助止血，用拇指压紧出血侧鼻翼10～15分钟，同时湿毛巾冷敷前额、鼻部和后颈部。

9）嘱患儿头部勿后仰，应略前倾。

10）评估止血效果。

11）整理床单位及处理用物。

12）处理废弃物。

13）洗手，记录。

（1）指导患儿及家属预防、制止或减少鼻出血的方法。

（2）指导患儿吐出口中血液，便于观察出血量。

（3）注意休息，避免重体力劳动，积极治疗原发疾病。

（4）对于经常鼻出血的患儿可在鼻腔内涂液状石蜡金霉素鱼肝油等，保持鼻黏膜湿润。

注意事项

（1）避免挖鼻，控制喷嚏和咳嗽，如控制不住，用手捏紧鼻翼再咳或做深呼吸制止。

（2）洗澡水不要太热，以免血管扩张，再次出血。

（3）及时将流入口腔的血块吐出，避免胃部刺激引起呕吐。

（4）保持口腔清洁，餐后使用漱口液漱口，患儿多因张口呼吸使口腔干燥，鼓励患儿少量多次饮水。

（5）急性出血期嘱患儿卧床休息，出血停止后可适当下床活动，提醒注意行走安全。

（6）出血量较大时，应迅速建立静脉通路，给予输血输液治疗，并注意严密观察脉搏、呼吸、血压和神志改变。若发生休克，按休克进行抢救。

（7）出血停止后，给予清淡易消化富有营养的温凉流质或半流质饮食，少食多餐，多吃蔬菜水果，保持大便通畅，避免大便用力而再次出血。

（8）注意填塞物是否在位，有无松动，及流血情况。

（9）复查血常规，监测血小板计数，凝血功能、血红蛋白等指标。

（10）观察出血部位、次数、量，必要时检查咽后壁，是否有血液流经。

（11）在干燥的环境中，建议家里使用加湿器来湿化空气。

（12）纠正孩子偏食、厌食等不良习惯，补充维生素和微量元素。

（13）向患儿及家属讲解填塞的重要性和暂时性，取得理解和配合。

（14）做好患儿及家属的心理护理，避免情绪激动加重出血，必要时遵医嘱使用镇静剂。

（15）向患儿及家长讲解鼻出血预防很重要，避免外伤及鼻腔黏膜干燥。

（16）不要随意牵扯暴露在鼻腔外的油纱条或纱球丝线，防止脱落引起窒息。

常见问题及处理

（1）1～3岁患儿不知道表达，会不自主将口内分泌物咽下，患儿若作反复吞咽动作，要查看患儿咽后壁是否有鲜血流下，嘱患儿勿将血液吞下，注意观察大便的量及性状，及全身伴随症状。

（2）前后鼻孔填塞的患儿，常因填塞物可出现头额胀痛，甚至影响呼吸和食欲，经填塞后局部组织缺血缺氧，反应性水肿，刺激神经末梢而加重疼痛及情绪紧张，可分散患儿注意力，以缓解填塞物所致不适。护士要勤巡视患儿，观察是否出血、渗血或有填塞物脱落。

（3）患儿鼻腔填塞后，食用坚硬、油炸类食物，由于反复咀嚼振动易导致创面血管破裂引发再度出血，所以护理人员要提前做好饮食宣教。

（4）由于鼻腔填塞凡士林纱条，张口呼吸，引起咽喉口腔干燥，可用湿纱布覆盖口部，口唇干燥涂油剂保护，增加饮水。

102 呕吐护理

目的

（1）预防呕吐。

（2）缓解不适。

（3）协助诊断。

适应证

适用于呕吐的患儿。

禁忌证

无。

操作步骤

（1）评估

1）分析引起呕吐的原因

①喂养不当。

②治疗：放疗、化疗、药物因素。

③疾病：癌症、胃肠道感染、胃肠功能紊乱、胃中积血、肠梗死、便秘、肝大、腹水、颅内压增高、咳嗽、疼痛、高钙血症、低镁血症、肾衰竭、遗传代谢病等。

2）评估呕吐的时间，呕吐物性状及量，以往有无同样发作史，与进食、药物或毒物、精神因素等的关系。

3）观察有无腹痛、腹泻或便秘、头痛、眩晕等伴随症状。

4）评估胃肠蠕动波、腹部压痛、反跳痛、肌紧张、腹部包块、肠鸣音、振水音等。

5）对于频繁、剧烈呕吐者，评估血压、尿量、皮肤弹性及有无水、电解质平衡紊乱等。

（2）准备

1）护士：仪表端庄，衣帽整洁。

2）患儿：坐位或头高右侧卧位。

3）环境：清洁、安静、安全。

4）用物：脸盆、温开水、干毛巾、漱口杯、一次性手套、弯盘、换洗衣服。

（3）操作

1）洗手，戴口罩。

2）备齐用物。

3）核对患儿信息。

4）协助患儿取侧卧位。

5）向患儿及家属解释呕吐的原因，鼓励患儿放松，减轻焦虑。

6）根据需要及时给予患儿更换衣物，用温开水漱口，并及时移去呕吐物。

7）观察呕吐物性质、颜色、量。

8）提供舒适、安静、轻松的环境。

9）必要时根据医嘱使用止吐药。

10）鼓励患儿进食少量、清淡、易消化的食物，避免刺激性食物。

11）观察患儿有无脱水症状，监测出入量及电解质状况，并对症处理。

12）整理床单位。

13）处理废弃物。

14）洗手，记录。

指导要点

（1）根据原因采取不同的措施，如化疗、放疗前半小时给予昂丹司琼（恩丹西酮）、盐酸托烷司琼（欧必亭）等药物。

（2）区分呕吐物与痰液。

（3）检查是否有喷射性呕吐，预防窒息。

（4）紧张可引起和加重呕吐，放松疗法可降低白血病患儿化疗前期和延迟期恶心呕吐的发生率。

（5）戴一次性手套移去呕吐物，按废弃物分类处理。

（6）若需进行呕吐物培养，应即时送检。

（7）及时记录呕吐物的色、质、量及伴随症状，有无脱水等发生。

（8）注意休息，积极治疗原发病。

注意事项

（1）呕吐时，协助患儿取头高右侧卧位，以防呕吐物吸入呼吸道而引起窒息。

（2）根据原发病及呕吐轻重，暂禁食或少量多次喂养。

（3）观察呕吐次数、量、性质、颜色、气味及进食的关系，注意患儿的生命体征和精神状态，腹部有无胀气、肠形、包块等。

（4）胃内积气过多者，喂后竖起患儿轻拍背部，同时应该减少外界对于患儿的刺激，保证其稳定、安静的状态。

（5）消化不良所致呕吐，应禁食1～2次，根据病情按医嘱给予止吐药，静脉输液纠正脱水及电解质紊乱。

（6）消化道梗阻、腹胀明显、有肠形者应给予禁食、静脉补液、胃肠减压等并请外科会诊。

（7）呕吐后及时更换衣物、床单，给予漱口，保持口腔和皮肤的清洁。

（8）根据病情记录出入量。

（9）新生儿呕吐时注意有无消化道畸形。

（10）饮食的护理：采用流质半流质的食物，以软，清淡，容易消化并且有营养的食物为主。

常见问题及处理

（1）水电解质紊乱：评估患者体液状况，遵医嘱给予能量支持以及补充营养，正确记录24小时液体出入量，根据患者呕吐的程度及时按医嘱给予止吐药物。

（2）窒息预防：呕吐时，协助患儿坐起或头偏向一侧，避免误吸。

103 简易复苏气囊操作

目的

维持和增加机体通气量，纠正威胁生命的低氧血症。

适应证

危重患儿或呼吸衰竭抢救的患儿。

禁忌证

无。

操作步骤

（1）评估

1）复苏囊各部件性能是否完好、连接是否正确、接口与氧气连接管是否相符。

2）患儿的年龄、体重、病情、意识情况、缺氧程度，口、鼻腔有无分泌物。

3）床边是否有吸氧、吸痰装置。

4）向家长做好解释工作。

（2）准备

1）护士：仪表端庄，衣帽整洁。

2）氧气装置一套，简易复苏囊一套，治疗盘内（弯盘、棉签、纱布）。

（3）操作

1）将床放平，置患儿去枕仰卧，头后仰。

2）清除患儿口鼻腔分泌物、异物、取下活动义齿。

3）面罩接于复苏囊患儿接口，储氧袋连接于球体进气口，氧气接于氧气接头处并调节氧流量（8～10L/min），使储氧袋充盈。

4）抢救者站在患儿头部后方，仰头提颏法开放气道，保持呼吸道通畅。

5）挤压复苏囊的方法

单手CE手法：单手将面罩紧扣患儿口鼻处，操作者一手以CE手法保持气道打开及固定面罩；另一只手规律性挤压球体，将气体送入呼吸道，同时观察胸廓是否隆起。

双手挤压法：对于一些较大的儿童，可能需要双人配合进行加压给氧，具体方法是一抢救者开放气道，另一抢救者两手捏住球体中部，两拇指相对朝内，四指并拢或略分开，两手用力均匀挤压球体。

6）加压给氧同时评估患儿的生命体征、面色、氧饱和度及末梢循环变化。

7）复苏囊加压给氧有效（患儿胸部微有起伏、听诊双肺呼吸音对称、心率迅速回升、面色转为红润、自主呼吸恢复），停止继续加压给氧；如仍无自主呼吸，应尽早建立人工气道，行机械通气。

8）协助患儿取舒适体位。

9）复苏囊终末消毒处于备用状态（根据病情，必要时置于患儿床头随时备用）。

10）洗手，记录。

指导要点

（1）复苏囊的检查

挤压球体松开后，球体应很快自动恢复弹性；挤压气囊时活瓣应处于良好工作状态；用手掌完全堵住面罩时，挤压球体可看到减压阀向上弹起，如没有，应检查减压阀是否安装正确、有无损坏；将出气口堵住减压阀压住，挤压球体，将会发现球体不易被压下，如果发现球体漏气，应检查各部件有无损坏、漏气、进出气瓣有无损坏。

（2）复苏囊的型号

可根据不同年龄患儿进行选择（厂家不同复苏囊容量有差异，具体见说明书）：

成人型：容量 1 600ml，适用于大于 8 岁的儿童（体重 >30kg）；

儿童型：容量 500ml，适用于 1～8 岁的儿童（体重 7～30kg）；

婴儿型：容量 280ml，适用于婴儿及新生儿（体重 <7kg）。

（3）面罩的选择及正确放置的标准

面罩的选择：一般以小、中、大区分型号，也有厂家以 0、1、2、3、4、5 号来分型。

放置标准：完全覆盖口鼻、完全覆盖下颌、不应遮住眼睛。

CE 手法：拇指和示指成 C 型扣住面罩，其余三指呈 E 型托起下颌骨骨性部分，不要压迫软组织。

（4）挤压球体时参数选择

挤压频率：儿童：12～20 次 /min；新生儿：40～60 次 /min。

挤压的力度：以能提供足够的潮气量，引起胸廓有所起伏即可，避免过大过深的通气，以免导致胸廓内压升高、胃胀气、增加反流和误吸的危险，以减少心排出血量。

简单潮气量估算法：潮气量 = 体重（kg）× 潮气量（10～15ml/kg）+ 死腔量（生理解剖死腔和复苏囊死腔量约 100ml）

年龄	体重 /kg	面罩选择	复苏囊选择 /ml	储气袋 /ml	单双手按压 /ml
婴幼儿	<7	小	280	900	单双手约 180
1～8 岁	7～30	中	500	2 500	单双手约 350
>8 岁	>30	大	1 600	2 500	单手约 800 双手约 1 350

（5）挤压复苏囊时氧浓度

不配备储氧袋的复苏囊即使在氧流量达到 10L/min，理论上也只能提供 30%～80% 的氧浓度。

配备储氧袋的复苏囊在给氧流量为 10 ~ 15L/min 时确保提供 60% ~ 95% 的氧浓度。

（1）每次使用前应对复苏囊进行检查，确保其有效性。

（2）选择大小适当的面罩，放置时面罩与患儿面部必须密封，但过分用力，面罩边缘不可压迫患儿眼部及颈部。

（3）常规使用仰头提颏法开放气道，如果患儿头部或颈部损伤时可使用推举下颌法。

（4）控制压力通气，避免压力过大导致肺气压伤。

（5）操作后观察是否有胃胀气影响呼吸。

常见问题及处理

（1）复苏囊及面罩选择，按照年龄体重选择大中小号。

（2）面罩和面部连接不紧密，如有漏气应重新调整面罩位置。

（3）通气后胃胀气：操作时避免过多气体挤压到胃部，操作后可插胃管或手法缓慢按压胃部协助排空胃内气体。

104 针道护理

目的

预防骨牵引及外固定架针眼处感染。

适应证

骨牵引及外固定架患儿。

禁忌证

无。

操作步骤

（1）评估

1）评估针眼处皮肤情况。

2）评估针眼处有无渗血、渗液、结痂、红肿疼痛、各螺帽有无松动。

3）评估牵引的有效性、牵引针有无偏移。

4）评估有无消毒液过敏史。

5）评估肢体活动及感觉情况、判断有无神经损伤。

6）向患儿及家属耐心解释操作的目的、注意事项，以消除疑虑和恐惧心理，取得配合。

（2）准备

1）护士：仪表端庄，衣帽整洁。

2）患儿：取舒适体位，必要时协助排便。

3）环境：清洁安静、光线柔和。

4）用物：治疗巾、治疗车，治疗盘（内放安尔碘、棉签、弯盘、一次性手套、一次性垫巾）、免洗手消毒液。

（3）操作

1）洗手，戴口罩，必要时戴手套。检查用物有效期。

2）将备齐的用物置于治疗车上，推至患儿床前。

3）以治疗卡核对患儿信息（腕带、床头卡），向患儿解释操作的目的，获得患儿主动配合。

4）取下覆盖在针眼处的治疗巾，免洗手消毒液洗手。

5）用安尔碘蘸湿的棉签先消毒针眼处，再由内向外环绕针眼消毒周围皮肤（直径≥5cm），继而消毒克氏针。遵循先对侧、后近侧的原则，依次消毒各针眼处。

6）更换一次性治疗巾，覆盖在针道上方。

7）再次核对患儿信息。

8）整理患儿床单位。

9）告知患儿及家属注意事项。

10）终末处理。

11）洗手，记录。

指导要点

（1）操作时动作要轻柔。

（2）若痂下有脓液，需去痂并用安尔碘纱布湿敷。

（3）针眼处结痂不可强行去除，避免继发感染。

（4）指导患儿肢体功能锻炼。

注意事项

（1）操作中，要始终保持牵引肢体的有效牵引。

（2）钢针有偏移时，需及时通知医生处理。

（3）冬季注意患肢保暖。

常见问题及处理

（1）钢针偏移：及时汇报医生调整。

（2）螺帽松动：每班检查，及时拧紧螺帽。

105 中药贴敷

目的

（1）中药贴敷是利用中药的特殊性，以中医经络学说为理论依据，把药物碾成细末，运用中医方法调成糊状，直接贴敷穴位、患处，用来调节脏腑阴阳平衡，祛邪散寒的一种无创痛穴位疗法。

（2）按比例配制，通过皮肤渗透，刺激穴位经络，调补肺气，改善儿童体质，增强抵抗力。

适应证

小儿反复发作的感冒、咳嗽、支气管炎、扁桃体炎、咽炎、口腔炎、哮喘、腹泻、多汗症、遗尿、免疫功能低下等。

禁忌证

皮肤有破溃，糜烂出血，对中药有严重过敏反应患者禁用。

操作步骤

（1）评估

1）患儿的年龄、病情、意识状态及配合程度，并注意保暖。

2）患儿既往史，有无药物及敷料过敏史，贴敷部位皮肤状况，是否皮肤清洁、干燥、完整。

3）向患儿及家属讲解中药贴敷的目的及治疗机制和方法，告知可能会出现的一些不良反应和注意事项，消除患者恐惧心理，取得家属的配合。

（2）准备

1）护士：仪表端庄，衣帽整洁。

2）患儿：与患儿及家属沟通取得患儿配合，便于操作。

3）环境：清洁卫生，宽敞明亮，温度适宜，屏风遮挡。

4）用物：治疗盘、棉纸或薄胶纸、遵医嘱配制的药物、压舌板、无菌棉垫或纱布、胶布或绷带、生理盐水棉球，必要时备毛毯。

5）体位：以患儿舒适，医者便于操作的治疗体位为宜。

（3）操作

1）核对医嘱，患儿信息，做好解释，注意保暖。

2）洗手，戴口罩。

3）备齐用物，携至床旁，根据敷药部位，协助患儿取适宜的体位，充分暴露患处，必要时屏风遮挡患儿。

4）更换敷料，以生理盐水棉球擦洗皮肤上的药渍，观察创面情况及敷药效果。

5）根据敷药面积，取大小合适的绵纸或薄胶纸，用压舌板将需要的药物均匀地抹在绵纸上或薄胶纸上，厚薄适中。

6）将药物贴敷于穴位上，做好固定，为避免药物溢出污染衣服，可加敷料或棉垫覆盖。以胶布或绷带固定，松紧适宜。

7）温度以患儿耐受为宜。

8）观察患儿局部皮肤，询问有无不适感。

9）操作完毕后擦净局部皮肤，协助患儿穿衣，给予舒适体位。

指导要点

（1）告知患儿家属中药贴敷的相关注意事项。

（2）指导患儿及家属贴敷期间饮食清淡。

（3）贴敷后 4~6 小时内禁止洗澡，对于残留在皮肤上的药物不宜采用肥皂或刺激性物品擦洗，避免吹风着凉。

注意事项

（1）告知患儿及家属许多外敷药物有毒，不宜内服，配制好的药物妥善保管，谨防儿童误食中毒。

（2）贴敷时间 2 ～ 4 小时，皮肤过敏者应缩短每次贴敷治疗时间。

常见问题及处理

（1）贴敷药物后，在敷药处出现热、凉、麻、痒、蚁行感或轻度疼痛属于正常现象，一般无需处理，待达到贴敷时间后去除药物即可。如贴敷处有针刺样剧痛，可提前揭去药物。

（2）在贴敷过程中出现水疱属于正常，主要因药物刺激或胶布过敏所致，如出现轻微较小水疱，应坚持贴敷，待其自然吸收，勿人为弄破，这并不影响治疗效果；若水疱较大，可局部消毒后用无菌注射器抽取渗出液，并局部给予消炎止痒药膏，并保持干燥。一般几日即可痊愈。

（3）中药贴敷过程中过敏是常见现象之一，轻者表现局部皮肤瘙痒、丘疹或水疱，重者可出现局部溃烂，主要因药物或局部刺激皮肤所致。轻者尽量缩短每次贴敷治疗时间，及延长两次治疗的间歇时间。

（4）为防止感染发生，夏季贴敷时间应相应缩短，贴敷后局部如有丘疹、水疱者，保护好贴敷面，防止继发感染。一旦感染发生须对症处理。

106 除颤仪操作

目的

应用高能短时限的脉冲电流通过心脏，使所有心肌在瞬间全部除极，恢复窦性节律。

适应证

（1）同步电复律：室上性心动过速经兴奋迷走神经方法及药物治疗无效，血流动力学稳定的室速、房颤、心房扑动经药物治疗无效者。

（2）电除颤：心室颤动、扑动、尖端无扭转型室速、无脉性室速。

禁忌证

（1）洋地黄中毒、低钾血症、多源性房性心动过速、伴窦房结功能不良的室上性心动过速、高度或三度房室传导阻滞；心脏明显扩大或巨大左心房者；严重心功能不全者，病态窦房结综合征。

（2）无效操作：心搏骤停（心电图呈一直线）、电机械分离（PEA）。

操作步骤

（1）评估

1）评估患儿的病情、意识、年龄、体重、胸前皮肤情况、有无安装起搏器。

2）评估环境及除颤仪。

3）对家属和清醒患儿做好解释工作。

（2）准备

1）护士：仪表端庄，衣帽整洁。

2）除颤仪（检查性能）。

3）导电胶、棉签、纱布、弯盘等。

（3）操作

1）携带用物至床边。

2）置患儿去枕平卧硬板床，松开衣扣腰带，充分暴露除颤部位。

3）连接电源，打开除颤仪至除颤模式。

4）选择同步（SYNC）或非同步（DEFIB）。

5）选择合适的电极板，涂导电胶（<10kg 或 <1 岁选择小号电极板，>10kg 或 >1 岁选择大号电极板）。

6）能量选择：电除颤：首剂 2~4J/kg，无效可加大，最大不超过 10J/kg；同步电复律：首剂 0.5~1J/kg，无效可加倍。

7）充电。

8）准确放置电极板至正确位置（右侧于胸骨右缘 2~3 肋间，左侧于左侧腋前线乳头外侧，小婴儿一块放置在背部肩胛下区，另一块放置在胸骨左缘第 3~4 肋间水平）。

9）除颤前大声通知所有人离开患儿及病床。

10）除颤放电：电极板紧贴胸部皮肤，压力适当，两拇指同时按压握柄上的放电按钮。

11）除颤时观察心电图、心率、心律、呼吸、血压、面色、神志等，评估除颤效果。

12）需实施心肺复苏者，除颤完毕立即进行胸外心脏按压，5 个循环（2分钟）后再次评估患儿。

13）需再次除颤者，除颤能量加倍，并再次评估除颤效果。

14）除颤成功后，擦去皮肤上的导电胶，并再次评估除颤部位皮肤有无灼伤。

15）安置患儿。

16）终末处理。

17）除颤仪充电，备用。

18）洗手记录。

指导要点

（1）儿童或婴儿需选择手动模式，电极板大小选择适当。

（2）除颤能量选择合理。

（3）除颤时注意医护人员自身保护，操作者身体不与患儿接触，不与金属类物品接触。

注意事项

（1）除颤应以最快速度进行，每延误1分钟，除颤效率下降7%～10%。

（2）保证操作中的安全；保持电极板清洁，电极板、导电膏不得过于接近，间隔>10cm。

（3）不再推荐使用生理盐水纱布为导电介质。

（4）避开皮肤溃烂或有伤口、瘢痕的部位。

（5）尽量避免高氧环境。

（6）术前告知风险。

常见问题及处理

（1）导电胶涂抹方法不正确，应使用纱布或棉签均匀涂抹。

（2）电极板位置放置错误。应右侧置于胸骨右缘2～3肋间，左侧置于左侧腋前线乳头外侧；小婴儿可取侧卧位，一块放置在背部肩胛下区，另一块放置在胸骨左缘第3～4肋间水平。

（3）皮肤灼伤：可见局部红斑或水疱，多由于电极板按压不紧导电糊过少或涂抹不均导致，一般无须特殊处理。

107 更换封闭式胸腔引流瓶

目的

（1）更好地改善胸腔负压，使气、血、液从胸膜腔内排出并预防其反流，促进肺复张，胸膜腔闭合。

（2）平衡压力，预防纵隔移位及肺受压。

适应证

留置胸腔引流管的患儿。

禁忌证

无绝对禁忌证。

操作步骤

（1）评估

1）评估患儿病情、年龄、生命体征、呼吸状况、引流管的水柱波动、引流瓶的更换时间。

2）评估操作部位的皮肤情况。

3）评估患儿心理状态及合作程度，告知患儿及家长更换引流瓶的目的和配合方法。

4）环境：安静、整洁、光线好。

（2）准备

1）患者：取舒适体位。

2）环境：调节室温，保护隐私。

3）用物：一次性胸腔引流瓶、一次性无菌巾、无齿止血钳2把、0.5%碘伏棉签、无菌生理盐水或灭菌注射用水1 000ml、一次性橡胶手术手套1副、胶带、安全固定装置、必要时备低负压吸引器。

（3）操作

1）护士洗手，戴口罩，准备用物。

2）检查胸腔引流瓶的型号、有效期及包装有无破损，打开包装，正确连接胸腔引流瓶。注意手不可触及胸腔引流瓶内面、水封瓶外接管及漏斗。

3）检查生理盐水或灭菌注射用水的有效期及包装有无破损，倒入无菌生理盐水或灭菌注射用水，保持水柱压差在8cm。

4）检查引流装置各部位连接是否紧密，备齐用物至患儿床旁，核对患儿，并向患儿及家属做解释。

5）协助患儿取舒适体位。

6）予空心掌拍击背部促进引流液流出，暴露操作部位，观察局部皮肤情况，用两把血管钳与引流管十字交叉交替挤压引流管，从距离插管处10cm开始挤压。

7）铺一次性无菌巾于接口处，戴上手套，分离引流管和引流瓶接口。

8）用0.5%碘伏棉签消毒引流管的内口及外面各2次，待干。

9）将引流管与准备好的引流瓶上的接口连接，（如连接低负压吸引装置，同法连接至吸引器上）松开止血钳，检查引流管是否通畅。注意引流管开放处的无菌，确保盖紧瓶盖，水封瓶与连接管连接紧密，切勿漏气。打开血管钳时，先将引流瓶放置低于胸腔的位置。检查引流管是否通畅的方法是观察是否有气体排出和长管内水柱的波动，注意观察引流管是否扭曲或被压（连接吸引装置的注意观察有无均匀气泡冒出）。在更换过程中注意观察患儿的生命体征，呼吸状态，询问患儿是否有不适。

10）胸腔引流瓶妥善固定，避免倾倒，并用胶带做好刻度标记，写明更换日期时间。

11）妥善固定引流管，近段采用高举平台法固定于患儿皮肤，并用一次性塑料夹将引流管远端固定于床单位。

12）安置患儿，整理床单位。告知患儿及家长注意事项。

13）处理用物。

14）洗手、记录。

指导要点

（1）告知家属及患儿胸腔引流瓶应保持低于胸腔60cm位置。

（2）避免将胸腔引流瓶置于地上，胸腔引流管置床栏内，不能影响床栏的升降。

（3）指导患儿及家属防止引流管打折、弯曲、受压、脱出等情况发生，如有异常情况及时通知医生及护士。

（4）胸腔引流瓶避免倾斜，需要搬动患儿时呼叫护士一起搬动，防止管道滑脱。

注意事项

（1）注意密封装置是否完善，出血量大于5ml/（h·kg），呈鲜红色，伴有脉搏增快，提示有活动性出血的可能，及时通知医生。

（2）观察水柱是否随呼吸上下波动，确认胸腔引流装置无漏气。

（3）护士每班总结并记录引流液量、性质。

（4）开胸术后24小时内每隔1小时挤压1次，次日起每隔2小时挤压1次，避免受压、扭曲、打折或者脱出，翻身活动时预留缓冲长度。搬动患儿时，胸腔引流瓶应低于胸膜腔，下床活动时引流瓶的位置应低于膝盖，外出检查前将引流管夹闭。

（5）每48小时更换胸腔引流瓶，满瓶或者有倾倒、污染及时更换。

（6）拔管指征：胸腔闭式引流48~72小时后，引流量明显减少且颜色变淡，24小时引流液小于50ml，脓液小于10ml，X线胸片示肺膨胀良好、无漏气，患者无呼吸困难即可拔管。

（7）拔管后注意观察有无胸闷、皮下水肿、伤口渗液及出血。

常见问题及处理

（1）引流管脱出：立即用手顺皮肤纹理方向捏紧引流口周围皮肤（不要直接接触伤口），或者用凡士林纱布或无菌纱布按压创口，并立即通知医师。

（2）引流不畅：经胸片+B超证实引流管位置良好、胸内仍有较多液体存在，可以生理盐水加压冲洗通畅后接水封瓶引流即可。

（3）引流瓶倾倒：立即扶起，确定管道密闭性，鼓励患儿咳嗽排出气体，观察水柱波动和患儿呼吸情况，若有异常汇报医生。

（4）胸腔内感染：始终保持胸腔闭式引流装置低于胸腔60cm，密切观察患儿体温的变化，一旦出现体温升高，胸痛加剧，及时通知医生并予处理。

108 脑室引流护理

目的

经颅骨钻孔穿刺侧脑室，将引流管放置于脑室额角，将脑脊液或血性液体经引流管引流至体外，以缓解颅内压增高。

适应证

（1）抢救因脑脊液循环受阻所致的颅内高压危急状态。

（2）脑室内手术后，引流血性脑脊液。

（3）颅内感染时引流炎性脑脊液，或向脑室内注入抗生素。

（4）颅内肿瘤合并颅内高压者，可行脑室引流术，以降低颅内压。

（5）需较长时间测定脑室内压力者。

（6）行脑室系统检查。

禁忌证

（1）硬膜下积脓或脑脓肿患者，脑室穿刺可使感染向脑内扩散，且有脓肿破入脑室的危险。

（2）脑血管畸形，特别是巨大或高流量型或位于侧脑室附近的血管畸形患者，脑室穿刺可引起出血。

（3）弥散性脑肿胀或脑水肿，脑室受压缩小者，穿刺困难，引流也很难奏效。

（4）严重颅内高压，视力低于0.1者，穿刺需谨慎，因突然减压有失明危险。

操作步骤

（1）评估

1）患儿的年龄、病情、手术情况、意识状态及配合程度。
2）置管位置、深度、是否通畅，伤口敷料情况。
3）导管的类型、长度等。
4）向患儿及家属解释引流目的及重要性，消除恐惧心理，取得配合。

（2）准备

1）护士：仪表端庄，衣帽整洁。
2）患儿：安静状态。
3）环境：清洁、安静、安全。
4）用物：脑室引流固定装置，躁动患者备约束带。

（3）操作

1）妥善固定
①标识：患儿回病房后嘱绝对卧床，根据病情调节引流管的高度并妥善

固定于脑室引流架上，注明引流管名称、留置日期贴于引流管上。

②引流高度：平卧位以外耳道为水平面，侧卧位以正中矢状面为水平面，引流管固定高于水平面，一般成人为 10～15cm，儿童 5～10cm，或根据病情或治疗需要调整高度。

③长度：预留一定的活动空间，确保改变卧位时不紧绷。

2）保持引流管通畅

①避免引流管受压、扭曲、成角、折叠。

②术后患者头部的活动应适当限制，翻身及护理操作时，避免牵拉引流管。

③搬运患儿时，应暂时夹闭引流管。

④观察引流管是否通畅：随患者呼吸、脉搏等上下波动示通畅，反之不畅。

3）引流速度及量：引流早期要特别注意引流速度，禁忌流速过快。24小时引流量，儿童以不超过 300ml 为宜，颅内感染者因分泌增多可适当增加。

4）严密观察患儿神志、瞳孔、生命体征的变化，及肢体活动、头痛、呕吐等情况。头痛者注意观察引流管高度以及引流量，以判断颅内压高或低引起的头痛。

5）观察并记录脑脊液的颜色、量及性状：每日定时倾倒引流液，倾倒引流液及更换引流袋时应先夹闭引流管以防止脑脊液逆流。

6）严格执行无菌操作，注意保持整个装置无菌，必要时作脑脊液常规检查和细菌培养。

7）拔管：拔管前一天试行夹管 24 小时，观察患儿神志、瞳孔、生命体征的变化及有无头痛、呕吐等，拔管后注意切口有无脑脊液漏。

指导要点

（1）置管期间绝对卧床休息，不可改变体位高度或床头高度。

（2）防拔管、防脱落，神志不清或婴幼儿适当约束。

（3）发现渗漏、不畅等立刻告知医护人员。

（4）搬动患者前告知护士，由护士进行夹管及搬运指导，防止逆流。

注意事项

（1）术前告知患儿及家属引流目的及重要性，消除恐惧心理，主动配合。

（2）据病情判断留置时间，一般放置3～4天，不超过一周。

（3）正常脑脊液无色透明、无沉淀，术后1～2天脑脊液可呈血性，以后转为橙黄色，最后澄清。若脑脊液中有大量血液，或血性脑脊液的颜色逐渐加深，常提示脑室内出血，应立即汇报医生处理。

（4）引流量过多的患儿，应注意补液，维持水、电解质平衡。

（5）若需要更换引流袋时严格遵守无菌操作，应先夹闭引流管再更换，以免脑脊液逆流。

常见问题及处理

（1）引流管阻塞：首先检查引流管是否有受压、扭曲、成角、折叠，检查三通管是否处于正常。如怀疑引流管为小凝块或挫裂的脑组织所堵塞，可在严格无菌消毒后，用无菌注射器轻轻往外抽吸，也可用无菌生理盐水5～10ml冲洗，但不可高压注入生理盐水。

（2）引流管内开口吸附于脑室壁：可适当轻轻旋转引流管，使管口离开脑室壁，切忌上下插入，以免逆行感染。

（3）意外拔管：应立即通知医生，导管脱落处或断端使用无菌纱布包裹覆盖，同时做好患儿与家属安抚工作；如需重新置管做好术前准备。

109 膀胱冲洗

目的

（1）防止尿管内尿结石形成，保持尿液引流通畅。

（2）治疗某些膀胱疾病，如膀胱炎、膀胱肿瘤。

（3）清除膀胱内的血凝块、黏液、细菌等异物，预防膀胱感染。

适应证

（1）血尿。

（2）膀胱肿瘤术后。

（3）长期留置导尿的患儿。

禁忌证

尿道炎、女孩月经期。

操作步骤

（1）评估

1）评估患儿的年龄、病情、意识状态、皮肤黏膜、自理能力、尿液的色、质、量、对膀胱冲洗的了解及合作程度。

2）评估冲洗液类型、性质、温度（35～37℃）、冲洗液总量。

3）评估尿管是否妥善固定，标识是否规范，引流装置是否连接紧密，保持有效引流。

（2）准备

1）护士：仪表端庄，衣帽整洁。

2）患儿：取半卧位或仰卧位，必要时协助排便。

3）环境：清洁、安静、安全、温湿度适宜、必要时关闭门窗。

4）用物：碘伏、弯盘、棉签、膀胱冲洗液、一次性输液器、收集瓶、一次性治疗巾、输液架、橡胶手套、一次性尿袋、屏风、胶带。

（3）操作

1）洗手，戴口罩，手套。

2）备齐用物至患儿床旁，核对患儿信息和治疗信息。

3）告知患儿操作的目的并取得配合。

4）协助患儿取半卧位或仰卧位。

5）查对冲洗液及冲洗器。

6）连接一次性输液器，将冲洗液挂于输液架上，排气。

7）打开尿袋调节器，将尿液收集到收集瓶内，夹闭尿管。

8）分离导尿管及引流袋，碘伏消毒导尿管接口处两遍。

9）分离头皮针，将输液器末端与导尿管接口处紧密连接。

10）调节冲洗液滴速，同时观察患儿反应。

11）关闭冲洗管，打开尿管引流端，排出尿液，根据病情需要反复冲洗。

12）计算冲洗膀胱和导管的液体量，减去排出的量，计算出准确的尿量。

13）更换集尿袋

14）撤治疗巾，脱手套。

15）再次核对患儿信息。

16）协助患儿取舒适体位。

17）整理床单位。

18）终末处理，洗手，记录。

指导要点

（1）患儿及家长勿随意调节滴速。

（2）冲洗过程中如有不适及时告知护士。

注意事项

（1）严格执行无菌操作，防止医源性感染。

（2）冲洗过程中密切观察，若患儿感觉不适或感觉剧痛、引流液中有鲜血时，应减慢冲洗速度及量，或停止冲洗，通知医生。

（3）冲洗时冲洗液瓶内液面距患儿骨盆1米左右，根据引流液的颜色调节冲洗速度（60～80滴/min），如滴入药液，须在膀胱内保留约15～30分钟后再排出体外，或根据需要延长保留时间。

（4）寒冷气候，冲洗液应加温至35～37℃，以防引起膀胱疼痛。

（5）冲洗过程中注意观察引流管是否通畅。

常见问题及处理

感染发生：

（1）临床表现：排尿时尿道烧灼感，常有尿急、尿频、尿痛、排尿不畅、下腹部不适等膀胱刺激症状，急迫性尿失禁，膀胱区压痛，尿常规检查可见脓尿、血尿。尿培养细菌阳性。

（2）预防及处理

1）安抚患儿，加强心理护理。

2）留置导尿管的时间尽可能缩短，尽可能不冲洗膀胱。

3）如有必要冲洗膀胱时应在冲洗前，严格遵守无菌操作原则进行尿道口护理。

4）密切观察冲洗情况，使引流管的位置低于患者膀胱位置15～20cm。

5）不使用过期的冲洗液，冲洗液使用前应仔细观察瓶口有无松动、瓶身有无裂缝及溶液有无沉淀等。

6）遵医嘱使用抗生素。

110 腹腔引流护理——倾倒引流液、更换引流袋、挤压引流管

目的

（1）观察引流液的性质、颜色和量等。

（2）保持引流通畅。

适应证

留置腹腔引流管的患儿。

禁忌证

无绝对禁忌证。

操作步骤

（1）评估

1）引流管的类型、敷料、导管缝线固定情况、刻度等。

2）引流液的性质、颜色和量、气味等。

3）解释目的、注意事项。

（2）准备

1）护士：着装规范，洗手，戴口罩。

2）患者：卧床休息，暴露引流管。

3）环境整洁，温度适宜。

4）用物：治疗盘（安尔碘、棉签、弯盘、一次性手套）引流袋、血管

钳、量杯、必要时备胶布和针筒。

5）用物检查：安尔碘、棉签、引流袋有效期及包装有无破损。

（3）操作

1）倾倒引流液

①携带用物和治疗单至床旁。

②核对床号、姓名。

③协助患者取合适卧位，观察局部敷料及皮肤情况，注意保暖。

④戴一次性手套，夹管。

⑤负压球：消毒后打开引流球塞子，去除负压，查看引流液的量。

引流袋：打开引流袋底夹。

⑥倾倒引流液至量杯，查看引流液的性质和颜色、量（引流液量少则用针筒测量）。

2）更换引流袋

①负压球：消毒引流球口、塞及周围。挤压引流球为负压状。

引流袋：旋转拔出引流袋接头，消毒引流管口，更换引流袋。

②脱手套，妥善固定引流管。

③观察引流液情况，记录。

3）挤压引流管

①挤压时，两手前后相接（前：近伤口处）。

②前面的手用力捏压住引流管。

③后面的手食指、中指、大拇指用力向远端滑行。

④先松开前面的手，再松开后面的手。

⑤反复操作。

⑥妥善固定引流袋（标注日期）、负压球。

⑦安置患者舒适体位，整理床单位。

⑧交代注意事项。

⑨洗手，记录。

指导要点

（1）告知患儿更换体位或下床活动时保护引流管的措施。

（2）告知患儿及家长出现不适及时通知医护人员。

注意事项

（1）引流管妥善固定，防止脱出。

（2）保持引流通畅，不可受压，扭曲、折叠，防止阻塞。

（3）保持有效引流，维持一定负压。

（4）引流袋位置必须低于切口平面。

常见问题及处理

（1）管道滑脱

1）发生管道滑脱，护士立即到床边实施紧急措施，同时通知医生。

2）无菌纱布覆盖伤口；密切观察患儿生命体征、伤口情况；协助医生重新置管或伤口处理。

3）安抚患儿及家长，做好心理护理。

4）严格执行上报流程。按照护理不良事件分级及管理制度要求进行上报。科室组织讨论、分析原因，确定改进措施。

（2）引流袋接口与引流管型号不符：夹闭引流管，更换合适的引流袋。

（3）异常出血：安抚患儿及家长，避免剧烈活动及哭闹。立即通知医生对症处理。

111 留置导尿

目的

（1）尿液通过尿管排出体外，从而缓解尿潴留的症状。

（2）术前准备。

（3）检测尿量，测量比重，观察病情变化。

适应证

（1）急、慢性尿潴留的患儿。

（2）危重患儿尿量监测。

（3）盆腔、尿道手术。

禁忌证

（1）急性尿道炎。

（2）急性前列腺炎症、附睾炎。

（3）女性月经期。

（4）尿道损伤已完全断裂的患儿。

（5）尿道狭窄，导尿管无法插入的患儿。

操作步骤

（1）评估

1）携评估用物至床旁，核对患儿的信息和治疗信息。

2）解释留置导尿的目的及注意事项。

3）关闭门窗，调节室温，屏风遮挡，松开床尾。

4）戴手套，评估患儿会阴清洁情况、尿道口周围皮肤黏膜状况。

5）脱手套，处理评估用物，洗手。

（2）准备

1）护士：仪表端庄，衣帽整洁。

2）患儿：注意保暖，必要时协助排便。

3）环境：清洁、安静、安全，温度适宜，注意隐私保护。

4）评估用物：治疗盘、非无菌手套、弯盘。

5）操作用物：一次性无菌导尿包、一次性治疗巾、弯盘、浴巾、便盆、便盆布。

（3）操作

1）个人及用物准备，检查导尿包是否过期。

2）携用物至患儿床旁，核对患儿信息。

3）保护隐私。

4）协助患儿取仰卧屈膝位，双腿略向外展，脱去对侧裤腿，盖在近侧腿上，对侧大腿用被遮盖，暴露会阴。

5）将一次性治疗巾垫于患儿臀下，弯盘置于近会阴处，将盛放消毒药液的换药碗，置于两腿之间

6）左手戴手套，消毒外阴部。

7）第一次消毒顺序：阴阜、对侧大阴唇、近侧小阴唇、对侧小阴唇、近侧小阴唇、尿道口、阴道口、肛门。

8）消毒小阴唇时，用左手食指及拇指分开两侧小阴唇。

9）消毒后，将弯盘移至床尾，脱手套；塑料弯盘及镊子撤至治疗车下层。

10）在患儿两腿间打开导尿包内包装，用导尿包的第一角向对侧上方打开，再依次打开各角，避免跨越无菌区（先远侧后近侧）。

11）戴无菌手套

12）铺洞巾：两手捏住洞巾上两角内侧，对准外阴放下，不可拖拉。

13）注水检查气囊性能，确认无渗漏再抽出。

14）接引流袋（无导丝尿管）。

15）撕开碘伏棉球包，置棉球于弯盘内。

16）撕开液状石蜡棉球包，润滑尿管前端，置尿管于方盘内。

17）左手暴露尿道口，右手持镊子夹取碘伏棉球，再次消毒会阴。

18）第二次消毒顺序：尿道口、对侧小阴唇、近侧小阴唇、尿道口。

19）插尿管：右手持血管钳夹持尿管轻轻插入尿道 4 ~ 6cm，见尿再插 7 ~ 10cm（非气囊尿管插入 1cm）；去除导丝，脱手套。

20）妥善固定导尿管及尿袋，并做好标记。

21）协助患儿穿衣，安置舒适卧位。

22）告知患儿及家属留置导尿的注意事项。

23）洗手，终末处置。

24）洗手，脱口罩，记录。

指导要点

（1）告知患儿及家长留置导尿护理的目的及注意事项。

（2）指导患儿及家长操作中的配合。

（3）指导患儿及家长在翻身及活动时保护好导尿管，防止打折及脱落。

注意事项

（1）膀胱高度膨胀的患儿第一次导尿量不应超过 1 000ml，以防腹压突然下降引起虚脱、膀胱黏膜充血、发生血尿。

（2）操作过程中动作轻柔、熟练，注意保暖及隐私保护。

（3）留置尿管时须妥善固定，尿管不扭曲，保持通畅，引流管低于膀胱位，保持会阴部清洁。

（4）采取间歇夹管方式训练膀胱反射功能，观察尿液情况，鼓励患儿饮水，每周复查尿常规。

（5）拔管后注意观察患儿排尿情况。

常见问题及处理

（1）出血：安抚患儿及家长，避免剧烈活动及哭闹，立即通知医生对症处理。

（2）尿路感染：用物必须灭菌，插管时严格执行无菌操作。

（3）尿道黏膜损伤：选择粗细合适，质地软的导尿管；操作时动作轻柔。

（4）尿管滑脱

1）发生管道滑脱，护士立即到床边，同时通知医生。

2）观察排尿有无异常，尿道有无受损，做好尿道口的清洁护理，协助医生重新置管。

3）安抚患儿及家长，做好心理护理。

4）严格执行上报流程。按照护理不良事件分级及管理制度要求进行上报。科室组织讨论、分析原因，确定改进措施。

（5）尿液外溢：立即通知医生，协助医生调整导尿管位置。指导家长避免患儿剧烈哭闹及引起腹压增高的行为。

112 伤口换药

目的

（1）评估伤口愈合程度及有无感染。

（2）清除伤口内分泌物、脓液、坏死组织和异物。

（3）清除伤口周围皮肤的污物。

（4）更换敷料促进伤口愈合，增加患儿舒适度。

适应证

（1）无菌手术及污染性手术术后3~4天检查刀口局部愈合情况，观察伤口有无感染。

（2）估计手术后有伤口出血、渗血可能者，或外层敷料已被血液或渗液浸透者。

（3）伤口包扎后出现患肢浮肿、胀痛、皮肤颜色青紫、局部有受压情况者。

（4）伤口内安放引流物需要松动、部分拔除或全部拔出者。

（5）伤口已化脓感染，需要定时清除坏死组织、脓液和异物者。

（6）伤口局部敷料松脱、移位、错位，或包扎、固定失去应有的作用者。

（7）需要定时局部外用药物治疗者。

（8）手术前创面准备，需要对其局部进行清洁、湿敷者。

（9）各种瘘管漏出物过多者。

（10）大、小便污染或鼻、眼、口分泌物污染、浸湿附近伤口敷料者。

禁忌证

各种病情危重，生命体征不平稳的患者如休克，防止因换药影响患儿的抢救或因换药疼痛加重病情变化。

操作步骤

（1）评估

1）评估患儿的身体状况（营养、基础疾病、用药、心理）。

2）评估伤口外观，选择合适的消毒液、创面用药及敷料。

3）解释目的及注意事项。

（2）准备

1）护士：仪表端庄，衣帽整洁。

2）患儿：取舒适并有利于操作的体位，必要时协助排便。

3）环境：清洁、安静、安全、温湿度适宜、必要时关闭门窗。

4）用物：无菌换药碗2个、无菌镊子2把、胶带、无菌纱布数块、一次性清洁或无菌手套、棉签、液状石蜡，根据伤口情况准备生理盐水棉球及消毒液棉球，如聚维酮碘棉球、3%过氧化氢棉球、75%酒精棉球。

（3）操作

1）洗手，戴口罩、手套。

2）备齐用物至患儿床旁，核对患儿信息和治疗信息，屏风遮挡患儿。

3）告知患儿操作的目的并取得配合。

4）协助患儿取合适体位，伤口下垫治疗巾，充分暴露换药部位。

5）戴手套揭去外敷料，一手固定皮肤、另一手撕除敷料，伤口完全暴露。

6）观察取下的敷料，评估伤口的渗液量、性质、颜色、气味。

7）用无菌镊子揭去内敷料，暴露伤口。用消毒镊子与伤口纵轴方向平行揭去内层敷料，如果敷料粘连伤口，用生理盐水湿润后再去除。

8）再次评估伤口的大小、外观，有无感染及坏死组织，以及肉芽组织生长情况等。

9）根据伤口情况准备合适的消毒液及生理盐水

①消毒棉球从伤口中心向周围消毒皮肤，清洗伤口范围直径大于伤口5cm。

②生理盐水棉球或其他药物棉球沾湿创面。

③用器械清除坏死组织、痂皮等。

④感染伤口用3%过氧化氢溶液冲洗，必要时留取标本送细菌培养。

⑤观察肉芽组织生长情况，测量伤口大小。

⑥必要时创面用药，置入适宜的引流物。

10）包扎伤口

①根据伤口情况选择合适的内敷料。

②根据需要选用外层敷料。

③固定，用胶布固定时，粘贴方向与肢体躯干的纵轴垂直。用绷带固定时应从远心端至近心端。

11）协助患儿穿好衣裤。

12）清理用物：一般伤口的用物按照常规处理，特殊感染伤口的敷料按照要求处理。

13）洗手，摘口罩。

14）记录：记录伤口外观、大小，渗液的颜色、量、性质、气味，换药的时间及使用的敷料等。

注意事项

（1）注意保护隐私及保暖，撕除敷料时注意保护皮肤，如敷料粘贴牢固不易去除时，可以用生理盐水湿润后再去除，以减少对皮肤的损伤和减轻疼痛。

（2）一般伤口：用镊子夹生理盐水棉球自内至外环形清洗，如果伤口是较深的腔或窦道时，可以用20ml注射器抽取生理盐水后进行冲洗，伤口清洗结束后用无菌干纱布吸干伤口表面的清洗液。

（3）感染伤口：根据医嘱或选择合适的外用消毒液清洗伤口，然后再用生理盐水清洗伤口，如果几个人同时换药，先换无菌伤口，后换污染伤口，再换感染伤口，最后换特殊感染伤口；特殊感染伤口需根据特殊感染伤口处理流程处理，如在专门的治疗室，并穿隔离衣，戴手套，棉球擦拭由外向内。

附：常用的伤口清洗液

（1）生理盐水：最常见的伤口清洗液。

优点：不含任何防腐剂，无毒，符合人体生理特征，是安全的伤口清洗剂。

作用：清洗伤口后可以降低伤口表面的细菌数目或代谢物质，不损害活力组织，但没有杀菌效果。

（2）双氧水：强氧化剂，高效消毒剂。

优点：尤其适用于厌氧菌感染以及破伤风、气性坏疽的创面，用3%溶液冲洗或湿敷创面。

作用：利用氧化作用分解腐肉组织，泡沫效应有助于机械性清创；具有消毒、防腐、除臭及清洁作用。

注意：双氧水在感染伤口中可以使用，但必须尽可能少地留在伤口中，故双氧水清洗伤口后，必须再用生理盐水清洗伤口以减少其残留。

（3）聚维酮碘：中效消毒剂。

优点：中效、速效、低毒，对皮肤黏膜无刺激，并无黄染。

作用：逐渐分离出游离碘，直接使病原体内的蛋白质变性，沉淀，以至于病原体死亡，从而产生杀菌作用。

注意：对碘过敏不能使用；对感染伤口，可以用聚维酮碘湿敷 3 ~ 5 分钟。

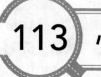

113 心肺复苏

目的

（1）开放气道、重建呼吸和循环，对呼吸心跳停止的急危重症患儿进行抢救治疗。

（2）保证重要脏器的血液供应、尽快恢复心跳、呼吸。

适应证

（1）各种原因所造成的循环骤停，包括心搏骤停、心室纤颤及心搏极弱。

（2）儿科常见的导致明显低氧血症和低血容量的疾病。

1）严重的呼吸系统疾病和气道阻塞（毛细支气管炎、喉炎、咳嗽、哮喘）。

2）脓毒症。

3）脱水。

4）溺水。

5）速发型过敏反应。

6）创伤和事故。

7）先天性心脏病。

8）药物过量。

禁忌证

胸壁开放性损伤、肋骨骨折、胸廓畸形或心包填塞等。

操作步骤

（1）评估

1）评估患儿的年龄、病情、意识状态。

2）评估环境是否安全，适合抢救。

3）评估患儿有无外伤史。

4）评估患儿的心率、呼吸、皮肤颜色、肌张力、刺激后反应。

（2）准备

1）护士：仪表端庄，衣帽整洁。

2）患儿：转移到一个安全的环境。躺在平坦的硬质物上。

3）环境：安全。

4）用物：电筒、简易呼吸器、纱布、弯盘等。

（3）操作

1）儿童及婴儿心肺复苏

如果患儿在你面前倒下或发现有患儿倒下，监护状态下患儿突然出现呼吸和/或心搏骤停，采取以下步骤：

①快速评估周围环境情况，检查有无危险因素，如果有必要的话，转移患儿到一个安全的环境。

②评估跌倒的患儿对语言和触觉刺激有无反应：

拍打肩部并大声问患儿"喂！你怎么了？"同时看胸廓有无起伏。

婴幼儿无法说话或大孩子因为害怕时不能给出回答，可以打开患儿的眼睛看是否回应救援人员发出的声音或触摸。

如果没有反应，然后：

③呼救

大声呼叫，通知其他医务人员，推抢救车、除颤仪，记录开始抢救时间。

④评估呼吸

看：胸部和腹部是否存在呼吸运动。

听：鼻子和嘴巴是否呼出气体发出的声音。

感觉：用脸颊感觉有无气体呼出。

注意：抢救者必须正确区分正常呼吸、不呼吸、喘息或阻塞性呼吸。

⑤评估循环（脉搏触诊法）

a. 部位

儿童：颈动脉或股动脉（注：一般抢救者惯用手的中指和食指从气管正中环状软骨划向近侧颈动脉搏动处）。

婴儿：肱动脉或股动脉（注：肱动脉即将2根手指置于婴儿的上臂内侧→肘和肩膀连线中下1/3）。

b. 时间：5~10秒，不超过10秒。

c. 处理：

仅复苏囊加压给氧，无需胸外心脏按压。

如果患儿有正常脉搏搏动，立即再次检查患儿的呼吸，如果此时患儿的呼吸没有恢复，立即开放气道和复苏囊加压给氧：12～20 次/min（每 3～5 秒送气 1 次）。

胸外心脏按压开始：

时机：婴儿/儿童反应迟钝且呼吸异常、10 秒内患儿的脉搏微弱或没有或小于 60 次/min 的脉搏。新生儿是有效正压人工呼吸 30 秒后心率仍 <60 次/min。

方法：

确保婴儿/儿童躺在平坦的硬质物上。

按压部位：胸骨中下 1/3 交界处，婴儿及新生儿紧贴两乳头连线中点下方。

按压深度：儿童约 5cm，婴儿约 4cm（至少 1/3 胸廓厚度）。

按压频率：100～120 次/min。

按压手法：

单手儿童操作法：

操作者一手掌根部置于按压部位，其余手指要离开胸壁，避免压力施加在患儿的肋骨上。患儿的年龄必须大于 1 岁。

儿童双手操作法：

操作者将一手掌根部置于患儿按压部位，另一手掌重叠于此手背上，手指并拢并离开胸壁，只以掌根接触按压部位，双肘关节伸直，利用身体的重量，垂直用力向下按压。

婴儿单人双指操作法：

操作者单手的食指和中指并拢置于按压部位，垂直向下按压。仅有一个抢救人员可采用此方法。

婴儿双拇指环抱操作法：

并拢或重叠于按压部位，垂直向下按压；其余手指给予反压力以挤压胸部。2 个及其以上的人员可以采用此方法。

⑥开放气道：

将患儿安全地置于一个硬质物上。

仰头举颏法或推举下颌打开气道：

仰头举颏法：抢救者将一手掌大鱼际肌（大拇指侧）置于患儿前额，下压使其头部后仰，另一手的食指和中指置于靠近颏部的下颌骨下方，将颏部向前抬起，帮助头部后仰，气道开放，必要时拇指可轻牵下唇，使口微微张开。

推举下颌法：抢救者用双手从侧面抓紧患儿的双侧下颌并托起，使头后仰，下颌骨前移，即可打开气道。此方法适用于颈部有外伤者，以下颌上提为主，不能将患儿头部后仰或左右移动。注意：颈部有外伤者只能采用双手抬颌法开放气道，不宜采用仰头举颏法和仰头抬颈法，避免进一步脊髓损伤。

注：如需要清理呼吸道：

戴上手套，清除口鼻腔内的食物、分泌物、呕吐物、血液或松动的牙齿等。

必要时给予气道内吸引。

⑦复苏囊加压给氧

⑧按压与人工气道的配合：

持续两分钟的高效率CPR

未建立人工气道时：儿童与婴儿单人按压通气比例为30∶2，双人按压比例为15∶2；单人操作5个周期，双人操作10个周期（以胸外心脏按压开始送气结束）。

建立人工气道后：一人胸外心脏按压，100～120次/min，另一人持续送气，频率均为10次/min（即每6秒送气一次）。

仅给予人工呼吸支持当患儿无自主呼吸或呼吸衰竭时，但存在大动脉搏动，且脉搏>60次/min，无需给予胸外心脏按压，可仅予呼吸支持，每3～5秒1次人工呼吸通气（12～20次/min），每次呼吸时间持续1秒，并观察胸廓是否随每次呼吸而抬举。

注意：

即使建立了高级人工气道（气管插管），胸外心脏按压也不可中断。

由于胸外心脏按压较耗费体力，建议每2分钟更换人员或当按压人员感到疲倦时就可换人，每次交换时间<5秒，以免影响按压效果。

在进行CPR的途中，不可以终止检查患儿的呼吸及循环情况。

⑨CPR两分钟后，查看心律，是否需要电除颤：

可电除颤：1次电击后立即做1个循环的CPR，每2分钟检查心律。

不可电除颤：继续CPR，每2分钟检查心律。

2）新生儿窒息复苏

新生儿送至NICU时，应采取以下步骤：

①快速评估以下4项指标：

足月妊娠吗？

羊水清吗？

有哭声和呼吸吗？

肌张力好吗？

以上4项中1项为"否"，则进行以下初步复苏。

②初步复苏：

羊水胎粪污染时的处理：如羊水有胎粪污染，无论胎粪是稠或稀，新生儿娩出先评估有无活力：有活力时继续初步复苏；如无活力采用胎粪吸引管进行气管内吸引。

初步复苏流程：

保暖：将新生儿放在辐射保暖台上。

体位：头轻度仰伸位（鼻吸气位）。

吸引：先吸口腔再吸鼻（吸管12F或14F，吸痰管插入吸引的时间应<10秒，吸引器的负压不应超过100mmHg，1mmHg=0.133kPa）。

擦干：擦干全身，拿开湿毛巾。

刺激：拍打或弹足底、轻柔摩擦新生儿背部2次，以诱发自主呼吸。

③评估患儿的呼吸、心率及肤色，如患儿仍呼吸暂停或喘息样呼吸或心率<100次/min或吸氧后仍有中心性青紫，表明新生儿仍处于继发性呼吸暂停，需要正压通气，重新摆好体位。

④复苏囊面罩正压人工通气：

方法：

选择复苏囊接氧源，氧气流量 8～10L/min。

选择合适型号的面罩。

检查复苏囊（压力、减压阀、性能等）。

站在新生儿的一侧或头部，将新生儿的头部摆正到鼻吸气位，面罩正好盖住口鼻。

检查气道密闭性（用正确压力通气 2～3 次，观察胸廓扩张情况）。

正压人工呼吸 30 秒（频率 40～60 次/min；压力：胸廓略见起伏）。

评价：

如患儿有自主呼吸，且心率 ≥ 100 次/min（心电监护仪显示或听诊器听心率或触诊脐动脉 6 秒），逐步减少并停止正压人工呼吸。

如果患儿自主呼吸不充分，或心率 <100 次/min，继续复苏囊面罩或气管插管实施人工呼吸，并检查及矫正通气操作，如心率 <60 次/min，继续正压人工呼吸并开始胸外心脏按压。

⑤继续复苏囊面罩正压人工通气和胸外心脏按压：

胸外心脏按压：

按压部位：胸骨下 1/3 处（两乳头连线中点下方）。

按压手法：

婴儿单人双指操作法：操作者单手的食指和中指并拢置于按压部位，垂直向下按压。仅有一个抢救人员可采用此方法。

婴儿双拇指环抱操作法：并拢或重叠于按压部位，垂直向下按压；其余手指给予反压力以挤压胸部。2 个及其以上的人员可以采用此方法。

按压深度：至少为胸廓前后径 1/3 厚度。

按压、通气比例为 3∶1，即 90 次按压对应 30 次人工呼吸，实现每分钟大约 120 次的操作（2 秒内 3 次胸外按压 1 次人工呼吸）。

评价：

上述正压通气加胸外心脏按压 30 秒后，重新评估心率，如心率仍 <60 次/min，除继续胸外按压外，考虑使用盐酸肾上腺素。

⑥药物的使用

新生儿窒息复苏时，很少需要用药。新生儿心动过缓的常见原因是肺部充盈不充分或严重缺氧，而纠正心动过缓的最重要步骤是充分的正压人工呼吸。

盐酸肾上腺素：

使用指征：心搏停止或在30秒的正压通气和胸外按压后，心率持续<60次/min。

剂量：静脉0.1~0.3ml/kg的1:10 000的溶液；气管注入0.5~1ml/kg的1:10 000溶液，必要时3~5分钟重复1次。

用药方法：首选脐静脉导管（或脐静脉）注入。如脐静脉插管操作过程尚未完成时，可首先气管内注入盐酸肾上腺素1:10 000溶液0.5~1ml/kg一次，若需重复给药则应选择静脉途径；无开展脐静脉导管的单位，根据指征仍可采用气管内注入。

扩容剂：

使用指征：有低血容量、怀疑失血或休克的新生儿对其他复苏措施无反应时，考虑扩容。

扩容剂的选择：可选择等渗晶体溶液，推荐使用生理盐水。大量失血则需要输入与患儿交叉配血阴性的同型血或O型红细胞悬液。

方法：首次剂量为10ml/kg，经外周静脉或脐静脉缓慢推入（>10分钟）。在进一步的临床评估和观察反应后可重复注入1次。给窒息新生儿和早产儿不恰当的扩容会导致血容量超负荷或发生并发症，如颅内出血。

注意：新生儿窒息复苏时不推荐使用碳酸氢钠和纳洛酮。

⑦气管插管

指征：

需要气管内吸引清除胎粪。

气囊面罩正压通气无效或需要延长。

胸外心脏按压。

经气管注入药物。

特殊复苏情况，如先天性膈疝或超低出生体重儿。

注意事项

（1）判断动脉搏动点：肱动脉：肩峰与肘窝连线中下 1/3 处内侧；股动脉：腹股沟中点；颈动脉：气管正中环状软骨旁开两指。

（2）呼吸复苏时氧流量 8～10L/min，无氧源用空气复苏时，复苏囊的储氧袋应取下。

（3）操作前应检查复苏囊性能，选择合适的面罩。

（4）人工呼吸时注意观察胸廓起伏，如捏复苏囊球体有阻力且限压阀声音大、胸骨不抬举，应按压住限压阀通气，保证胸廓抬起。

（5）评估复苏有效：首先触及大动脉搏动、自主呼吸恢复，患儿刺激有反应，面色、口唇转红，瞳孔对光反应存在。

（6）每 2 分钟更换人员或当按压人员赶到疲倦时就可换人，每次交换时间 <5 秒，以免影响按压效果。

指导要点

（1）儿童及婴儿的基础生命支持总结

内容	成人或青少年	儿童（1 岁至青春期）	婴儿
判断意识	拍肩膀	拍肩膀	拍足底、托背
检查脉搏位置	颈动脉	颈动脉：用右手的中指和食指从气管正中环状软骨划向近侧颈动脉搏动处	肱动脉：将 2 指置于婴儿的上臂内侧，肘和肩膀中下 1/3
心肺复苏程序	C-A-B		
按压部位	胸骨中下 1/3 交界处		两乳头连线中点下方
按压姿势	肩肘腕成一直线，身体微向前倾		
按压手法	双手掌下压	一手或双手掌下压	单人施救者用双指双人施救者用双拇指环抱法
按压深度	至少 5cm，但不超过 6cm	约 5cm（至少 1/3 胸廓厚度）	约 4cm（至少 1/3 胸廓厚度）

内容	成人或青少年	儿童(1 岁至青春期)	婴儿
按压速率	每分钟 100 ~ 120 次 /min		
按压通气频率	单双人 30 : 2	30 : 2(单人抢救),15 : 2(双人抢救)	
高级气道(气管插管、喉罩、声门上气道)	按压速率为 100 ~ 120 次 /min,无需暂停按压进行人工呼吸;6 秒给予 1 次人工呼吸(每分钟 10 次人工呼吸)		

（2）患儿必须平卧在硬质的平坦平面上，对婴幼儿来说，这个平面可以是护士的手或前臂，手掌用以支撑患儿的背部。这个体位可有效地抬起患儿的肩膀，可使其头部轻微后仰，气道可以保持开放。

（3）若在心肺复苏过程中需要转运，则可利用护士的前臂作为复苏平面，这样可支撑患儿整个的躯体，用手托起其头部和颈部，注意应始终保持患儿的头部略低于躯干，此时护士可用另一手实施心肺复苏。

（4）何时启动应急反应系统

1）只有一个人且未目击患儿发生心搏骤停，应先实行 2 分钟的 CPR 后再离开患儿启动应急反应系统，获得除颤仪，先施行 5 个循环（或 2 分钟）CPR，可以使心脏恢复供氧，从而提高除颤效果。

2）目击患儿出现心搏骤停，离开患儿启动应急反应系统，获得除颤仪，然后返回患儿身边。

114 呼吸机的应用

目的

（1）预防、减轻或纠正由各种原因引起的缺氧与 CO_2 潴留。

（2）也可应用呼吸机做肺内雾化吸入治疗。

（1）任何原因引起的呼吸停止或减弱（<10 分钟）。

（2）严重呼吸困难伴低氧血症（$PaO_2 < 60mmHg$）或者极度呼吸窘迫。

（3）伴 CO_2 潴留的肺性脑病的患儿。应用呼吸兴奋药、抗感染、解痉、平喘、祛痰等保守治疗，意识状况未得到改善，即使 $PaCO_2$ 水平升高不明显，也应尽早采用呼吸机治疗。

（4）严重肺部感染导致的呼吸道分泌物明显增多，和 / 或各种原因导致患儿无足够的力量排出呼吸道分泌物，即使尚未发展至严重低氧血症，也应及早进行呼吸机治疗。

（5）胸部手术后有或可疑有肺不张致严重低氧血症患儿。

（6）心脏手术后尤其是接收体外循环治疗的患儿。

（7）严重胸部外伤、除外连枷胸。

禁忌证

（1）低血容量休克，休克未纠正前。

（2）严重肺大疱和未经引流的气胸。

（3）肺组织无功能。

（4）大咯血时在气道未通畅前。

（5）支气管胸膜瘘。

（6）缺乏应用呼吸机治疗的基本知识或对呼吸机性能不了解。

操作步骤

（1）评估

1）患儿的年龄、体重、病情、生命体征、血氧饱和度等。

2）患儿的心理状态、合作程度及约束指征，必要时予解释说明 / 约束。

3）人工气道的固定、型号、深度，是否通畅，气囊压力是否合适。

4）听诊两肺呼吸音，评估气道分泌物，必要时吸痰。

5）呼吸机的性能、呼吸机及管道选择是否合适，呼吸管道与气管插管接头是否吻合。

6）床边有适配的电源、氧源、空气源。

（2）准备

1）护士：衣帽整洁，洗手，戴口罩。

2）患儿：已经建立人工气道。

3）用物：呼吸机、一次性呼吸机管道、加温湿化装置、模拟肺、治疗盘、听诊器、简易复苏囊一套、灭菌注射用水、瓶套。

4）环境：整洁安全，有电源和气源（中心供氧和中心压缩空气）。

（3）操作

1）使用呼吸机操作

①洗手，戴口罩，必要时戴手套。

②携用物至床边，核对医嘱，患儿信息，核对床头卡、腕带上身份信息（姓名、住院号）

③清醒患儿向其解释目的，以取得配合。

④根据年龄、体重选择合适的一次性呼吸机管道（小于15kg儿童管道、大于15kg成人管道），确认在有效期内，并正确连接呼吸机管路。

⑤安装湿化罐，将湿化罐上注水管道插入500ml灭菌注射水瓶内，可自动注水至上下水位线之间。

⑥连接电源→氧源→空气源，并有回拉动作，若无空气源时应连接空气压缩机。

⑦打开机器电源开关。

⑧根据面板提示，正确执行自检操作。

⑨若检测通过，调节至待机状态。

⑩根据医嘱设置呼吸机参数：呼吸模式、潮气量、气道压力、PEEP、氧浓度、呼吸频率、吸呼比、灵敏度等。

⑪连接模拟肺，检测呼吸机运行情况。

⑫将呼吸机与人工气道相连接，听诊两肺呼吸音，检查通气效果，监测有关参数。

⑬打开湿化器有创模式，自动控制温度，保持 35～37℃。

⑭打开报警系统，设定各报警上下限。

⑮有效固定呼吸机管路。

⑯在重症监护记录单上记录呼吸机使用时间、相关参数。

⑰呼吸机使用登记。

⑱观察患儿机械通气后的生命体征、呼吸机同步情况，及时处理报警，必要时予吸痰或遵医嘱使用镇静镇痛剂。

⑲半小时后采集动脉血气，根据血气结果遵医嘱调整呼吸机参数。

⑳模拟肺擦拭消毒、检测管浸泡消毒。

2）停用呼吸机操作

①准备用物：吸氧装置、复苏囊、吸氧管、1cm×3cm 胶带 2 条、抢救车、气管插管用物、LCD、雾化药品等。

②拔管前 20～30 分钟遵医嘱静脉滴注甲泼尼龙。

③拔管后布地奈德或肾上腺素雾化吸入。

④观察患儿病情变化，拔管后观察 4～6 小时，呼吸平稳关呼吸机，处理呼吸机管道，呼气盒消毒。

⑤关机顺序：主机开关→湿化器开关→氧气气源→压缩空气气源→湿化器电源→拔除总电源。

⑥终末处理，呼吸机使用登记。

⑦洗手，记录。

指导要点

（1）常见报警原因

1）高压报警或低容量报警

原因：管路折叠扭曲，气管导管堵塞，分泌物过多，导管滑出，人机拮抗或不协调。

处理：立即断开呼吸回路，改用复苏囊通气，检查管路是否扭曲折叠，排除管路故障后予清理呼吸道，人机拮抗时遵医嘱使用镇静剂、肌松剂。

2）低压报警

原因：管路漏气、参数设置过高或报警值设置过低。

处理：立即断开呼吸回路，改用复苏囊通气，寻找原因，如管路连接不紧、管路破损、积水杯连接不紧、气管导管气囊充气不足，排除漏气原因后重新连接管路，通知医生调节参数。

3）高容量报警

原因：气道顺应性增强、呼吸机参数设置过高或报警值设置过低。

处理：调节参数或报警值后观察是否报警消除。

4）气源、电源报警

原因：氧气或空气源压力不足、压缩机故障、空氧混合器故障、氧气连接管漏气、外接电源故障或蓄电池电力不足。

处理：立即检查气源、电源连接处是否松动，气源压力不足时改为复苏囊通气，通知设备维修人员检查设备，压缩机、空气混合机故障；蓄电池电力不足时，应同时更换呼吸机。

（2）常用呼吸机模式

1）压力控制通气（PC）

2）容量控制通气（VC）

3）压力调节容量控制（PRVC）

4）持续正压通气（CPAP）

5）压力支持通气（PSV）

6）同步间歇指令通气（SIMV）

7）间歇指令通气（IMV）

（3）参数的调节

1）吸入氧浓度：0.3～0.6；0.8～1.0小于6小时；0.6～0.8小于12～24小时

2）呼吸频率：20～40次/min

3）潮气量（TV）：10～15ml/kg或6～8ml/kg，根据医嘱调节

4）吸/呼时间比（I/E）：1∶1.5～2

5）通气压力：15～25cmH$_2$O，小于 30～35cmH$_2$O

6）呼气末正压（PEEP）：2～6cmH$_2$O

7）压力上限：峰压上 5～10cmH$_2$O

8）选择报警范围：常用数值 ±30%

（4）正常气管插管深度

1）计算公式（2 岁以上）：12+ 年龄 ÷2。

2）最可靠的判断方法：喉镜直视见气管导管前端的双黑线标记通过声门；呼气末 PetCO$_2$ 检测。

3）次可靠判断方法：看气管内水蒸气；肺部听诊：两侧呼吸音对称；X 线片：气管插管末端在胸椎 2～3 之间；比色法 CO$_2$ 检测仪检测；食管探测仪检测。

4）气管插管型号选择

年龄	内径		喉插片型号
	无套囊插管	有套囊插管	
早产儿（体重 > 1 000g）阶段	2.5		0 号直插片
1 000～2 500g 阶段	3.0	3.0	0 号直插片
新生儿～6 月龄	3.0～3.5	3.0	0 号直插片或 1 号弯插片
6 月龄～1 岁	3.5～4.0	3.0	1 号弯插片
1～2 岁	4.0～4.5	4.0	2 号弯插片
2 岁以上	年龄 /4+4	同前	3.4 号弯插片

（5）呼吸机常见并发症

1）气压伤。

2）喉损伤。

3）呼吸机相关性肺炎。

4）胃肠充气。

5）呼吸机依赖：脱机困难，长期依靠呼吸机支持。

6）肺不张：分泌物堵塞、导管进入单侧支气管、氧中毒等。

7）氧中毒：高浓度用氧有关，FiO$_2$>60%。

8）心律失常：呼吸机使用不当，缺氧纠正不到位。

9）血压下降：与正压通气导致回心血量减少有关。

10）通气不足：多与气道不通畅有关。

（6）呼吸机相关性肺炎（VAP）的定义与诊断标准

定义：VAP为气管插管或气管切开患者在接受机械通气48小时后发生的肺炎，撤机、拔管48小时内出现的肺炎仍属VAP。

临床诊断：

胸部X线影像可见新发生的或进展的浸润阴影是VAP的常见表现。

如同时满足下述至少2项可考虑诊断VAP：①体温>38℃或<36℃；②外周血白细胞计数>10×10^9/L或<4×10^9/L；③气管支气管内出现脓性分泌物。

（7）呼吸机相关性肺炎的核心预防策略

1）若无禁忌证，患者床头应抬高30°～45°。

2）每4～6小时进行口腔护理。

3）严格掌握气管插管或切开适应证。

4）冷凝器应保持最低位，冷凝水应作为污染液体及时倾倒。

5）呼吸机螺纹管每周更换，有污染及时更换；湿化器内应使用无菌水，每日彻底更换。

6）气管套囊压力应保持在25～30cmH$_2$O之间。

7）每日停用或减量镇静剂，评估是否可以撤机或拔管。

注意事项

（1）清醒或躁动患儿给予适当镇静或约束，及时处理各种报警。

（2）每班评估呼吸机性能，气管插管是否在位、气囊压力，如固定胶布松动应及时更换。

（3）保持积水杯处于最低位，及时倾倒冷凝水。

（4）合理固定呼吸机管路。

（5）保持呼吸道通畅，及时清除口鼻腔、呼吸道分泌物。

（6）湿化用灭菌注射用水需每日更换，及时添加湿化器内的灭菌注射用水，以免因水位过低致管道内温度过高造成气道烫伤或湿滑不充分致痰液干结。

（7）每周清洗呼吸机过滤膜，待完全晾干后再使用。

（8）每周更换呼吸机管路，如有明显污染时应立即更换。

（9）根据患儿的血气分析及时调整各参数。

115 外科拆线

目的

按时拆线，减少异物刺激和瘢痕形成。

适应证

伤口缝合需拆线患儿。

禁忌证

伤口尚未愈合，未到拆线时间。

操作步骤

（1）评估

1）患儿的年龄、病情、意识状态及配合程度。

2）伤口愈合情况，是否到达拆线时间。

（2）准备

1）护士：仪表端庄，衣帽整洁。

2）患儿：病情稳定，取利于操作和舒适体位。

3）环境：清洁、安静、明亮。

4）用物：拆线剪 1 副（内含无菌钳 1 把、无菌剪刀 1 把）、换药包 1 个（内含碘伏棉球若干、无菌敷料若干）、液状石蜡、棉签、胶带，一次性治疗巾 1 个，清洁手套 1 副。

（3）操作

1）洗手，戴口罩。

2）备齐用物。

3）核对患儿信息，核对拆线时间。

4）做好解释工作。

5）帮助患儿取合适体位，暴露伤口。

6）铺一次性治疗巾，戴手套，揭去敷料，观察伤口愈合情况。

7）再次洗手。

8）消毒伤口：用碘伏棉球消毒伤口皮肤及线结外露部分 2 遍。

9）剪线：一手持无菌钳，夹住线头轻轻提起，露出嵌入皮肤缝线少许，另一手持剪刀在线结下剪断缝线。

10）拉线：向切口方向拉出线头。

11）再次消毒：用碘伏棉球消毒伤口 2 遍。

12）包扎伤口：取无菌敷料遮盖伤口，胶布固定。

13）协助患儿穿好衣裤。

14）清理用物。

15）洗手，脱口罩，记录。

指导要点

（1）拆线时间：头、面、颈部皮肤切口 4～5 日；下腹部、会阴部切口 5～7 日；上腹部、胸部切口 7～10 日；四肢、背部切口 10～12 日；腹部减张缝线拆线需要 14 日。

（2）营养不良患儿应适当延长拆线时间，以防伤口裂开。

（3）长切口需要间断拆线，若伤口愈合良好，再全部拆除。

注意事项

（1）不可逆切口方向拉线头，以免伤口裂开。

（2）胶布粘贴方向与肢体和躯干纵轴垂直。

（3）废弃物分类处理。

116 动脉血压监测

目的

进行连续、直接、动态的血压监测，及时、准确反映患儿血流动力学状况。

适应证

（1）严重创伤和多器官功能衰竭的患者。

（2）休克等血流动力学不稳定的患者。

（3）心脏大血管手术。

（4）具有大出血危险的手术患者。

（5）低温麻醉和控制性降压。

（6）严重高血压。

（7）嗜铬细胞瘤手术。

（8）心肌梗死和心力衰竭抢救时。

（9）无法测量血压的患者。

禁忌证

（1）穿刺部位局部感染、雷诺病、脉管炎等，凝血功能障碍为相对禁忌证。

（2）Allen试验阳性者禁忌行同侧桡动脉穿刺测压。

操作步骤

（1）评估

1）评估年龄、病情、凝血功能、过敏史、不良反应史、自理能力和配合程度。

2）评估患儿动脉情况，如选择桡动脉置管需要进行Allen试验，同时评估穿刺处皮肤情况。

3）患儿平卧位，带穿刺的前臂伸直，掌心向上并固定，做Allen试验，阴性者方可行桡动脉穿刺置管。

（2）准备

1）护士：仪表端庄，衣帽整洁。

2）患儿：皮肤准备，体位舒适。

3）环境：清洁、安静、安全。

4）物品：医嘱本或执行单、一次性压力传感器、延长管、压力袋、淡肝素（1~2U/ml）、安尔碘、棉签、留置针、生理盐水10ml、5ml注射器、一次性无菌巾及有创血压监测模块的监护仪、留置针贴膜、垫枕，胶带，标签，无菌盘。

（3）操作

1）洗手、戴口罩，核对患儿信息，核对医嘱。

2）摸清桡动脉搏动，在前臂下垫一次性无菌巾，在腕褶痕上方1cm处摸清桡动脉后定位，以桡动脉穿刺处为中心消毒皮肤，直径大于敷料面积。

3）注射器抽 2 ~ 3ml 生理盐水予留置针连接并排气，操作前再次核对，套管针与皮肤呈 30°，与桡动脉相平行进针，当针头穿过桡动脉壁有突破感，且有血液呈搏动样涌出，证明穿刺成功，此时将套管针放低与皮肤呈 10°，将套管针内针心退出 0.5cm 左右，缓慢将外套管全部送至血管腔，拔出针芯，妥善固定。

4）压力传管器和延长管连接淡肝素（100ml 生理盐水加肝素 100U），并排净空气；将淡肝素装入压力袋内，压力袋加压至 150mmHg（每小时约 2 ~ 3ml）。

5）将压力传感器与动脉置管连接，再与监护仪连接。

6）校零：固定压力传感器位置平患儿右心房水平（即患儿腋中线），调节测压装置三通，将"off"对患者端，旋下一侧肝素帽与大气相通，选择监护仪有创血压模块校零，监护仪上 ABP 检测波形成直线，数值为"0"，表示校零成功；

7）与大气相通端侧旋上肝素帽，三通"off"调至肝素帽端，使患者端与有创血压传感器相连接，监护仪上出现数值与波形，待波形稳定后读取数值，观察监护仪上连续动脉血压波形是否正常；

8）合理调节上下报警值。

9）操作后核对。

10）安置患儿合适体位，必要时穿刺侧手臂予约束。

11）处理用物，洗手，记录。

指导要点

（1）血管的选择

1）通常选择的血管依次为桡动脉、尺动脉、足背动脉和股动脉。

2）桡动脉：通常为首选动脉，因为容易操作并且并发症相对较少，但在放置前应做桡动脉侧支循环试验（Allen 试验），以确定尺动脉的代偿能力，防止发生手部缺血坏死，90% 患儿的手部优势动脉为尺动脉，95% 患儿的尺动脉通过掌弓与桡动脉相连。

3）尺动脉：Allen 试验证实手部供血以桡动脉为主，选用尺动脉可提高安全性，但是尺动脉相对较细或弯曲不便于插管，而且尺动脉在手腕部有尺神经伴行，插管有增加直接损伤尺神经或血肿压迫尺神经的危险。

4）足背动脉：下肢胫前动脉的延伸，比较细。

5）肱动脉：穿刺点在肘窝处，但有阻塞前臂和手部血供的危险。

（2）传感器的位置

测压时传感器的高度应与患儿的右心房在同一水平线上。若传感器高于右心房血压读数会降低，低于右心房血压读数则增高。

（3）动脉导管置管时间

一般为 3~5 天或特殊情况遵医嘱。

（4）Allen 试验

1）检查者用双手同时按压桡动脉和尺动脉。

2）嘱患儿反复用力握拳和张开，直至手掌变白。

3）松开对侧尺动脉的压迫，继续保持压迫桡动脉，观察手掌颜色的变化。若手掌颜色 10 秒内迅速变红或恢复正常，即 Allen 试验阴性，表明桡动脉和尺动脉间侧支循环良好；相反，若 10 秒手掌颜色仍为苍白，即 Allen 试验阳性，表明手掌侧支循环不良。

注意事项

（1）每次经动脉采集血后，通过流量控制开关冲洗留置针管腔，冲洗量约 2ml。

（2）更换体位或经动脉采集血标本后都应对换能器进行重新校零。

（3）监测过程中要保持压力传感器与右心房在同一水平上。

（4）保持测压管路通畅，测压管各个接头连接处应旋紧，并置于无菌巾内。

（5）严格执行无菌操作，保证动脉穿刺处局部干燥，若有渗血应及时更换贴膜。

（6）动脉测压管内严禁进入气体，应定时检查管道内有无气泡。

（7）当动脉波形出现异常、低钝或消失时，应及时检查处理。

（8）注意观察穿刺侧肢体的血运情况，肢体有无肿胀、颜色、温度异常。

（9）拔除动脉置管时，局部压迫 10 分钟，注意观察有无渗血。

常见问题及处理

（1）远端肢体缺血

1）术前要确知被插管动脉的侧支循环，动脉有病变者应避免穿刺。

2）尽量减少动脉损伤，穿刺时要求技术娴熟，避免反复穿刺造成血管壁损伤。

3）选择适当的穿刺针，婴幼儿选择 24G，年长儿选择 22G，切勿太粗及反复使用。

4）保持管道通畅，每次经测压管抽血后应用淡肝素进行冲洗。

5）管道内如有血块堵塞时应及时抽出，以防动脉栓塞。

6）严密观察穿刺侧远端手指或足趾的颜色与温度，发现有缺血征象如肤色苍白、发凉等异常变化，以及时拔管并处理。

7）动脉置管时间长短与血栓形成呈正相关，在患者循环功能稳定后，应及早拔除，一般不超过 7 天。

（2）局部出血血肿

1）穿刺失败拔出穿刺针时压迫 5 分钟以上，凝血功能有问题的患儿适当延长按压时间。

2）必要时可用沙袋按压穿刺部位，但要注意按压侧肢体末梢循环。

3）穿刺后注意观察，提高穿刺技术，妥善固定穿刺针，危重症禁忌毫米波照射。

（3）感染

1）严格执行无菌操作。

2）加强监测，如患儿出现高热时及时寻找感染源，必要时可取导管送培养。

3）有渗血时及时更换贴膜。

4）置管时间一般不超过 7 天，一旦发生感染迹象，应立即拔出导管。

117 坐浴护理

目的

（1）保持会阴和肛周清洁，使患儿舒适。

（2）促进肛周伤口愈合，减轻肛周水肿，促进肛周血液循环，预防肛周皮肤黏膜、肠道、泌尿道及生殖道感染。

适应证

（1）肛肠手术后的患儿。

（2）患痔疮的患儿。

（3）血液病患儿。

（4）不宜洗澡的患儿。

禁忌证

（1）女性患儿月经期。

（2）阴道出血。

（3）急性盆腔炎。

操作步骤

（1）评估

1）核对医嘱、患儿姓名、性别、年龄、住院号。

2）评估患儿的病情、合作程度、心理状态、肛周皮肤黏膜情况、有无伤口、阴道流血。

3）解释操作目的及配合方法。

4）询问患儿是否需要大小便。

（2）准备

1）护士：仪表端庄，衣帽整洁。

2）患儿：注意保暖，必要时协助排尿排便。

3）环境：清洁、安静、安全，温度适宜，关好门窗，注意保护隐私。

4）用物：坐浴架、坐浴盆、药液、温水、小毛巾（或治疗巾）、水温计、手套、必要时备浴巾，清洁衣裤等。

（3）操作

1）戴口罩、必要时戴手套。

2）核对患儿身份信息。

3）保护隐私。

4）将准备好的药液倒入坐浴盆内，加温水 3 000ml，水温 40~45℃，置于坐浴架上。

5）协助患儿脱裤，以坐浴水蘸拭臀部皮肤，适应水温后坐于浴盆内，充分与药物接触，必要时扶住患儿身体。

6）保持坐浴时间 10~20 分钟，坐浴中观察患者面色，呼吸，询问其感受，若患儿出现头晕，乏力等症状，立即停止坐浴，卧床休息。必要时扶患儿偏离浴盆，添加部分温水。

7）坐浴结束，小毛巾（或治疗巾）擦干臀部皮肤，检查臀部伤口，有伤口时予以换药。

8）安置患儿，协助穿好衣裤。

9）整理用物，清洁坐浴盆。

10）洗手、记录（包括：患儿的一般状况，坐浴皮肤局部皮肤黏膜情况；记录坐浴时间，药液名称，浓度，温度，治疗效果；记录异常情况，处理措施及效果）。

指导要点

（1）告知患儿及家长坐浴的目的及注意事项。

（2）指导患儿和家长操作中的配合。

（3）指导患儿坐浴时将整个臀部及外阴浸泡于药液中。

（4）坐浴前整理好衣裤，防止受潮。

注意事项

（1）操作过程中应具有爱伤观念，动作轻柔、熟练，注意保暖。

（2）水温 40~45℃，防止烫伤。

（3）坐浴药液根据医嘱执行，使用高锰酸钾坐浴前需将药液充分化开，浓度适当（1：5 000），以免灼伤。

（4）坐浴过程中，注意患儿安全，随时观察面色和脉搏，如主诉乏力、头晕等，应立即停止坐浴，扶患儿上床休息。

（5）对肛周有伤口的患儿，应备无菌浴盆及溶液，坐浴后按换药法处理伤口。

常见问题及处理

（1）伤口出血：安抚患儿及家长，避免剧烈活动及哭闹。立即通知医生对症处理。

（2）伤口疼痛：安抚患儿及家长，卧床休息，检查伤口愈合情况。

118 药物外渗处理

目的

（1）定时评估药物使用部位的有关症状和体征，防止药物外渗。

（2）及时处理药物外渗，减少外渗范围，减轻药物外渗造成的组织损伤。

（3）促进药物外渗处局部损伤组织的愈合，减轻患者痛苦。

适应证

输液外渗的患儿。

操作步骤

（1）评估

1）评估患儿的病情和治疗信息、心理状态、合作程度。

2）评估药物的性质、用药时间、静脉情况、导管性质。

3）外渗部位局部皮肤情况，外渗部位、范围、颜色、皮肤温度、疼痛、肿胀程度，有无水疱及坏死。

4）解释操作目的及配合方法。

（2）准备

1）护士：仪表端庄，衣帽整洁，洗手，戴好帽子口罩。

2）患儿：取舒适体位。

3）环境：清洁、安静、安全、温度适宜。

4）用物：生理盐水、一次性注射器、棉签、纱布、安尔碘、热水袋或冰袋、清洁手套、50%硫酸镁、局封药物、对应的解毒剂、弯盘、免洗手消毒液。

（3）操作

1）预防

①洗手，戴口罩。

②将备齐的用物推至患儿床边。

③核对患儿信息，药物信息。

④给药前宣教药物不良反应及注意事项，以取得配合。

⑤选择合适静脉。

选择最小规格、最短的导管。

避免关节部位置管。

如输注刺激性药物（渗透压大于900mOsm/L）首选中心静脉导管。

选择较粗的血管穿刺，避免利用手部和手指上的静脉。

保持良好的导管固定。

⑥开始输液之前，抽吸回血评估导管是否通畅。

⑦指导患者在输液给药期间一旦发现疼痛、灼痛、或肿胀，就立即报告。

⑧经常巡视，检查静脉回血，密切观察静脉输液部位有无疼痛、肿胀症状，听取患者主诉。

2）外渗处理

①一旦发生或怀疑药物外渗应立即停止注射。

②保留原注射针头固定肢体。

③连接注射器抽吸，尽可能将管道内及疑是外渗部位的残留药物和血液抽吸干净。

④根据外渗药物及局部组织情况选择是否需要使用药物局封或用相应的解毒剂治疗。

⑤拔出针头或静脉导管，轻按止血。

⑥穿刺点用安尔碘消毒，避免局部感染。

⑦48小时内抬高患肢，减少肢体肿胀。

⑧按照指南对外渗处用无菌纱布覆盖，根据药物性质合理使用冷热敷。局部可用利多卡因加地塞米松或者生理盐水在穿刺部位和肿胀范围做环形及

点状封闭，肿胀严重时，可用 33%～50% 硫酸镁湿敷，湿敷面积应超过外渗部位外围 2～3cm，湿敷时间保持 24 小时以上。

⑨若外渗处形成坏死、溃疡面，需请外科会诊，清创换药。

⑩告知患儿及家长注意事项，安置患儿。

⑪洗手、记录，每班评估药物外渗处组织及肢体情况，做好交接班并记录，及时上报，组织学习，分析原因，提出整改措施，总结经验教训。

指导要点

（1）做好解释，说明药物的性质和作用。

（2）交代使用留置针的好处和保护留置针的方法。

（3）输液时做好穿刺部位的体位，不合作者适当做好固定和制动，防止留置针移位。

（4）输液前向患儿或家属讲解药物外渗的主要表现，如果出现局部隆起、疼痛或输液不畅，指导家属关闭输液器，及时呼叫护士，减少药物外渗或渗出。

注意事项

（1）根据药物性质选择合理的输液通道和合理的输液工具，发疱剂、全静脉营养或钙剂等药物首选中央静脉。

（2）熟悉药物性质、特点及注意事项，刺激性药物应反复查看回血，确认在静脉才可进行输注。

（3）良好沟通，重视患者的主诉，外渗初期及时发现，及时处理。

（4）加强护士责任心，及时巡视，提升安全意识，做好交接班。

常见问题及处理

渗出分级标准（《2011INS 输液治疗护理实践标准》）

分级	临床表现
0 级	没有症状
1 级	皮肤发白,水肿范围最大直径小于 2.5cm,皮肤发凉,伴有或不伴有疼痛

分级	临床表现
2级	皮肤发白,水肿范围最大直径 2.5～15cm,皮肤发凉,伴有或不伴有疼痛
3级	皮肤发白,水肿范围最小直径大于 15cm,皮肤发凉,轻到中等程度疼痛,可能有麻木感
4级	皮肤发白,半透明状,皮肤紧绷,有渗出,皮肤变色,有淤斑、肿胀,水肿范围最小直径大于 15cm,呈凹陷性水肿,循环障碍,轻到中等程度疼痛。(任何容量的血液制品、发疱剂或刺激性液体渗出均属于 4 级)

小儿静脉外渗的处理

药物或液体	抽出	抬高	热敷	冷敷
放线菌素 D	是	是	—	是
氨茶碱	—	是	—	是
碳酸氢盐	—	是	是	—
钙盐	—	是	—	是
柔红霉素	是	是	—	是
＞10% 葡萄糖	—	是	—	是
多巴胺	是	是	—	是
阿霉素	是	是	—	是
肾上腺素	是	是	—	是
重酒石酸间羟胺(阿拉明)	是	是	—	是
去甲肾上腺素	是	是	—	是
苯唑西林	—	是	—	是
静脉高营养	—	是	—	是
去氧肾上腺素	是	是	—	是
苯妥英钠	是	是	—	是
KCL	是	是	—	是
造影剂	是	是	—	是
长春碱	是	是	是	—

(1)小范围外渗

1)外渗的药液对组织刺激性小、容易吸收的,如普通的溶液、辅助治疗的药液，可以用湿热敷，用75%酒精或50%硫酸镁湿敷，或用水胶体敷料或外敷生姜片，肿胀很快就会消退；如所剩药液不多，可边观察边湿敷，如不再继续外渗，可坚持到输液完成。

2）输入的药液为血管活性药，局部肿胀虽不明显，但发红、苍白、疼痛明显，必须立即更换注射部位，局部可用75%酒精持续湿敷，红肿也会很快消失。

（2）大范围外渗

1）输入的药物为刺激性大的药液，如在四肢，局部制动，抬高患肢，用50%的硫酸镁或75%酒精持续湿敷，配合理疗，局部封闭，使用相对应药物拮抗，如多巴胺、间羟胺、去甲肾上腺素等外渗可用酚妥拉明、硝酸甘油、地塞米松，钙剂可用50%硫酸镁、654-2湿敷。

2）化疗药物外渗应立即停止滴入，用生理盐水皮下注射加以稀释，并尽快局部冷敷，再行封闭疗法，防止局部疼痛、肿胀、坏死。

3）局部水疱：水疱小未破溃的尽量不要刺破，可用碘伏外涂；水疱大的，碘伏消毒后用无菌注射器抽去水疱里的渗出液，再用碘伏外涂、外敷。

119 心电监护

目的

（1）对患儿进行连续的监护，出现异常及时报警，完整地反映心脏活动状态及心脏应激状态，反映呼吸状态。

（2）为评估病情及治疗、护理提供依据。

适应证

根据患儿病情与医嘱需监测生命体征的患儿。

禁忌证

无。

操作步骤

（1）评估

1）评估患儿的年龄、病情、生命体征、胸腹部和肢体皮肤情况。

2）核对患儿信息。

3）评估患儿的心理状态及合作程度，向患儿及家长解释目的、注意事项。

4）评估监护仪的性能。

（2）准备

1）护士：仪表端庄，衣帽整洁。

2）患儿：皮肤准备，体位舒适。

3）环境：清洁、安静、安全，有电源及插座。

4）用物：心电监护仪、导联线、配套的血压袖带、血氧传感器、电极片、75%酒精棉球、监护记录本、电源及插座。

（3）操作

1）洗手，戴口罩，必要时戴手套。

2）核对患儿信息，向患儿及家长解释，协助患儿采取舒适体位。

3）连接监护仪电源，打开主机开关。

4）血压监测

①选择合适的部位，绑血压计袖带至肘窝上1~2横指处。

②按测量键。

③设定测量间隔时间。

5）心电监测

①暴露胸部，正确定位（必要时放置电极片处用75%酒精清洁皮肤），电极片与心电导联线连接，粘贴电极片。

三电极：RA：右锁骨下，靠近右肩，LA：左锁骨下，靠近左肩，LL：在左下腹上。

五电极：右上（RA）右锁骨下，靠近右肩；左上（LA）左锁骨下，靠近左肩，右下（RL）右下腹部，左下（LL）坐下腹部，胸导V（C）胸导联任意位置（根据患者的病情决定）。

②选择心电波形显示清晰的导联（Ⅱ导联）。

③调节振幅大小。

6）血氧监测：将血氧传感器安放在患儿身体的合适部位，如指端、趾端、末梢动脉搏动点，勿选择循环不好的肢体及涂抹指甲油的指端，定时更换血氧探头部位，防止压伤。

7）其他监测：呼吸、体温等。

8）根据患儿情况设定报警线，打开报警系统。

①患儿生命体征波动在正常生理范围时，报警范围设置为该患儿年龄段正常范围的上下限。

②患儿生命体征波动在正常范围之外时，报警范围设置应根据病情和医嘱再设置。一般为该患儿实际数值上下10%～20%，根据病情和医嘱随时调节报警值参数。

9）调至主屏，监测异常心电图并记录。

10）再次核对患儿信息，置患儿于舒适卧位。

11）记录心电监护的起始时间和各项生命体征数值。

12）告知患儿及家长注意事项。

13）停止监护

①向患儿及家长解释。

②关闭监护仪。

③撤除导联线及电极、血压袖带等。

④清洁皮肤，安置患儿。

14）记录停用心电监测的时间和各项生命体征数值。

15）终末处理。

16）洗手记录。

指导要点

（1）告知患儿及家长心电监测配合事项，以取得合作。

（2）指导患儿及家长不要自行移动或摘除电极片，皮肤出现瘙痒、疼痛等情况，应及时向医护人员说明。

注意事项

（1）放置电极片时，应避开伤口、瘢痕、中心静脉插管、起搏器及电除颤时电极片的放置部位。

（2）密切观察患儿异常心电图波形，排除各种干扰和电极脱落，及时通知医生处理；带有起搏器的患儿要区别正常心率与起搏心率。

（3）粘贴电极片部位的皮肤须用75％酒精清洁，电极片放置24～48小时后应更换，重新粘贴时，必须更换部位，避免长时间粘贴引起皮肤损伤，撕电极片时动作轻柔，注意勿伤皮肤，必要时油剂浸泡后撕去。

（4）经皮测血氧饱和度探头可粘贴在患儿手指、足趾、耳廓，小的早产儿也可贴于手或足部；放置时要注意发光二极管要放在光接收器对侧成一直线；传感器应避免蓝光照射，以免损伤探头。至少每4小时更换一次探头位置，防止发生压疮。

（5）新生儿压力袖带需用新生儿连接管连接，袖带宽度应为肩至肘长的2/3。血压连续监测的患者，至少每2小时更换测量部位或放松袖带。

（6）使用时必须正确设置心电监护的报警上下限，报警开关必须打开，否则将失去监护作用。

（7）对需要频繁测量血压的患儿应定时松解袖带，以减少应频繁充气对肢体血液循环造成的影响和不适感。必要时应更换测量部位。

常见问题及处理

（1）打开仪器时，屏幕无显示，指示灯不亮。

原因：在接通电源的情况下，检查电源插座和电源线是否有220V的交流电输出；在仪器没通交流电的情况下，检查仪器中的充电电池是否电量耗尽或损坏。

解决方法：将所有连接部位连接好，接通交流电给仪器供电。

（2）接上导联线而无心电波形，显示屏上显示"电极脱落"或"无信号接收"。

原因：电极片与皮肤接触不好；导联线断路。

解决方法：①检查电极片是否失效，是否粘牢在皮肤上；②所有心电导联线应导通，若电阻为无穷大表明导联线断路，则应更换导联线；③心电显示波形通道显示"无信号接收"则表示心电模块与主机通讯有问题，需要进一步检修。

（3）血氧饱和度和心电波形变密，波形干扰太大，无法清晰看到波形或波形基线。

原因：①屏蔽线没有起作用；②五导联线中有交叉在一起的导联线，相互干扰；③监护仪的随机地线未连接好；④五导联线中某一条断路。

解决方法：①检查屏蔽线；②检查各导联线是否导通；③检查每根导联线是否由于人为的拉扯以致相互连接到了一起。

（4）测量所得血压值偏差太大。

原因：①血压袖带可能漏气；②被测量者在测量时有剧烈活动；③测量的间隙过短。

解决方法：①更换良好的袖带或接头；②测量前或测量中患儿不能说话或活动，不能碰撞袖带；③测量时间间隔不能过短。

120 十二导联心电图

目的

利用体表心电图无创性检查手段，了解心电图各波形情况，提供诊断依据。

适应证

需检查心功能的患儿。

禁忌证

不能合作的患儿、胸前区皮肤大面积损伤的患儿。

操作步骤

（1）评估

1）患儿的年龄、病情、意识状态，对酒精是否过敏。

2）评估患儿配合程度，应处于安静或睡眠状态，哭闹者根据医嘱应用镇静剂。

3）评估患儿胸前区和四肢皮肤有无破损。

4）评估心电图机器储电量，测试机器性能，检查有无心电图纸。

5）检查所有导联线和电极是否连接良好。

6）向患儿及家属解释心电图的目的和注意事项，取得配合。

（2）准备

1）操作者：仪表端正，衣帽整洁。

2）患者：安静状态，去除手镯脚镯，胸前区皮肤清洁干燥。

3）环境：安静、安全、配备帘子注意保护隐私，尽量减少其他电器使用以防受到干扰。

4）用物：心电图机（配置充足心电图纸）、棉签、导电胶、75%酒精或生理盐水、弯盘、免洗手消毒液、一次性巾单、治疗车。

（3）操作

1）洗手，戴口罩，必要时戴手套。

2）准备用物。

3）核对患者信息。

4）安置适宜体位：上肢平放于身体两侧，勿用力，下肢自然伸直勿弯曲。

5）暴露两手腕关节内侧，两下肢内踝及胸口，用酒精棉签擦拭。

6）按顺序正确连接导联。

肢体导联：右上肢（红色）、左上肢（黄色）、左下肢（绿色）、右下肢（黑色）

胸导联：V1 导联：胸骨右缘第四肋间

V2 导联：胸骨左缘第四肋间

V3 导联：V2 与 V4 连线的中点

V4 导联：左锁骨中线第五肋间

V5 导联：左腋前线第五肋间与 V4 平行

V6 导联：左腋中线第五肋间与 V4V5 平行

7）注意观察患儿的一般情况：面色、神志、呼吸、意识和主诉，注意保暖和隐私。

8）打开开关，功能选择静息状态，设置走速 25mm/s、纵轴电压 10mm/mV，抗干扰。

9）依次按下开始键，描记各导联心电图，根据病情需要延长记录相关导联图形。

10）按下结束键，关闭开关。

11）去除导联线，观察皮肤情况。

12）安置患儿，给予舒适体位并做好安慰。

13）更换一次性巾单。

14）洗手。

15）记录，整理用物。

指导要点

（1）告知患儿家属心电图的重要性和注意事项。

（2）指导患儿及家属去除上下肢饰品，摆正体位，露出导联连接部位，便于采集正确规范的心电图图形。

（3）指导患儿保持安静状态，肢体放松，避免哭闹，取得合作。

注意事项

（1）检查时患儿应在安静状态下，活动后应休息3～5分钟；如有哭闹烦躁不配合者，遵医嘱给予镇静剂。

（2）患儿胸前区皮肤清洁干燥，如有破损可考虑只做肢体导联采集图形。

（3）各导联正确连接，胸导联吸球接触皮肤时间不宜过长，防止皮肤伤害。

（4）检查前应询问有无酒精过敏，可以用生理盐水棉签擦拭。

（5）心电图机器做好保养维护，保证电源充足、纸张充足，各导联线无松动断裂。

（6）开始前检查心电图机功能选择静息心电图检查，走纸速度25mm/s、纵轴电压10mm/mV、时间等设置数值正确，确保采集图形准确。

（7）检查时注意患者安全，防止坠床；注意保暖，防止受凉；年长儿注意保护隐私。

常见问题及处理

（1）肌肉震颤：心电图基线上显示快速而不规则的细小芒刺样波形。

原因：患儿过度紧张、疼痛、四肢肌肉未放松。

处理：嘱受检者放松肢体，并按下去滤波键。

（2）肢体活动：心电图显示较大幅度的改变。

原因：患儿烦躁、肢体大幅度活动。

处理：做好沟通，必要时遵医嘱镇静处理，取得配合。

（3）交流电干扰：心电图基线显示规则细小的波形。

原因：心电图地线没有接好，或附近使用其他电器时产生。

处理：检查心电图机电极和地线是否连接妥当、导电胶是否涂抹充分、电极板有无不洁或生锈、环境中有无使用交电流的仪器等，按下抗交流电干扰键。

（4）呼吸运动：心电图基线随呼吸运动而有规律的上下起伏。

原因：患儿呼吸幅度过大。

处理：做好沟通解释，避免紧张，调整呼吸或者屏住呼吸。

参考文献

[1] 曹允芳.临床护理实践指南 [M].北京：人民军医出版社,2011.

[2] 楼建华.儿科护理操作指南 [M].上海：上海科学技术出版社,2012.

[3] 李小寒,尚少梅.基础护理学 [M].北京：人民卫生出版社,2013.

[4] 张玉侠,龚梅,顾莺.儿科护理规范与实践指南 [M].上海：复旦大学出版社,2011.

[5] 张玉侠.实用新生儿护理学 [M].北京：人民卫生出版社,2016.

[6] 熊莉娟,吴丽芬,李力.儿科护理操作规程及评分标准 [M].武汉：湖北科学技术出版
社,2015.

[7] 霍孝蓉.实用临床护理操作规程—儿科护理操作 [M].南京：东南大学电子音像出版
社,2012.

[8] 霍孝蓉.泛太平洋地区压力性损伤的防治临床实践指南（中文版）[M].南京：东南
大学出版社,2014.

[9] 吴本清.新生儿危重症监护诊疗与护理 [M].北京：人民卫生出版社,2013.10.

[10] 张琳琪,曾伟,陈海花.儿科护理技能实训 [M].北京：科学出版社,2014.

[11] 张琳琪.实用儿科护理学 [M].北京：人民卫生出版社,2018.

[12] 张连辉,彭幼清.护理学基础 [M].北京：人民卫生出版社,2011.

[13] 陈海花,董建英.儿科护士规范操作指南 [M].北京：中国医药科技出版社,2016.

[14] 邱海波.ICU 监测与治疗技术 [M].上海：上海科学技术出版社,2018.

[15] 范玲.新生儿护理规范 [M].北京：人民卫生出版社,2019.

[16] 陈建军.婴幼儿护理操作指南 [M].北京：人民卫生出版社,2018.

[17] 王海芳,孟华,杨益群.苏州市静脉治疗护理临床实践指南 [M].苏州：苏州大学出版
社,2015.

[18] 郑珊.实用新生儿外科学 [M].北京：人民卫生出版社,2009.

[19] 夏慧敏.小儿外科疾病诊疗流程 [M].北京：人民军医出版社,2010.

[20] 张波,桂莉.急危重症护理学 [M].北京：人民卫生出版社,2013.

[21] 王建荣.输液治疗护理实践指南与实施细则标准 [M].北京：人民军医出版社,2009.

[22] 李杨,彭文涛,张欣.实用早产儿护理学 [M].北京：人民卫生出版社,2014.

[23] 钟玲.基础护理服务规范 [M].北京：军事医学科学出版社,2012.

[24] 郭莉.手术室护理实践指南 [M].北京：人民卫生出版社,2017.

[25] 胡敏.儿科护理技术 [M].北京：人民卫生出版社,2011.

[26] 温贤秀,肖静蓉,李苏.实用临床护理操作规范新编 [M].成都：西南交通大学出版
社,2018.

[27] 李国宏.60 项护理技术操作流程 [M].南京：东南大学出版社,2015.

[28] 李梅,蔡盈,姚文英.儿科静脉输液治疗护理实践指导手册 [M].南京：江苏凤凰科学
技术出版社,2019.

[29] 胡华琼,吴瑞勤.临床管道护理作业指导[M].武汉:华中科技大学出版社,2014.

[30] 杨辉.新编ICU常用护理操作指南[M].北京:人民卫生出版社,2015.

[31] 吴玉芬.静脉输液治疗学[M].北京:人民军医出版社,2012.

[32] 王珑,陈晓欢.伤口造口专科护士实践手册[M].北京:化学工业出版社,2016.

[33] 花芸,刘新文.儿科护理操作规程及要点解析[M].武汉:武汉大学出版社,2013.

[34] 唐维新.实用临床护理三基-操作篇[M].南京:东南大学出版社,2014.

[35] 李乐之,路潜.外科护理学[M].北京:人民卫生出版社,2015.

[36] 孙宁,郑珊.小儿外科学[M].北京:人民卫生出版社,2015.

[37] 侯彩妍,王国权.造血干细胞移植护理手册[M].北京:军事医学科学出版社,2010.

[38] 颜文贞,肖洪玲.基础护理学[M].北京:中国医药科技出版社,2016.

[39] 陈海燕,钱培芬.静脉血管通路护理实践指南[M].上海:复旦大学出版社,2016.

[40] 钟华荪,李柳英.静脉输液治疗护理学[M].北京:人民军医出版社,2014.

[41] 江载芳,申昆玲,沈颖.诸福棠实用儿科学[M].北京:人民卫生出版社,2015.

[42] 邵肖梅,叶鸿瑁,丘小汕.实用新生儿学[M].北京:人民卫生出版社,2017.

[43] 胡敏.儿科护理技术[M].北京:人民卫生出版社,2011.

[44] 刘雅娟.儿童饮食营养全书[M].吉林:吉林科学技术出版社,2012.

[45] 刘新文.小儿神经外科临床理论与护理实践[M].武汉:湖北科学技术出版社,2014.

[46] 沈南平.临床护理技术图解丛书——儿科护理技术[M].北京:人民卫生出版社,2011.

[47] 王曙霞.专科护理技术操作规范及护理管理工作流程[M].北京:人民军医出版社,2011.

[48] 张春舫,任景坤.护士岗位技能训练50项考评指导[M].北京:人民军医出版社,2009.

[49] 黄金,李乐之.常用临床护理技术操作并发症的预防与处理[M].北京:人民卫生出版社,2013.

[50] 陆国平.儿童急诊与重症医学临床技术[M].上海:复旦大学出版社,2016.

[51] 中华预防医学会医院感染控制分会.临床微生物标本采集和送检指南[J].中华医院感染学杂志,2018,28(20):3192-3200.

[52] 陈永强.《2015美国心脏协会心肺复苏及心血管急救指南更新》解读[J].中华护理杂志,2016,51(2):253-256.

[53] 周艳,李熙鸿.2019年美国心脏协会儿童及新生儿心肺复苏与心血管急救指南更新解读[J].华西医学,2019,34（11）：1227-1232.

[54] 中华医学会重症医学分会.呼吸机相关性肺炎诊断、预防和治疗指南（2013版）[J].中华内科杂志,2013,52(6)：524-543.